Martina Spirgatis
Leben im Fadenkreuz

Vergessen wir nicht, daß Fortschritt ein fakultatives, kein unbedingt obligatorisches Ziel ist, und daß insbesondere sein Tempo, so zwanghaft es historisch-faktisch geworden ist, nichts Heiliges an sich hat. Bedenken wir ferner, daß ein langsamerer Fortschritt in der Krankheitsbezwingung die Gesellschaft nicht bedroht, so schmerzlich er für diejenigen ist, die beklagen müssen, daß gerade ihre Krankheit zu ihrer Zeit noch nicht bezwungen ist: daß aber die Gesellschaft in der Tat gefährdet würde durch die Erosion jener sittlichen Werte, deren möglicher Verlust durch eine zu rücksichtslose Betreibung wissenschaftlichen Fortschritts dessen blendendste Erfolge des Besitzes unwert machen würden. Bedenken wir zuletzt, daß es nicht das Ziel des Fortschritts sein kann, das Los der Sterblichkeit abzuschaffen. An dieser oder jener Krankheit wird jeder von uns sterben. Unsere sterbliche Verfassung liegt auf uns mit einer Härte, aber auch Weisheit, denn ohne sie gäbe es nicht die ewig neue Verheißung der Frische, der Ursprünglichkeit und des Eifers der Jugend; noch gäbe es für jeden von uns den Antrieb, unsere Tage zu zählen und sie zählen zu machen. Bei all unserem Bestreben, der Sterblichkeit abzuringen, was wir können, sollen wir ihr Gewicht mit Geduld und Würde zu tragen wissen.

Hans Jonas

Martina Spirgatis

Leben im Fadenkreuz

Transplantationsmedizin zwischen
Machbarkeit, Menschlichkeit und Macht

Konkret Literatur Verlag

Wir danken dem Akademie Verlag für die Abdruckgenehmigung des Textes auf den Seiten 187-189 aus: John Harris, Der Wert des Lebens, Berlin 1995; Frau Elisabeth Wellendorf und dem Kreuz Verlag für die Abdruckgenehmigung der Abbildungen auf den Seiten 145, 146, 150 und des Textes auf den Seiten 151-153 aus: Elisabeth Wellendorf, Mit dem Herzen eines anderen leben?, © Kreuz Verlag Zürich 1993.

© 1997 Konkret Literatur Verlag, Hamburg
Umschlaggestaltung: Peter Albers
Satz: H & G Herstellung, Hamburg
Druck: Druckhaus Köthen, Köthen
ISBN 3-89458-160-3

Inhalt

I. Einleitung 7

II. Zum gegenwärtigen Stand der Transplantationsmedizin 14
1. Von den Anfängen bis heute 14
2. Indikationen und Möglichkeiten 15
3. Bedarfe 18
4. Trends 22
5. Zur Praxis der Transplantationsmedizin 24
    5.1. Transplantationslogistik 24
    5.2. Belastungen 26
    5.3. Kosten – die sozialökonomische Dimension 27
    5.4. Verteilungskriterien 34
6. Die Stellungnahme der Kirchen 37
7. Zur Rechtslage 39

III. Medizinische und ethische Aspekte der Hirntod-Konvention 48
0. Vorbemerkung 48
1. Historische Perspektiven 53
2. Die Erklärung von Harvard
3. Zum gegenwärtigen Stand – Die »Entscheidungshilfen zur Feststellung des Hirntodes« der Bundesärztekammer 55
Erste Zwischenbetrachtung 58
4. Zu den Begriffen ›Leben‹ und ›Tod‹ 60
    4.1. Tote Menschen und lebende Organe 60
    4.2. Begründungspflichten 61
5. Von der Hirntod-Definition zur Hirntod-Konvention 62
    5.1. »Ganzhirntod«-Konzepte 63
    5.2. »Teilhirntod«-Konzepte 65
Zweite Zwischenbetrachtung 70
6. Kritik an der Hirntod-Konvention – ein »Exerzitium in Vergeblichkeit«?! 71
    6.1. »Das Kind in der toten Mutter« 71
    6.2. Zur pragmatischen Umdefinierung des Todes 74
    6.3. Zum Zerebrozentrismus der Hirntod-Konvention 76
    6.4. Mängel und Inkonsistenzen 80

IV. Soziale und psychische Implikationen der Transplantations-Medizin 87
0. Vorbemerkung 87

1. Menschliches Leben im Fadenkreuz – (neue) Wege der Organbeschaffung   89
   1.1. Organhandel und Organraub   91
   1.2. Anenzephale Neugeborene   95
   1.3. Ungeborene Körperteile – die Verwendung von Fetalgewebe   102
   1.4. Das »Pittsburgher Modell« – der kontrollierte Herztod   110
2. Psychosoziale Folgen – »Was kann man einem Menschen zumuten, ohne ihn zu zerstören?«   116
   2.1. Der hirntote Mensch und dessen Angehörige   117
   2.2. Das Klinikpersonal   123
   2.3. (Potentielle) Empfänger und ihre Umwelt   128
3. Leben – Sterben – Tod: Die Verdrängung des Unabwendbaren   153
   3.1. Zum »katastrophischen Todesverständnis« des modernen Menschen   155
   3.2. Die Verdrängung des Todes qua Bemächtigung   157
   3.3. Der »natürliche Tod«   159
   3.4. Leben, Sterben und Tod in der Transplantationsmedizin   162

V. Im Spannungsfeld von Machbarkeit, Menschlichkeit und Macht – eine Kritik der Trasplantationsmedizin   166
0. Vorbemerkung   166
1. Religiöse Aspekte – zur Bedeutung der Kirchen   169
2. Die Sprache der Transplantationsmediziner   172
3. Zur Immunisierung der Medizin gegen Kritik   175
4. Rückkopplungsphänomene und Synergieeffekte – Zur Fundierung ärztlicher Praxis im allgemeinen Interesse   179
5. Von der Iatrologie zur Iatrotechnologie – Medizinkritik als Technikfolgenabschätzung?!   184
6. Die schöne neue Welt der Glücksmaximierung – Zukunftsperspektiven   187

VI. Schlußbetrachtung   190

Anmerkungen   194

Literatur- und Quellenverzeichnis   214

I. Einleitung

Bemerkungen zum Gegenstand ...

Nach dem Jahr 2000, so eine Prognose der UNESCO, wird jeder zweite chirurgische Eingriff am Menschen eine Transplantation von Organen und Geweben sein, und bereits heute, Ende der 90er Jahre, ist die Rede von der Transplantation als einem Routine-Eingriff.

Im Gegensatz zu anderen Entwicklungen auf dem biomedizinischen Sektor wie etwa Genetik und Gentechnologie, Reproduktionsmedizin, Pränatal-Diagnostik oder Prädiktiver Medizin, die in einer weitgehend medial vermittelten Öffentlichkeit vielleicht ähnlich kritisch diskutiert werden wie in sozialwissenschaftlichen Kontexten, rufen Zukunftsperspektiven wie diese und schon die gegenwärtige Praxis einer quasi-routinemäßigen Entnahme von Körperorganen aus (hirn-)toten Menschen und deren Überpflanzung kaum Widerspruch hervor; es sind allenfalls spektakuläre Berichte über Fälle von Organraub, einen fälschlich diagnostizierten Hirntod oder über neue, aufsehenerregende Transplantationserfolge, die die Öffentlichkeit kurzzeitig aufschrecken. In der öffentlichen und veröffentlichten Meinung erscheint die Transplantation als eine zwar teure und zuweilen noch experimentelle, dennoch aber prinzipiell gleichrangige effiziente medizinische und medizintechnische Therapieform unter vielen. Diesen – falschen – Eindruck zu erwecken sind auch jene Transplantations-Protagonisten bestrebt, denen schon die kleinste Meldung eines Falles von Organhandel oder -raub schlaflose Nächte bereitet, könnte sie doch die recht geringe Organspende-Bereitschaft der (deutschen) Bevölkerung noch zusätzlich beeinträchtigen.

Auch an den Sozialwissenschaften scheint die Diskussion um den sozialen Tatbestand Transplantation weitgehend vorüberzugehen, sieht man einmal ab von den wenigen und alles in allem marginalen technik- und medizinsoziologischen Beiträgen zur technischen Vernetzung im Transplantationswesen oder zu Coping-(Bewältigungs-)Strategien nierentransplantierter Menschen. Die Implantation fremder Körperorgane wird erkennbar nicht als eine sozial bestandsgefährdende Praxis bewertet (wie dies ja hinsichtlich anderer Entwicklungen auf dem Sektor von Biowissenschaften und Medizin durchaus der Fall ist), sondern gilt den meisten vielmehr als ein »soziologisch allzu abgelegenes Phänomen« (Braun et al.).

Diese Einsicht ist für den vorliegenden Zusammenhang keineswegs unbedeutend, trägt sie doch zum Gesamteindruck einer eigentümlichen Schieflage des wissenschaftlichen und öffentlichen Diskurses um Ursprünge und Praxis der Transplantationsmedizin wie auch um deren individuelle und soziale Konsequenzen nachhaltig bei: Nimmt man einmal den Umfang der (sozialwissenschaftlichen) Beschäftigung mit einem Problemkreis als einen Gradmesser für dessen gesellschaftliche Relevanz, so muß die Überpflanzung von Körperteilen als weitgehend individual- und sozialverträglich qualifiziert werden – was um so befremdlicher ist, wenn man bedenkt, daß diese medizinische und soziale Praxis bereits heute eine Vielzahl von Irritationen und Zumutungen mit sich führt, etwa hinsichtlich etablierter Körper- und Selbstbilder, aber ebenso in bezug auf den Umgang mit Krankheit, Sterben und Tod. Der soziale Sprengstoff, der darin liegen könnte, daß der Tod als Hirntod nicht mehr sinnlich erfahrbar ist, daß Krankheit aus Organversagen schlicht durch »Austausch« behebbar scheint wie ein Maschinenschaden, daß damit der Mensch sich in der Selbst- wie Fremdwahrnehmung zunehmend als ein Dividuum erfährt, dessen Teile als »Gesundheitsressourcen« wahrgenommen werden, was bereits jetzt übermäßige Begehrlichkeiten weckt, daß mit dem – systembedingten – Organmangel auch der soziale Druck wachsen wird auf viele Menschen, die in irgendeiner Weise zur Verringerung dieses Mangels beitragen könnten, daß Prozesse des Sterbens, des Abschieds und der Trauer sich nachhaltig verändern, wo der »Leichnam« noch gebraucht wird, daß schließlich Heilkunst zu Technik wird und der Mensch zum Mittel in ihr, bleibt in der sozialwissenschaftlichen Diskussion seltsam ungesehen.

Geblendet von dem Streben, dem konstatierten Organmangel durch akzeptanzfördernde Maßnahmen zu begegnen, sind Politiker, Wissenschaftler und Mediziner – aber durchaus auch die Laienöffentlichkeit – weitestgehend blind geworden für die unvermeidlichen Schattenseiten der »Zukunftstechnologie Transplantation«. Betrachtet man den Umgang mit jenen, die auf derartige Schattenseiten hinweisen, kommen vielmehr Zweifel auf, ob die offene und kritische Diskussion um »Chancen und Risiken« überhaupt erwünscht ist: Kritik und Kritiker werden von Transplanteuren, aber auch von Politikern meist als »kenntnislos«, »laienhaft«, »unseriös«, »emotional« oder schlicht als »lächerlich« abqualifiziert – und so pauschal diskreditiert. Auch in den Medien geht die Kritik über einige seltene Anmerkungen kaum hinaus.

Es ist das Hauptanliegen des Buches, diese hier nur angedeuteten Aspekte zunächst im Sinne einer kritischen Bestandsaufnahme (II. Teil) in systematischer Weise dar- und damit zugleich jener »Jubel-Propaganda« entgegenzustellen, die den wissenschaftlichen und medialen Diskurs über die Thematik weitgehend beherrscht. Denn es darf ja nicht übersehen werden, daß die Therapieform ›Transplantation‹ und mit ihr zuallererst das Hirntod-Konzept oder genauer: die Hirntod-Konvention, mit vertrauten Vorstellungen vom Tod des Menschen bricht und zugleich zu einem neuen, kontraintuitiven und in einem damit un-sinnlichen, rationalen Todesverständnis nötigt, daß tradierte alltags- und lebensweltliche Sinn-Deutungen und Symboliken in Frage gestellt und zuweilen außer Vollzug gesetzt werden. Es ist über weite Strecken das Unbehagen gegenüber der Experten-Idee vom Hirntod, das Zweifel an der Transplantationsmedizin weckt. Während Befürworter sowohl vom Konzept selbst wie auch von dessen klinischer Feststellbarkeit überzeugt sind, wird dies von Kritikern immer wieder bezweifelt. Das Hirntod-Konzept gilt ihnen als Ausdruck einer funktionalistisch-reduktionistischen Sicht auf den Menschen. Diese Kontroverse auf der Grundlage des Diskurses über das Konzept vom Hirntod und seiner vielfältigen Begründungen nachzuzeichnen, ist Absicht und Aufgabe des III. Teils.

Zugleich, und dies scheint eine typische Ambivalenz moderner Medizin- und Technikentwicklung, taucht die Transplantation als eine Chance auf Lebensverlängerung nun auch am Erwartungshorizont des modernen Menschen auf. Zur mehr oder weniger selbstverständlichen Therapie-Hoffnung geworden, verstellt uns die Möglichkeit der Organüberpflanzung allerdings zunehmend den Blick nicht allein auf die Sterbenden, die als hirntote Patienten in ihrer schwächsten und schutzbedürftigsten Lebens-Situation im egoistischen Interesse anderer zu ausbeutbaren Objekten umdefiniert werden, sondern ebenso auf die vielfältigen psychischen und sozialen Folgen einer medizinischen Praxis, die von einem unbedingten Lebenswillen geradezu motiviert und getragen ist. Es ist ein Anliegen dieser Untersuchung, im Transplantations-Geschehen den einzelnen wieder sichtbar zu machen und ihn aus einer schlechten Subsumption unter das für den Einzelfall unempfindliche Allgemeine zu befreien – denn es sind immer noch individuelle, unvertretbare Subjekte, die an und in der Transplantationsmedizin leiden, sterben – oder eben neues Leben erhalten.

Während die Beschäftigung mit ethischen Aspekten nicht einem spezifischen Kapitel vorbehalten bleibt, sondern die Gesamtdarstellung durchzieht, soll im IV. Teil explizit nach den angedeuteten sozialen und psychischen Implikationen gefragt werden, die mit der Praxis der Organüberpflanzung – zwangsläufig? – einhergehen. Es ist nämlich ganz offenbar so, daß die Möglichkeiten den Erwartungen nie entsprechen und daß es immer neuer Wege bedarf, Leben her- und sicherzustellen. Das betrifft zunächst die Frage nach den Wegen der Organbeschaffung, ist es doch der Mangel an »transplantierbarem Material« selbst, der die Expansion des Transplantationssektors nachhaltig behindert. Bereits heute gehören der Handel mit und der Raub von Organen daher ebenso zu den Konsequenzen der Transplantationsmedizin und dem von ihr suggerierten Heilungsversprechen wie die Vernutzung fetalen Gewebes oder die sogenannte Transplantations-Entbindung anenzephaler Kinder. Und schließlich ist die Ausweitung der Kriterien des Hirntodes längst ebenso am Horizont der Möglichkeiten aufgetaucht wie die »Rekrutierung von Spendern« aus dem Bereich jener, die derzeit noch als potentielle Empfänger auf den Wartelisten der Transplantations-Zentren stehen.

Daß die Praxis der Transplantation, ganz unabhängig von solchen Perspektiven, bereits heute gravierende Probleme für alle Betroffenen mit sich bringt, ist ein weiteres Thema des IV. Teils. Dabei ist sowohl nach der Situation hirntoter Menschen und ihrer Angehörigen zu fragen wie auch nach den Bewältigungsstrategien von Pflegepersonal und Ärzten im Umfeld der Explantation. Schließlich gilt das Augenmerk noch jenen Menschen, die als potentielle Empfänger oder deren Angehörige mit der Transplantation als Chance auf Lebensverlängerung konfrontiert sind. Die Aussicht auf Implantation eines Körperorgans wird von vielen Patienten nämlich durchaus als ein existentieller Eingriff antizipiert und erlebt und kann zu nachhaltigen Identitäts-Problemen führen. Dieser Aspekt wird allerdings von einer auf Über-Leben fixierten Umwelt vielfach ebenso übersehen wie die Tatsache, daß – entgegen einer verbreiteten Idee vom Tod als einer menschlichen Katastrophe – die reine Lebenserhaltung keineswegs immer das oberste Ziel der Patienten sein muß.

An diesem Punkt setzt schließlich die Auseinandersetzung mit

Einleitung

der Rolle der Mediziner ein (V. Teil). Zu fragen ist nicht nur nach dem ärztlichen Selbstverständnis im Rahmen einer Heilkunst, die mehr und mehr zu Technik wird, sondern ebenso nach dem Umgang der »Experten« mit den kritischen Laien; die Transplantationsmedizin duldet weder Zweifel noch Skepsis, weder vehementen Widerspruch noch fairen öffentlichen Diskurs. Wenig hilfreich sind hier im übrigen die Kirchen, die sich offenbar nahezu vollständig der Definitionsmacht der naturwissenschaftlich fundierten Medizin unterworfen haben.

Die Diskussion um die Zukunft der Transplantationsmedizin, und das meint hier die Auseinandersetzung im Rahmen einer interessierten Öffentlichkeit ebenso wie den wissenschaftlichen Diskurs oder die politische Debatte um ein Transplantationsgesetz – die Ende Juni 1997 auf parlamentarischer Ebene in ein Gesetz mündete, welches auf einer absoluten Kompetenzüberschreitung des Gesetzgebers beruht und geradezu eine Absage an die physische und psychische Integrität des Sterbenden darstellt –, darf nicht von einem kurzsichtigen Schielen auf die Erhöhung des Organ-Aufkommens diktiert werden, wenn und weil darüber all jene schwerwiegenden moralischen und sozialen Probleme total aus dem Blick geraten, die mit der Anwendung der Therapie wohl beinahe zwingend einhergehen. Wo im Rahmen konventioneller Therapie ein Medikament abgesetzt wird, wenn seine Schäden den Nutzen überwiegen, scheint dies für einen ganzen medizinischen Sektor wie das Transplantationswesen kaum realistisch. – Selbst wenn sich also erweisen sollte, daß eine völlige Abkehr von dieser Therapieform nach der Bewertung ihres Nutzens und ihrer Folgen sogar konsequent wäre – naiv wäre die Forderung nach totalem Verzicht allemal. Was bleibt, ist die Notwendigkeit der Klärung des eigenen Standpunktes – und der Wachsamkeit gegenüber medizinischen, sozialen und moralischen Entwicklungen.

... und zur Sprache

Das Thema bringt es mit sich, daß die Sprache selbst gleich in mehrfacher Hinsicht zu einem Problem wird. Das betrifft weniger die Verwendung spezifisch medizinischer Fachtermini als vielmehr die im Laufe der Untersuchung gewonnene Erkenntnis, daß die insbesondere von Transplantations-Befürwortern verwendeten

Begriffe selbst allgemeinerer Art nicht einfach Instrumente zur Darstellung von Sachverhalten sind, sondern darüber hinaus – moralisch hoch besetzt – als Vehikel angesehen werden müssen, auf denen eine spezifisch funktionalistisch-reduktionistische Perspektive und Bewertung menschlichen Lebens gleichsam unter der Hand in den Diskurs eingeführt werden soll.

Das beginnt mit solchen Termini, die qua Verwendung eine Sicherheit des Wissens und darin einen Konsens suggerieren, der faktisch kaum existiert, so etwa wenn – substantivisch – von Hirntoten, Verstorbenen, Verblichenen o.ä. gesprochen wird, wo zunächst einmal nur sicher ist, daß es sich um Menschen ohne nachweisbare Hirnfunktionen handelt. (Wenn in der Folge in diesem Zusammenhang von hirntoten Patienten bzw. hirntoten Menschen die Rede ist, darf dies nicht als ein Präjudiz für den Hirntod als Tod des Menschen interpretiert werden – wenn dem so wäre, müßten konsequenterweise auch Transplantationsmediziner schlicht vom Toten sprechen. Die Terminologie soll lediglich zum Ausdruck bringen, daß die Faktizität des Ausfalls aller – meßbaren – Hirnfunktionen im allgemeinen gar nicht geleugnet wird, wohl aber die Gleichsetzung mit dem Tod – auch der Mensch ohne nachweisbare Hirnfunktionen bleibt zunächst Patient.) Auf Seiten der Transplantations-Protagonisten wird offenbar, wissenschaftlich unseriös und moralisch unredlich, der Dissens bereits begrifflich eliminiert – kein Zweifel, keine vorsichtige Begriffswahl, die dem unaufhebbaren Nicht-Wissen Rechnung trüge, keine Bemerkung, daß auch andere Auffassungen in dieser Frage existieren – und zugleich durch eine vermeintlich klare und präzise Sprache ein akzeptanzförderndes Klima zu erzeugen versucht. Deutlich wird dies bereits in der zumeist unreflektierten Rede vom Organ-»spender«, unabhängig davon, ob Freiheit und Freiwilligkeit der Entscheidung tatsächlich Grundlage der Organentnahme waren.

Während es verhältnismäßig einfach scheint, in der Darstellung auf Begriffe dieser Art entweder vollständig zu verzichten, sich von ihnen sprachlich-optisch zu distanzieren (»...«) oder ihnen durch begriffliche Neuschöpfungen oder Umformungen zu entgehen, kommt es in anderen Zusammenhängen bereits aus argumentationslogischen Gründen gerade auf die getreue Wiedergabe spezifischer Termini an. Das aber bleibt nicht folgenlos:

Gelegentlich kann auf längere wortgetreu zitierte Passagen nicht verzichtet werden, wo inhaltlich allemal nur die Paraphrase angemessen wäre. Allein das Zitat kann jene Kälte und Distanz, jenes Verwertungsinteresse und moralische Desinteresse authentisch und angemessen illustrieren, mit dem manche Transplanteure und »Dienstleistungs«-Ethiker sich hervortun.

Zuweilen mag dabei der Eindruck entstehen, es werde die Sprache gewissermaßen »gewälzt«. Dies ist kein Ausdruck eines Sprachfetischismus, der sich darin gefällt, die Schrecken der Wörter zu goutieren, sondern ein Versuch, zwischen der Skylla der Akzeptanz sprachlich-definitorischer Setzungen und der Charybdis der Neutralisierung des Erschreckenden qua Abstraktion hindurch zu gelangen.

Es ist aufgrund der Komplexität der Materie, der Vielfalt der Aspekte und nicht zuletzt bedingt durch den Anspruch an die Lesbarkeit gewiß nicht immer gelungen, den Forderungen sprachlicher Differenziertheit gerecht zu werden, zumal manches Sprach-Problem sich erst im Laufe des Schreibprozesses zeigte. Insofern darf die Wiedergabe eines Terminus an keiner Stelle als dessen Affirmation mißinterpretiert werden. Denn darum geht es: sich auf die Begriffe einzulassen, um sie zu zeigen, ohne ihnen zu verfallen, ohne sich von ihnen korrumpieren zu lassen.

II. Zum gegenwärtigen Stand der Transplantationsmedizin

1. Von den Anfängen bis heute

Die Transplantationsmedizin, von ihren Befürwortern als »moderne Hochleistungsmedizin« gepriesen, von ihren Kritikern als »Luxusmedizin« gegeißelt, ist – jedenfalls prima vista – mindestens zweierlei: effizient und kostenintensiv. Seit 1954 erstmals eine menschliche Niere verpflanzt wurde und besonders, seit der südafrikanische Chirurg Christiaan Barnard 1967 als erster das Herz eines Menschen in den Brustkorb eines anderen implantierte, hat es das Transplantationswesen, wenigstens dem Umfang nach zu urteilen, zu einigem Erfolg gebracht: Weltweit wurden bisher über 300.000 Nieren, mehr als 10.000 Herzen und wohl ebensoviele Lebern verpflanzt.[1] Noch Ende der 80er Jahre eher ein Experiment bzw. in der »klinischen Entwicklung«, wie dies ein Transplanteur ausdrückt,[2] ist mittlerweile auch die Transplantation von Lungenflügeln möglich und wird, so berichten die Fachleute, mit einigem Erfolg angewandt. Das gilt in eingeschränktem Rahmen auch für die Übertragung von Bauchspeicheldrüsen. Zumindest technisch unproblematisch ist weiterhin die Transplantation von Stammzellen des Knochenmarks, die weltweit bereits in mehr als 40.000 Fällen realisiert wurde und daher in Fachkreisen als »medizinische Routine« gilt. Die Transplantation von Gewebe (zum Beispiel Hornhaut, Gehörknöchelchen, Haut u.ä.) wird ebenfalls erfolgreich und in großem Umfang praktiziert. Man schätzt, daß hierzulande jährlich rund 4.000 Hornhäute und etwa 5.000 Gehörknöchelchen transplantiert werden und damit nach Ansicht von Praktikern die Lebensqualität der Betroffenen deutlich verbessern.[3] Für die Übertragung von Körperorganen im engeren Sinne liegen für die Bundesrepublik folgende Zahlen vor (1995; 1994 in Klammern):

2.128 (1.972) Nieren,
595 (586) Lebern,
498 (478) Herzen,
84 (98) Lungen und
63 (49) Bauchspeicheldrüsen.[4]

2. Indikationen und Möglichkeiten

Die Transplantation von Körperorganen gilt im Hinblick auf eine Reihe von Erkrankungen wie etwa Kardiomyopathien, Mukoviszidose, schwere Defekte des blutbildenden Systems, Leberzirrhose oder terminale Niereninsuffizienz in der medizinischen Fachliteratur im allgemeinen als die derzeit einzige Methode, das Leben eines Patienten zumindest für einen gewissen Zeitraum zu retten bzw. dessen Lebensqualität für einen begrenzten Zeitraum zu verbessern. Eine Ausnahme bildet dabei allein die Übertragung einer Niere; die regelmäßige Dialyse kann den endgültigen Ausfall der Nierenfunktionen zumindest soweit ersetzen, daß damit ein Weiterleben möglich wird. Allerdings ist die physische und psychische Belastung von Dialyse-Patienten extrem — beispielsweise liegt deren Selbstmordrate um ein fünfzehnfaches höher als bei gesunden Menschen —, so daß auch hier in vielen Fällen eine Transplantation als außerordentlich sinnvoll eingestuft wird, selbst wenn diese nach wenigen Jahren erneut durchgeführt werden muß.[5]

Transplanteure unterscheiden in der Erfolgsstatistik die »Überlebensrate der Patienten« vom sogenannten Transplantat-Überleben — in Abhängigkeit von »Patientengut« und Risikofaktoren —, wobei die Aussage »Überleben« allerdings noch keine Auskunft über die *Qualität* des Lebens mit dem fremden Organ gibt. Nach dem Stand von 1993 liegt die Transplantat-Überlebensrate nach Nierentransplantationen bei 60-70 Prozent nach fünf Jahren.[6] Schwieriger gestaltet sich die Übertragung anderer Organe. So sind im Falle von Leber, Lunge, Herz und Bauchspeicheldrüse die operationstechnischen Fragen zwar geklärt, doch ergeben sich zahlreiche Komplikationen aus den Abwehrreaktionen des Immunsystems des Patienten. Erschwerend kommt in diesen Fällen hinzu, daß die Funktionen des (transplantierten) Organs — mit Ausnahme des Herzens — nicht maschinell substituiert werden können (und auch im Falle des Herzens ist dies zumeist nur kurzzeitig möglich), so daß die Organabstoßung bei Fehlen eines neuen Organs mit dem Tod des Patienten verbunden ist. So liegt die Überlebensrate nach Lebertransplantationen bei 70-80 Prozent (nach fünf Jahren), bei Notfalleingriffen beispielsweise infolge eines akuten Leberversagens hingegen nur bei ca. 30 Prozent. Eine Herztransplantation überleben ca. 70 Prozent der Betroffenen mehr als fünf Jahre, wobei auch hier massive Abstoßungsreaktionen möglich sind. Eine neuere Entwicklung, und daher statistisch noch nicht so gut auszuwerten, ist die Lungen- bzw. kombinierte Herz-Lungen-Transplantation, die insbesondere im Falle junger Mukoviszidosekranker als ein letztes Mittel zur Lebenserhaltung erscheint. Ähnliches gilt für die Übertragung der Bauchspeicheldrüse, die Eckhard Nagel zufolge bei Patienten mit angeborener Diabetes nur in Extremfällen angewandt werde – oft infolge einer Vorschädigung anderer Organe auch in Verbindung mit einer Nierentransplantation. Derzeit (1993) werden in ca. 50 Prozent der Fälle – bei geringen Fallzahlen – »gute Ergebnisse« erzielt; ob die Transplantation sogenannter Langerhansscher Inseln, die das Insulin produzieren, das dem Diabetiker fehlt, eine Alternative zur Überpflanzung einer vollständigen Bauchspeicheldrüse – mit allen einhergehenden Komplikationen – darstellt, kann an dieser Stelle nicht beurteilt werden.[7]

Während sich die Transplantation von Dünndarm- und Knochensegmenten noch in einem Stadium »klinischer Erforschung« befindet, wird die Übertragung von Knochenmark bereits in großem Umfang praktiziert. Obwohl technisch einfach, ist sie dennoch mit größten Risiken für die Betroffenen verbunden, insbesondere wegen der im Vorfeld der eigentlichen Übertragung notwendigen totalen Zerstörung des kranken Knochenmarks durch eine hochdosierte Ganzkörperbestrahlung – die sogenannte Konditionierungstherapie –, die ohne die nachfolgende Knochenmarkübertragung im übrigen für die Empfänger tödlich wäre. Erstmals 1968 erprobt, ist sie heute zwar »für viele Patienten mit schweren, tödlichen Funktionsstörungen des Knochenmarks oder bösartigen Erkrankungen des blutbildenden Systems ein Hoffnungsschimmer« (Nagel), muß aber gleichwohl kritisch betrachtet werden. Ulrich Schaefer interpretiert dieses »sehr aggressive Therapieverfahren« infolge der hohen »Frühmortalität« (Tod innerhalb eines halben Jahres) als eine »ungünstigenfalls auch lebensverkürzende Maßnahme«, die allenfalls im Sinne eines »Heilversuches« zu rechtfertigen ist.[8] Folgen der Ganzkörperbestrahlung sind nach Schaefer im übrigen in 20 Prozent aller Fälle eine Augenlinsentrübung, in jedem Fall aber Sterilität, und auch die Wahrscheinlichkeit der Entwicklung sekundärer Tumoren in späterem Lebensalter nimmt erheblich zu.

Da die Implantation fremder Körperorgane in den allermeisten Fällen nicht nur einen massiven Eingriff in das Immunsystem der Patienten zur Voraussetzung hat (die Knochenmarktransplantation ist hier die einzige echte Ausnahme, da der Organismus des

Empfängers das fremde Knochenmark im Laufe der Zeit ja gerade als sein »eigenes« identifizieren soll), sondern ohne lebenslange Immunsuppression aufgrund von Abstoßungsreaktionen nur von kurzem Nutzen wäre, erhöht sich als ein Ergebnis der Transplantation das Infektrisiko.[9] Auch die Gefahr einer Krebserkrankung steigt erheblich, und schließlich werden die Nieren durch Medikamente massiv geschädigt, weshalb selbst eine transplantierte Niere maximal zehn Jahre funktionstüchtig bleibt.

Eine neue »Qualität« erreichte die Transplantationsmedizin zum Beginn der 90er Jahre mit dem Versuch, nicht nur vollständige Organe, sondern nunmehr auch geringer differenzierte Zellverbände in den Körper kranker Menschen zu übertragen, damit diese dort zu funktionsfähigen Organen heranwachsen oder auch, um, wie im Falle von Parkinson-Patienten, in deren Gehirn als eine Art »Transmittergenerator« (kritisch: Detlef B. Linke) zu fungieren, d.h. ausgefallene Funktionen des Hirnstoffwechsels zu übernehmen. Diese hier nur ansatzweise skizzierte Praxis wirft jedoch eine Reihe wesentlich ethischer, sozialer und juristischer Probleme auf. Nach Ansicht des Bonner Hirnforschers Detlef B. Linke handelt es sich bei der Überpflanzung von Fetalgewebe, dem »Rohstoff« dieser Transplantationsmethode, keineswegs einzig um die »bloß spezifische Einbringung eines Pharmakons an seinen Wirkungsort«, wie Transplanteure und Pharmakologen gerne behaupten, sondern vielmehr um einen strukturellen, für die menschliche Personalität nicht folgenlosen Eingriff.[10] Darüber hinaus tun sich hier gravierende Konfliktpotentiale im Kontext des Schwangerschaftsabbruchs auf. So sind zum Beispiel spezifische, dem Wohl der betroffenen Frau nicht notwendig zuträgliche Abtreibungstechniken zur »Gewinnung fetalen Gewebes« unumgänglich. Unklar ist schließlich der Hirnstatus des Fötus. Auch dies wird an anderer Stelle noch ausführlicher Thema sein.

Viele Experten halten praktisch jedes Körperorgan für transplantierbar,[11] eine Ausnahme bildet allenfalls das menschliche Gehirn. Wir werden uns weiter unten im Kontext der Hirntod-Konvention noch eingehender mit den Gründen hierfür befassen.[12] An dieser Stelle daher nur soviel: Eine große Zahl von Neurophysiologen, Biologen und Medizinern betrachtet das Gehirn *physiologisch* als eine Art Haupt- und Steuerorgan für den menschlichen Organismus, »ontologisch« zudem als Sitz von Empfindungsvermögen und Bewußtsein. Der irreversible Verlust von Integrationsfähigkeit und Bewußtsein aufgrund einer massiven Hirnschädigung wird denn auch als Hirntod definiert. Dessen Feststellung ist wenigstens gegenwärtig zwingende Voraussetzung jeder sogenannten postmortalen Organexplantation. In diesem Sinne *kann* ein Gehirn, dessen Tod ja zweifelsfrei feststehen müßte, gar nicht ex- bzw. transplantiert werden, – weshalb Mediziner in diesem Kontext allenfalls von einer bisher nur theoretisch möglichen »Ganzkörpertransplantation« sprechen.* Hier setzt denn auch eine Kritik an der Transplantation von Fetalgewebe an: Soll es seinen Zweck erfüllen, muß das fetale *Hirn*gewebe wie jedes überpflanzte Organ »lebendig« sein. Das aber wäre ein Bruch mit der Hirntod-Konvention.

3. Bedarfe

Mit der Möglichkeit der Übertragung menschlicher Organe von einem Körper in einen anderen nahm auch die Nachfrage nach dieser zweifellos vielfach lebensrettenden Maßnahme zu. Zwischen 1974 und 1984 stieg beispielsweise allein die Zahl der Nierentrans-

---

*Damit ist nicht nur die Regel durchbrochen, derzufolge die Bezeichnung der jeweiligen Transplantation sich daran orientiert, daß ein – kleineres – Organ, Gewebe etc. in einen – größeren – Organismus implantiert wird. In der Terminologie kommt vielmehr zum Ausdruck, daß die Befürworter einer solchen »Therapie« den gesamten Körper für sekundär erachten gegenüber dem Gehirn, um dessen Erhalt allein es scheinbar geht. Ob allerdings die Rede von einer »Kopftransplantation«, schon ihrer negativen Konnotationen wegen, eine adäquate terminologische Alternative zur »Ganzkörpertransplantation« darstellt, darf doch bezweifelt werden. Erkennbar am Grauen ihrer Leserschaft interessiert, schreiben etwa Pater/Raman: »Der US-amerikanische Neurochirurg Robert White plant seit langem eine Transplantation eines menschlichen Kopfes. Ein Patient mit unheilbarem Magenkrebs könnte gerettet werden, so White, wenn der gesunde Kopf vom todkranken Rumpf abgetrennt und an den gesunden Leib eines Unfallopfers, dessen Schädel und Gehirn zerstört sind, angenäht würde. Daß der Patient gelähmt bliebe, da die Nerven des Rückenmarks (noch) nicht mit dem Gehirn verbunden werden können, stört den ehrgeizigen Mediziner nicht. An empfangsbereiten Kandidaten würde es nicht mangeln, die um jeden Preis überleben wollen, sei es auch nur mit dem Kopf.« (Siegfried Pater/Ashwin Raman, Organhandel. Ersatzteile aus der Dritten Welt, Göttingen 1991:18.) Die Publikation dieser beiden Autoren ist übrigens in diesem Sinne ein gutes, weil insgesamt *mißlungenes* Beispiel für das Problem der Aufklärung über entsetzliche Tatsachen und unvorstellbare Zukunftsperspektiven. Pater/Raman verzichten auf die Fundierung ihrer Behauptungen durch überprüfbare Quellennachweise ebenso wie auf sprachlich seriöse Darstellungen. Damit belasten sie

plantationen in der BRD von 107 auf 1.274, d.i. ein Zuwachs um mehr als 1.000 Prozent! 1984 schätzte man bereits einen *tatsächlichen* Bedarf von ca. 2.000 Nieren-Transplantaten.[13] Derzeit wird ein Bedarf in dieser Höhe durchaus realisiert – muß aber auch als weit überholt angesehen werden: 1992 zum Beispiel standen nach Angaben von Eurotransplant, dem westeuropäischen Organ-Verteiler, 2.034 faktische Nierentransplantationen in Deutschland einem Bedarf von knapp 10.000 gegenüber;[14] ähnliche Relationen gelten für alle anderen Organübertragungen. Die UNOS, das US-amerikanische Pendant zur holländischen Stiftung Eurotransplant, meldete Erika Feyerabend zufolge allein zwischen 1988 und 1991 eine Bedarfssteigerung um 55 Prozent; 1993 warteten in den USA ca. 30.000 Menschen auf die Implantation eines fremden Organs. Und die Zahl der Wartenden nimmt weiter zu, denn zum einen werden die Indikationen immer umfangreicher – in immer mehr Fällen wird die Transplantation zur scheinbar einzigen rettenden Maßnahme und damit zur Therapie der Wahl –, zum anderen finden dank besserer Behandlungsmöglichkeiten immer weniger Menschen den »Tod auf der Warteliste«: Obgleich sich diese Aussagen vorwiegend auf die Behandlung chronisch Nierenkranker beziehen, gibt es angesichts zunehmender therapeutischer Möglichkeiten bei der Behandlung anderer schwerwiegender Erkrankungen doch gute Gründe anzunehmen, daß auch die zumindest kurz- bis mittelfristige Stabilisierung potentieller Organempfänger durchaus im Bereich des Möglichen liegt – man bedenke hierzu beispielhaft die Innovationen bei der Behandlung schwerer Herzerkrankungen.[15]

Die enorme Lücke, die zwischen realisierten Transplantationen und erklärten Bedarfen klafft, hat nun allerdings noch einen anderen, durchaus profanen Grund: Es mangelt an »transplantierbarem Material«. Denn immerhin warten potentielle Organempfänger in aller Regel auf Körperteile anderer Menschen, seien das nun sogenannte Kadaverspender, d.h. hirntote Menschen, oder Lebendspender, dies allerdings nur bei paarig vorkommenden Organen wie den Nieren. Die Lebendspende gilt als ultima ratio der Transplantations-Praxis, da potentielle Spender weder vor emotionalem Druck sicher sind (etwa wenn die »immunologische Triage« ein Fa-

---

nicht nur ihre eigene Glaubwürdigkeit, sondern machen es insbesondere jenen leicht, die die – nur zu berechtigten – Hinweise auf die Folgen der Therapieform ›Transplantation‹ als unseriös und unberechtigt zu disqualifizieren trachten.

milienmitglied als einzig möglichen Spender und damit gewissermaßen als zukünftigen Lebensretter ausweist) noch auch vor finanziellen Anreizen (wenn zum Beispiel ein Organ durch eine in Aussicht gestellte Erbschaft erkauft bzw. erhandelt wird o.ä.), was die Lebendspende ethisch fragwürdig macht. Die »empfehlenswertere« sogenannte postmortale Organspende wird allerdings von der Bevölkerung in beachtlichem Maße kritisch bewertet. Denn die Bereitschaft, nach dem Tod Organe zu spenden − und zu empfangen −, ist verhältnismäßig gering: Einer Emnid-Umfrage aus den Jahren 1995/96 zufolge wären zwar 52 Prozent der bundesdeutschen Bevölkerung zu einer postmortalen Organspende bereit, 27 Prozent jedoch erklärten ihre strikte Ablehnung und 21 Prozent waren in dieser Frage noch unentschlossen. Allerdings ist die Spendenbereitschaft keineswegs in allen Altersgruppen gleich. Mit 69 Prozent zeigte die Gruppe der 18-24jährigen hier den deutlich höchsten Anteil, während mit zunehmendem Alter nicht nur die Spendenwilligkeit abnimmt, sondern auch die Bereitschaft, sich ein Körperorgan implantieren zu lassen: 60jährige lehnten dies zu immerhin 29 Prozent ab, wie überhaupt insgesamt 47 Prozent der Befragten einer Organüberpflanzung gar nicht oder nur unter streng definierten Bedingungen zustimmen würden − 21 Prozent sind auch hier unentschieden.[16]

Gesundheitsminister Seehofer beklagte 1995 zum Beispiel, daß die Organentnahme bei jährlich bis zu 4000 Menschen medizinisch möglich und wünschenswert sei, allerdings nur in knapp der Hälfte aller Fälle realisiert werde.[17] Dies findet nach Ansicht des Transplantations-Chirurgen Rudolf Pichlmayr seinen Grund darin, daß zu wenig Menschen »ihren Wunsch zur Organspende nach dem eigenen Tod mit Hilfe etwa eines Organspendeausweises« erklärten und die um ihre Einwilligung gebetenen Angehörigen, insbesondere im Falle einer geplanten »Multiorganentnahme«, vielfach größte psychische Schwierigkeiten mit dem an sie herangetragenen Wunsch haben.[18] Bedenkt man, daß Hirntote in der überwiegenden Zahl der Fälle Opfer schwerster (Verkehrs-)Unfälle sind oder auch Menschen, die ihr Leben selbst beenden wollten, so kann die Hilflosigkeit und Zurückhaltung von Angehörigen kaum verwundern, trifft sie doch dieses Ansinnen meist vollkommen unvorbereitet; das angemessene Verhalten in derartigen Situationen ist eben selten familiales Gesprächsthema. Insofern ist die von Renner kritisierte Zurückhaltung[19] vieler Ärzte, Angehörige um ihre Einwilligung zur Explantation zu bitten, nur allzu verständlich und kaum zu beanstanden. Die aus diesem Umstand von vielen Praktikern mittlerweile allerdings abgeleitete Forderung, die Kliniken auch juristisch zur Meldung potentieller Organ»spender« zu verpflichten, mißachtet die psychologische Ebene des Problems und ist, so scheint es zumindest, allein an den Interessen der potentiellen Empfänger und ihrer Ärzte orientiert, begründet mit einer – möglicherweise überzogenen – »Verpflichtung der Ärzte gegenüber dem Leben«.*

Ein weiterer und keineswegs zu unterschätzender Grund der Verweigerung einer Organspende nach dem Tod – oder mindestens der nicht explizit erklärten Zustimmung, die in der Konsequenz einer Verweigerung gleichkommen sollte – ist die von vielen Menschen geteilte Befürchtung, eben dieser Tod werde der möglichen Organentnahme wegen zu früh erklärt. Diese Angst betrifft zum einen die Todesfeststellung im konkreten Fall, etwa durch den Notarzt (Unfallsituation), zum anderen aber auch die generelle Festlegung des Todes als Hirntod. Während Neurologen wie Heinz Angstwurm und Karl Steinbereithner nicht müde werden, die Sicherheit der Hirntodfeststellung zu betonen und vom potentiellen Subjekt der Organexplantation als »Superintensivpatient« (Steinbereithner) sprechen, dessen medizinische Versorgung um des möglichen Nutzens Willen noch über seinen Tod hinaus nicht nur sichergestellt, sondern geradezu intensiviert wird[20] – was ganz nebenbei den Verdacht aufkommen läßt, die »normale« Intensivbehandlung sei noch keineswegs das Optimum –, bezweifeln neben Laien durchaus auch eine Reihe namhafter Mediziner, Theologen, Neurophysiologen und Philosophen die Äquivalenz von Hirntod und Individual-Tod selbst. Darstellung und Kritik der kontroversen Diskussion um Theorie und Praxis der Hirntod-Konvention werden an anderer Stelle noch zu leisten sein.[21] Hier soll vorerst der Hinweis genügen, daß die medizinische Fachwelt eine Erhöhung des Spendenaufkommens gewiß nicht dadurch ins Werk setzt, daß ununterbrochen auf die ethische Verantwortung der Bevölkerung zu Organspende

---

*Eine Absurdität am Rande ist, daß jede verkehrspolitische Maßnahme zur Unfallvermeidung immer auch die Verringerung des »Spenderaufkommens« nach sich zieht und von den Transplantations-Chirurgen im Grunde nicht gewollt sein kann. Vgl. dazu den aufschlußreichen Artikel von G. *Sandvoß*/Ch. *Horch*/M. *Andreas*, »Warum fehlen transplantierbare Organe?«, 1992, in dem die Einführung von Anschnall- und Helmpflicht als erste und zahlenmäßig bedeutsamste Ursache eines eklatanten Organdefizits genannt wird.

und Transplantation verwiesen wird, man gar von einer »Sozialpflicht zur Organweitergabe« (Pichlmayr) spricht, ohne auf der anderen Seite die tiefverwurzelten Vorbehalte gegenüber einer »pragmatischen Umdefinierung des Todes« (Jonas) auch nur anzuerkennen. Gänzlich unangemessen jedenfalls ist es, Kritik am Konzept des Hirntodes als »lächerlich« oder »emotional« zu diffamieren, wie manche Transplanteure dies immer wieder tun. (Eine ähnliche Stimmung findet sich allerdings auch in Teilen der Bevölkerung, insbesondere dort, wo großes Vertrauen in medizinische Kompetenz gepaart ist mit einer grundsätzlich rationalen Lebenseinstellung. So verzeichnet die bereits zitierte Emnid-Befragung eine ausgeprägtere Spenden-Bereitschaft bei Personen mit höherem Bildungsgrad.)

4. Trends

Sowohl der auf längere Sicht kaum behebbare »Mangel« an transplantierbaren Organen als auch die nach wie vor bestehenden immunologischen Probleme, in erster Linie chronische Abstoßungsreaktionen, führten schon frühzeitig zu Überlegungen, den Bedarf auf andere Weise zu decken. Auf die Verwendung von Fetalgewebe wurde bereits hingewiesen. Eine weitere Chance sehen manche Transplantationsmediziner – neben der Entwicklung künstlicher Organe – in der bereits seit Jahren im Forschungsstadium befindlichen sogenannten Xenotransplantation, also der Überpflanzung tierischer Organe auf den Menschen. Hier sind es zunächst immunologische Schwierigkeiten, die die klinische Anwendung verhindern: Tierisches Gewebe wird vom menschlichen Immunsystem als *absolut fremd* identifiziert und sofort abgestoßen. Daher ist man mittlerweile dabei, Tiere mittels gentechnologischer Verfahren so »umzubauen« (Michael Emmrich in der FR), daß ihre Organe vom menschlichen Organismus toleriert werden.[22] Indiskutabel zur Lösung mindestens eines der sich mit dieser Praxis zugleich einstellenden *ethischen* Dilemmata sind Ansichten wie die des Mainzer Moraltheologen Johannes Reiter: »Dort, wo die Erhaltung, Rettung und Fortsetzung menschlichen Lebens das Opfer von Tieren erfordert, ist der Einsatz tierischer Organe erlaubt.«[23] Ganz so einfach sollten es sich auch diejenigen nicht machen, die das Leben eines Tieres offenkundig nur geringschätzen.* — In der öffentlichen Diskussion steht allerdings ein moralisches Problem ganz anderer Art im Mittelpunkt, nämlich die Frage nach dem möglichen Eingriff in die menschliche/personale Integrität aufgrund einer Implantation tierischer Organe. Die Identitätsproblematik, bereits im Zusammenhang der Überpflanzung menschlicher Körperorgane für eine große Zahl von Betroffenen von wesentlicher Bedeutung, zeigt sich hier in ihrer extremen Zuspitzung. Daran ändern auch jene Mediziner nichts, die darauf verweisen, daß es im einen wie im anderen Falle keine Hinweise darauf gibt, daß mit der Überpflanzung eines Organs auch Eigenschaften des früheren »Trägers« mit implantiert werden.

Einen Trend ganz eigener Art stellen darüber hinaus die kommerzialisierte Organspende und — als deren extreme Variante — der vorwiegend aus dem südamerikanischen Raum immer wieder berichtete Organraub dar. In größerem Umfang seit langem in asiatischen Ländern wie beispielsweise Indien betrieben, finden sich seit Ende der 80er Jahre zunehmend auch in Osteuropa (Polen, Rußland) Anzeichen einer kommerziellen Organweitergabe, was Nagel bereits von der »fatalen Vision eines Gesundheitsimperialismus« sprechen läßt.[24] Und ganz sicher haben wir es hier mit einer eigentümlichen Globalisierung von Gesundheitsrisiken und Krankheitsbewältigung zu tun, die im Kontext einer Gesamtbewertung transplantationsmedizinischer Theorie und Praxis keinesfalls außer acht gelassen werden darf. Dies gilt gleichermaßen für die in den vergangenen Jahren in »Fachkreisen« bereits intensiver diskutierte oder gar realisierte Organentnahme bei anenzephalen Neugeborenen und bei Menschen, die einem »kontrollierten Herztod« erlegen sind, wie dies im sogenannten Pittsburgher Modell der Fall ist.

---

*Eine besondere Modifikation von Tieren zu — genetisch — »humanisierten« Lebewesen stellt übrigens auch der Versuch verschiedener US-Wissenschaftler dar, durch Implantation menschlichen Fetalgewebes in Mäuse und eine anschließende Infizierung dieser Tiere zum Beispiel mit dem HI-Virus ein »menschliches« Krankheitsmodell in nichtmenschlichen Säugetieren »herzustellen« (vgl. dazu Andrew *Kimbrell*, Ersatzteillager Mensch, 1994:55 f.). Dabei geht es zwar nicht um die Gewinnung xenogener Organe, sondern um die Testung von Medikamenten, doch der Ansatz ist identisch — Tiere existieren in der Sicht einer allzu großen Zahl von Menschen offenkundig nur zum Zweck ihrer Nutzung.

5. Zur Praxis der Transplantationsmedizin

5.1. Transplantationslogistik

Zwar ist die konkrete Transplantation von Körperorganen Sache einzelner Transplantationszentren (in der Bundesrepublik derzeit rund 45 Kliniken). Die Organisation der Verteilung der »Mangelware Organ« aber ist eine multinationale Angelegenheit. Ende der 60er Jahre im holländischen Leiden gegründet, besorgt die Stiftung Eurotransplant beispielsweise die Allokation von Organen und Geweben für den Bereich der Benelux-Staaten, Deutschland und Österreich.[25] In manchen Fällen werden Organe auch über die Grenzen dieser Staaten hinaus verteilt, was dann die Zusammenarbeit mit anderen Zentralstellen wie zum Beispiel France-Transplant oder Scandia-Transplant notwendig macht.

Eurotransplant wird von den beteiligten Organisatoren der Transplantationsmedizin gern als Mittelpunkt eines Netzwerks dargestellt, dessen Aufgabe es sei, durch Sammlung aller Patientendaten und Meldung aller potentiellen Spender so viele Menschen wie möglich mit neuen Organen – und im besten Fall auch mit neuer Lebenszeit – zu versorgen. Diesem Ziel dienen sowohl eine effektive Verwaltung als auch die institutsinterne Forschung: Da die Transplantierbarkeit der verschiedenen Organe nach Angaben von Transplanteuren mit der Zeit abnimmt (so ist das einem hirntoten Patienten entnommene Herz nur wenige Stunden überpflanzbar, während eine Niere durchaus mehr als 24 Stunden haltbar sein kann, wenngleich dann mit »Qualitätsverlusten« gerechnet werden muß), sollte die Vermittlung so zügig wie möglich geschehen.

Für die Transplantationslogistik spielen das Kuratorium für Heimdialyse (KfH) und dessen »Ableger«, die Deutsche Stiftung Organspende (DSO), sowohl hinsichtlich der Meldung potentieller Organentnahmemöglichkeiten wie auch bei der Organisation der je anstehenden konkreten Transplantation eine zentrale Rolle. Die DSO, die mit den etwa 1.200 Kliniken in Deutschland in Verbindung steht, die über intensivmedizinische Betten verfügen und daher in der Regel hirntote Patienten melden können, unterhält in den allermeisten Transplantationszentren sogenannte Organisationszentralen, die 365 Tage im Jahr rund um die Uhr besetzt sind. Dort gehen die Meldungen über hirntote Patienten ein und werden, nach eingehender Prüfung durch die Mitarbeiter der DSO, an das Transplantations-Datenzentrum (TDZ)[26] in Heidelberg und gegebenenfalls an Eurotransplant weitergeleitet. Anhand der gemeldeten Organ-Daten wird dort die computergestützte Suche nach einem geeigneten Empfänger eingeleitet. Kann ein Organ positiv zugeordnet werden, so beginnt, was gern als ein »Wettlauf mit der Zeit« umschrieben wird:

Steht zum Beispiel die Überpflanzung eines Herzens an, so sind es aus operationstechnischen Gründen in aller Regel dieselben Chirurgen, die sowohl die Ex- wie auch die Implantation vornehmen. Zu diesem Zweck werden sie, je nach Entfernung, per Hubschrauber, Chartermaschine oder anderem Verkehrsmittel in die »Spenderklinik« und wieder zurück gebracht; seltener scheint die von Günter Baust berichtete Praxis, nach der der zu explantierende hirntote Patient an den jeweiligen Entnahmeort transportiert wird – was im übrigen bei Multiorganentnahmen auch kaum praktikabel scheint.[27] Üblich ist der skizzierte Ablauf auch bei der Explantation von Lebern. Anders ist die Vorgehensweise im Falle der Nierenentnahme sowie bei allen anderen Organen und Geweben, die noch längere Zeit nach der Entnahme verpflanzt werden können. Hier nimmt die Explantation zumeist das jeweilige Klinikpersonal vor.

Die hier beschriebene Praxis ist nun keineswegs der allgemeine Fall der Organverteilung. Der Mannheimer Sozialwissenschaftler Volker Schmidt legte 1996 eine Studie vor, derzufolge 25 bis 90 Prozent aller Spenderorgane zwar an Eurotransplant gemeldet, gleichwohl aber intern oder, wie Schmidt es nennt, *lokal* verteilt werden, eine Praxis, die in hohem Maße Spendernieren betrifft (hier sind es im Schnitt 50 Prozent aller – deutschen – Spenderorgane, die in dieser Weise von den beteiligten Transplanteuren selbst gleichsam umverteilt werden).[28] Ein Grund dafür, daß die interessierte Öffentlichkeit von einer derartigen Praxis so gut wie gar nichts erfährt und in einschlägigen Publikationen allein die Rede von einer *zentralen* Verteilung durch Eurotransplant ist, was nach Schmidt einer »systematischen Irreführung« gleichkommt, liegt ganz sicher in dem Bestreben, die Verteilung von Organen aus der Grauzone möglicher Manipulation und Korruption auf das sichere Terrain objektivierbarer technischer Abläufe zu überführen und als eine im Sinne der Verteilungsgerechtigkeit unproblematische Praxis darzustellen. – Das aber spricht um so mehr dafür, daß regelmäßig wohl eher das Gegenteil der Fall ist.[29]

5.2. Belastungen

Aufgrund der oben skizzierten Praxis der Organentnahme und ebenso infolge des Mangels an transplantierbaren Organen ist ein »Gedränge an der Leiche«, wie der *Spiegel* einmal formulierte,[30] traurige Realität und bittere Erfahrung vieler OP-Teams, die gerade auch an Multiorganentnahmen beteiligt sind. Dabei werden dem hirntoten Menschen (vielfach nachts, um die tägliche OP-Routine nicht zu beeinträchtigen) zunächst mehr oder weniger im Schnellverfahren Leber und Nieren, danach dann Bauchspeicheldrüse und Lunge explantiert, bevor das Herz seiner kreislauferhaltenden Funktion wegen als letztes Vitalorgan entnommen wird; im Anschluß daran werden zuweilen auch noch andere Gewebeteile, die Augen etc. entfernt, bevor man den Körper zur späteren Übergabe an die Angehörigen manchmal nur unzureichend wieder herrichtet. Wir müssen dabei sehen, daß einige der jeweiligen Chirurgen-Teams aus den oben genannten Gründen allein zum Zweck einer einzigen Organentnahme in den OP kommen, um dann mit ihren »verderblichen Kostbarkeiten« (Emmrich) schnell wieder abzureisen, – Schwestern und Pfleger bleiben mit einem Menschen zurück, der von manchem als nachgerade ausgeschlachtet und entwürdigt wahrgenommen wird.[31] Diese Einschätzung teilen oft auch Angehörige, die mit ihrer Einwilligung zur Explantation diesen Zustand erst selbst herbeigeführt zu haben glauben.[32] Solche von vielen Menschen als bedrückend, zuweilen dauerhaft peinigend erlebten Aspekte der Transplantationsmedizin – immerhin verdankten sich in den letzten Jahren bis zu 95 Prozent (!) aller Organentnahmen der Zustimmung durch Angehörige[33] – werden uns weiter unten noch einmal begegnen.

Psychischen Belastungen ganz anderer Art sind wiederum die potentiellen Empfänger und ihre Angehörigen ausgesetzt. Hier ist es wesentlich das ständige Warten auf ein passendes Organ (die durchschnittliche Wartezeit für eine Niere beträgt 27 Monate), meist in Verbindung mit einem schlechter werdenden körperlichen Allgemeinzustand, der die Psyche der Betroffenen angreift. Da der Transplantation sehr häufig eine jahrelange chronische Erkrankung vorausgeht, haben viele Patienten bereits tiefgreifende Veränderungen ihrer Alltags- und Lebenswelten erlebt und erlitten. Das Warten auf ein lebensrettendes Organ erfordert zudem eine vollkommen andere mentale Orientierung: Statt einer Auseinandersetzung mit dem eigenen drohenden Sterben und Tod wird alle seelische Kraft in die Hoffnung »investiert« – mit der zuweilen fatalen Folge, daß am Ende der Tod unerwartet und unvorbereitet über die Patienten gleichsam hereinbricht. Elisabeth Wellendorf beschreibt den Effekt für die Betroffenen als katastrophalen Zusammenbruch des Spannungsbogens des Lebens.

Bei alledem wird das Wissen um die Abhängigkeit vom Tod eines anderen regelmäßig noch zusätzlich als schwere Schuld, seltener als legitimer Anspruch erlebt. Wir werden auch auf dieses komplexe Thema noch einmal zurückkommen.

5.3. Kosten – die sozialökonomische Dimension

In der Mehrzahl aller Fälle übernehmen die Krankenkassen bzw. -versicherungen die entstehenden Kosten, einschließlich etwaiger Operations- und Nachsorgekosten geeigneter Lebendspender im Falle von Nieren- und Knochenmarkstransplantation sowie der seit einiger Zeit in Ansätzen praktizierten Leber-Teilentnahme[34] bei lebenden Spendern. Eine Ausnahme bildet in diesem Rahmen der private Organ-Kauf. Das Sozialgericht Lüneburg erklärte hierzu bereits 1993, daß aufgrund der Sittenwidrigkeit des Verkaufs eines Organs für die Krankenkassen keine Verpflichtung zur Kostenübernahme bestehe.[35]

In der einschlägigen Literatur wird der ökonomische Aspekt bemerkenswert selten thematisiert und wenn, dann häufig in Form eines Kostenvergleichs. So stellt Renner im Zusammenhang der Nierentransplantation eine Rechnung auf, derzufolge im ersten Jahr nach einer Transplantation 50-60 Prozent der Dialysekosten eingespart werden könnten, in den Folgejahren sogar bis 75 Prozent. Auch der Arbeitskreis Organspende macht eine ähnliche Rechnung auf. Danach kostet die Behandlung eines Patienten per Heimdialyse 60.000 DM im Jahr, in der Klinikdialyse ca. 100.000 DM. Eine einmalige Transplantation hingegen veranschlagt der Arbeitskreis mit ca. 50.000 DM einschließlich der postoperativen Behandlung.[36] Differenzierter scheint dagegen die Berechnung bei Richard Fuchs. Dem ausgewiesenen Kritiker der Transplantationsmedizin zufolge belaufen sich die Abrechnungen einzelner Zentren auf zwischen 80.000 und 100.000 DM für eine Nierentransplantation; Privatversicherte und deren Kassen zahlen gelegentlich sogar noch mehr. Diesen Summen, die natürlich weder Vor- noch Nachsorge noch gar mögliche Retransplantationen enthalten, stehen jährliche Dialysekosten zwischen 45.000 DM (Peritoneal- = Bauchfelldialyse) und 90.000 DM (Klinikdialyse) gegenüber.[37] Manche Kostenrechnungen sind eher spekulativer Art. So wird beispielsweise die frühzeitige Transplantation bei Kindern zuweilen mit der so erst in Betracht kommenden Möglichkeit späterer Steuer- und Sozialversicherungszahlungen dieser Menschen begründet. Derartige Hinweise finden sich in der Literatur jedoch häufig nur versteckt. Implizit kommt der Gedanke zum Beispiel in den Ausführungen des Schweizer Mediziners Martin Allgöver zu den Fortschritten der Transplantationsmedizin zum Tragen, dort allerdings mit kritischem Unterton: »[Es] darf nicht übersehen werden, daß die sozio-ökonomische Bedeutung begrenzt ist, wird doch nur ein Teil der Organtransplantierten wieder zu vollem sozialem und erwerbsmäßigem Einsatz fähig sein. Diese Frage führt zurück auf die heikle Notwendigkeit der Selektion unter den Organempfängern. Mit Recht ist darauf hingewiesen worden, daß eine Konzentration von vorhandenen Mitteln auf die Organtransplantation unter Vernachlässigung der sozial sehr viel 'wirksameren' Betreuung von Unfallopfern sowie von Patienten mit relativ leicht heilbaren Leiden nicht erfolgen darf.«[38] Nicht direkt eine Kosten-, jedoch allemal eine Nutzenrechnung stellt schließlich die sogenannte QALY-Methode dar. Dabei wird die Zahl der durch einen Eingriff möglichen »qualitätskorrigierten Lebensjahre« zur Grundlage der Entscheidung über die Realisierung des Eingriffs genommen.[39] Der unangenehme Zug dieser Methode liegt nicht nur in ihrem Namen, sondern ebenso darin, daß ihre Befürworter meinen, eine derart komplexe und zutiefst subjektive Kategorie wie Lebensqualität hinreichend operationalisieren zu können. Zu Recht wirft die Medizin-Soziologin Eva Hampel diesem Ansatz daher vor, er spiegele konzeptionelle Simplizität vor und verspreche, (menschlich) schwierige Entscheidungen mit einer mathematischen Formel zu lösen.[40]

Die Verpflanzung eines menschlichen Herzens, derzeit mit bis zu 150.000 DM veranschlagt, läßt sich mit derartigen, ihres expliziten Nutzenkalküls wegen gleichwohl problematischen Argumenten gewiß angemessener begründen als mit einem konkreten Kostenvergleich. Denn die Alternative zur Transplantation eines Herzens, einer Leber oder auch von Knochenmark ist derzeit zumindest mittelfristig allemal noch der Tod des Patienten − was übrigens und ohne zynisch sein zu wollen den diesen Patienten betreffenden Kostenaufwand der finanzierenden Krankenkasse auf Null bringt. (Im übrigen kann auch die Transplantation eines Körperorgans das Weiterleben des Patienten keineswegs garantieren, allenfalls wahrscheinlicher machen.)

In aller Regel wird nicht bestritten, daß die Transplantationsmedizin – trotz aller Kosten-Nutzen-Rechnungen und trotz aller Heilungsversprechen – einen außerordentlich kostenintensiven Faktor des öffentlichen Gesundheitswesens darstellt, dessen Anteil am Gesamt der Leistungen nicht erst in Zeiten knapper Kassen auch ins Verhältnis gesetzt werden muß zu seinem Nutzen. Bis vor kurzem gestaltete sich bereits die Ermittlung der tatsächlichen Kosten einer Transplantation offenbar problematisch. 1991 stellten zum Beispiel Nagel/Berger/Pichlmayr fest, daß die gängige Kostenrechnung im Gesundheitswesen eine detaillierte Kostenerfassung praktisch verhindere.[41] (Die Absicht der Verfasserin, ein wenig Licht in das Kostendunkel zu bringen, bestätigte diesen Befund: Von fünf Kranken- und Ersatzkassen sowie drei privaten Krankenversicherern, denen ein mehrseitiger Fragebogen zur Finanzierungspraxis von Transplantationen übersandt worden war, reagierten insgesamt vier: die CONTINENTALE, die BEK, die TK und die DAK. Einhellig wurde mitgeteilt, daß aufgrund der bis Ende 1995 üblichen Abrechnungspraxis keines der Unternehmen zu detaillierten Angaben über Art, Umfang und Kosten von Transplantationen in der Lage sei, so daß der eigentliche Anteil am Gesamt der jährlichen Leistungen zumindest bis 1995 nicht zu ermitteln war.) Der Gesetzgeber scheint wenigstens hier Fortschritte einzuleiten: Wurden bis 1995 die stationären Krankenhausleistungen in aller Regel über einen pauschalen allgemeinen Pflegesatz zuzüglich einiger Sonderentgelte vergütet – mit der Verweildauer als bestimmendem Element –, so gibt es seit dem 1.1.96 als Folge einer grundlegenden Neuordnung der Krankenhausfinanzierung leistungsbezogene Entgelte in Form von Fallpauschalen und Sonderentgelten, deren Höhe im Grundsatz bundeseinheitlich geregelt ist. Aktuell sind die Fallpauschalen (+ Sonderentgelte) im Bundesland Hamburg wie folgt geregelt:

Herztransplantation	100.000-110.000 DM	(+ 43.000-46.000 DM)
Knochenmarkübertragung	120.000-355.000 DM	(+ k.A.)
Nierentransplantation	105.000 DM	(+ k.A.)
Lebertransplantation	90.000-233.000 DM	(+ 55.000-80.000 DM);

keine Angaben macht der Fallpauschalen-Katalog über die Transplantationen von Lunge, Bauchspeicheldrüse u.a.* Zum Vergleich: Operation und stationäre Behandlung bei einem Leistenbruch kostet die Kassen gerademal knappe 5.000 DM, und selbst eine risikoreiche Mehrlingsgeburt inklusive Krankenhausaufenthalt für alle kostet die Krankenversicherer nicht mehr als 6.500 DM.[42]

Bei der Bewertung der Transplantationskosten sollte schließlich Berücksichtigung finden, daß ein bedeutender Anteil dieser Kosten nicht durch das reine Transplantationsgeschehen verursacht wird, sondern von der aufwendigen Suche nach einem passenden Organ durch Organisationen wie Eurotransplant, die, entsprechender Organisationslogik folgend, auch ein Interesse am eigenen Fortbestehen haben.

Transplantationen von Körperorganen sind mithin die teuersten individualmedizinischen Eingriffe, die unser Gesundheitswesen kennt. (Natürlich gibt es auch teure *Diagnostik*. Die aber summiert sich in der Regel hier noch hinzu.[43]) Die für eine Überpflanzung aufgebrachte Summe ist dabei nur der Spitzenwert in einer meist jahrelangen Kranken- und Kostengeschichte des Patienten, die mit dessen Entlassung aus der Klinik noch lange nicht endet. Im besten Fall sind es jährliche Kosten für Immunsuppressiva und regelmäßige Gesundheitschecks (ca. 60.000-100.000 DM pro Patient und Jahr), im schlimmsten Fall die Kosten einer Retransplantation – oder sogar mehrerer solcher Folgeoperationen –, die auf die Patienten und deren Kassen zukommen. Mit der Etablierung der Transplantation als elaborierte Behandlungstechnik – und d.h. mit immer weitergehenden Indikationen – wird die Zahl derer, die ein Körperorgan zum (nicht immer: besseren) Weiterleben benötigen, zwangsläufig steigen.

Einigen *sozialen* Folgen dieser Tendenz werden wir uns an anderer Stelle eingehender widmen. Hier soll statt dessen der Frage nachgegangen werden, ob ein auf dem Solidarprinzip beruhendes Gesundheitswesen wie das der Bundesrepublik mit einer solchen absehbaren Verteuerung nicht überfordert sein wird. Obgleich eine

---

*Richard Fuchs nennt unter Berufung auf eine Schätzung des Instituts für Gesundheitsökonomie in München, auf die sich im übrigen auch das Bundesgesundheitsministerium bezieht, andere Zahlen: 244.300 DM für eine Leber, 154.500 DM für ein Herz, 182.800 DM für Herz und Lunge, 145.700 DM für eine Lunge, 116.100 DM für Niere und Bauchspeicheldrüse und 77.000 DM für eine Niere. (Fuchs 1996:14 ff.)

Therapie nicht allein der dadurch verursachten Kosten wegen befürwortet oder abgelehnt werden kann, muß doch das Verhältnis bedacht werden, in dem die Reparaturtechnik 'Transplantation' zu anderen Elementen des Gesundheitswesens steht, vor allem zu dem der Prävention. Bemerkenswert sind in diesem Kontext die von Patientenverbänden und Kassenvertretern für vollkommen verfehlt gehaltenen Versuche des derzeitigen Bundesgesundheitsministers, zum Beispiel an Gesundheitsförderung und Prävention, aber auch im Bereich der Grundversorgung drastisch zu sparen und »wesentlich mehr Eigenverantwortung zu mobilisieren, damit die Spitzenmedizin, gerade auch bei hochbetagten Menschen, noch finanziert werden kann«.[44] Minister Seehofer, der pikanterweise vergißt, daß er selbst es war, der als Staatssekretär im Arbeitsministerium 1989 den Paragraphen 20 (Gesundheitsförderung) mit der Begründung ins Sozialgesetzbuch schreiben wollte, »Gesundheitspolitik sollte mehr als bisher darauf gerichtet sein, Krankheiten zu verhüten«, denkt gegenwärtig vielmehr laut über die Streichung dieses Paragraphen nach, weil die Kassen, so sein Argument, nicht Gesundheitsförderung, sondern Werbung mit derartigen Kursen (»Sumpf an Unsinn«) betrieben,[45] – und fordert zugleich mit mittlerweile recht vertrauter Chuzpe den Verzicht der großen Masse der Bevölkerung auf Maßnahmen, die der Gesunderhaltung dienlich wären, plädiert auch noch für Lohnverzicht im Krankheitsfall, um einer verhältnismäßig kleinen Zahl von Menschen exorbitant teure Therapien angedeihen lassen zu können: »Wenn eine Lebertransplantation oder eine Herzoperation 500.000 Mark kostet, dann müssen wir der Bevölkerung sagen: Ja, das wird gemeinschaftlich finanziert. Das ist der typische Fall, in dem man als einzelner das Risiko nicht schultern kann. Aber dann muß die Bereitschaft [von wem? M.S.] da sein, nicht für jede Fahrt zum Arzt die Krankenversicherung in Anspruch zu nehmen, nicht für jede Kur, die der Erhöhung des Wohlbefindens dient, nicht für jede Massage, die zur Überwindung einer beim Freizeitsport erlittenen Zerrung notwendig ist, nicht für jedes Bagatell-Arzneimittel. Und es muß sich das Bewußtsein ändern, das heute noch vorhanden ist, daß man bei Krankheit die gleichen Einkommen haben muß wie bei Arbeit.«[46] Derartige Forderungen scheinen nicht nur zutiefst unsozial, sondern laufen dem erklärten Ziel der strukturellen und besonders finanziellen Sicherung des bundesdeutschen Gesundheitswesens diametral entgegen, ja, provozieren für die Zukunft schwerwiegende Zielkonflikte. Nach Ansicht des Statistikers Walter Krämer sind es nämlich gerade die Erfolge der modernen (High-Tech-)Medizin, die das öffentliche Gesundheitswesen auf mittlere Sicht in den Ruin treiben, weil die Therapie einer Vielzahl erst durch aufwendige Diagnoseverfahren erkannter Krankheiten die Kosten der Versicherungsträger enorm in die Höhe treibt: »Was nicht existiert, kostet auch nichts! Erst der medizinische Fortschritt transformiert Bedarf von einer latenten zu einer kostenwirksamen Größe. Erst durch die Verfügbarkeit kostspieliger medizinischer Technologie wird deren Finanzierung überhaupt zu einem sozialpolitischen Problem.«[47] Betrachtet man – auch unter diesem Gesichtspunkt – die konkrete Kostenentwicklung bei den Gesundheitsausgaben, so sind es im wesentlichen die Behandlungskosten, die bei der Zunahme der Gesamtausgaben eine wesentliche Rolle spielen – der Anteil für Prävention und Betreuung ist hingegen nahezu gleichgeblieben. Bereits unter Kostengesichtspunkten spräche also vieles für eine Gesundheits-Förderung. Dafür spräche auch die gesundheitspolitisch relevante Differenzierung von individueller und statistischer Lebenserwartung. Denn es ist unmittelbar einsichtig, daß die bei Seehofer erwähnten 500.000 DM, kommen sie *einer* Person zugute, deren Lebenserwartung zwar deutlich erhöhen, nicht jedoch die allgemeine, statistische Lebenserwartung der Gesamtbevölkerung. (Wenn die Therapie des einen zudem mit Einbußen bei den anderen verbunden ist, mag sich die statistische Lebenserwartung gar verringern.) Da im Gesundheitswesen nur begrenzte Mittel zur Verfügung stehen, sollte auch über deren sozialverträglichen Einsatz nachgedacht werden, etwa auf dem Sektor der Verkehrssicherheit – oder eben der Gesundheitsprävention. Angesichts boomender Transplantationszentren, Traumumsätzen auf dem Gebiet der Dialyse[48] und immer noch fließender Forschungsgelder im Bereich von Transplantationstechnik und Immunologie wird nämlich gern übersehen, daß die eigentlichen Ursachen kranker Organe mit deren Austausch nicht beseitigt sind: Schädigende Umwelteinflüsse, ungesunde Lebensweise, Tabak-, Alkohol-, Tabletten- und Drogenkonsum sind nach wie vor die Verursacher vieler der hier in Rede stehenden lebensbedrohlichen Erkrankungen. 1988 beispielsweise hätten etwa 50 Prozent aller Dialysepatienten – und damit Transplantations-Aspiranten – bei angemessener Lebensführung (Diät, keine Schmerzmittel etc.) diese Behandlung vermeiden können, so der *Spiegel*.[49] Allein die Dialysekosten machen mit derzeit rund 2,7 Mrd. DM[50] etwa 1 Prozent der jährlichen Gesamtleistungen der Krankenversicherungsträger aus.

Zeichnet sich damit für die Zukunft hierzulande bereits eine Zwei-Klassen-Medizin ab, wie der Internist Linus Geißler meint, so gilt dies um so mehr für die globale Perspektive: Laut Weltgesundheitsbericht 1996 der WHO sterben jährlich ca. 2 Mio. Menschen an Malaria, 3 Mio. an Tuberkulose, 3 Mio. an verschiedenen Diarrhöen infolge von verseuchtem Trinkwasser und schlechter Ernährung; allein 4 Mio. Kinder sterben jährlich an Infektionen der Atemwege. Potentiell vom Tod durch Malaria bedroht sind derzeit ca. 500 Mio. Menschen weltweit, 350 Mio. sind Träger des Hepatitis-B-Virus, weitere 100 Mio. Menschen tragen bereits Hepatitis C in sich; 24 Mio. sind mit dem HI-Virus infiziert.[51] Bemerkenswert ist im konkreten Zusammenhang von Transplantationsmedizin und medizinischer Grundversorgung der Versuch des Gesundheitsministers der bevölkerungsreichsten südafrikanischen Provinz Gauteng von 1995, insbesondere teure Herztransplantationen für einen gewissen Zeitraum zwar nicht auszusetzen, aber in einer »reicheren« Provinz durchführen zu lassen, um auf diese Weise die medizinische Grundversorgung der Bevölkerung überhaupt erst sicherzustellen. Auch hier ein Kostenargument: »Zwei Herztransplantationen kosten in etwa soviel, wie eine Klinik für die medizinische Grundversorgung von 10.000 Menschen pro Jahr braucht. [...] Oder es könnte genug Penicillin angeschafft werden, um das Leben von 50.000 Säuglingen zu retten, die sonst an Lungenentzündung sterben würden.«[52] Insofern muß schließlich erlaubt sein zu fragen, ob kostenintensive High-Tech-Medizin zum Vorteil weniger Menschen überhaupt zu rechtfertigen ist in einer Welt, in der jedes Jahr Millionen von Menschen noch an Krankheiten leiden oder sterben, die mit denkbar einfachen Mitteln zu heilen wären – fehlte es nicht an Geld und/oder politischem Willen. Aber wie immer lokal, regional, national oder global man auch denken mag: Limitierte Mittel ziehen irgendwann die Frage ihrer gerechten Verteilung nach sich. Diesem Problem wird sich auch die Transplantationsmedizin in Konkurrenz zu anderen Therapieformen künftig stellen müssen.

5.4. Verteilungskriterien*

Die Verteilung von Körperorganen an kranke Patienten erfolgt – ganz marktgerecht – unter Knappheitsbedingungen. Das liegt zum einen am öffentlich immer wieder kritisch kommentierten Mangel an transplantierbaren Organen, zum anderen jedoch an den zwangsläufig begrenzten Kapazitäten in den Transplantationszentren. Zwar wurden diese in den letzten Jahrzehnten systematisch ausgebaut, sie können gleichwohl die Nachfrage weiterhin nicht vollständig bewältigen. (Dabei darf der Hinweis nicht versäumt werden, daß die skizzierten Probleme eine rein westliche bzw. nördliche Situation beschreiben; die Mehrzahl der Staaten dieser Welt ist weit von Knappheiten dieser Art entfernt und hat mit ganz anderen, wahrlich existentiellen Schwierigkeiten zu kämpfen.)

Knappheit bedeutet: Es bedarf gewisser einsichtiger wie nachvollziehbarer Kriterien, wem ein Organ zugeteilt werden kann und wem ein solches Organ versagt bleibt, wem erneutes Warten zugemutet wird, vielleicht ein Warten zum Tode. Es wurde bereits beschrieben, daß die zum Beispiel bei Eurotransplant gespeicherten Patientendaten (verschiedene Typisierungsfaktoren wie etwa Blutgruppe, Gewebemerkmale u.ä.) im Falle eines zur Disposition stehenden Organs mit den entsprechenden Daten seines »Vorbesitzers« in Beziehung gesetzt werden, um auf diese Weise geeignete Empfänger zu ermitteln. Diese grundsätzlich medizinisch orientierten Kriterien sollen hier nur insoweit interessieren, wie sie für eine vorrangig ethische und soziologische Analyse von Belang sind; daher an dieser Stelle eine holzschnittartige Darstellung der Auswahlkriterien nach Empfängergruppen. Medizinische Kriterien sind im wesentlichen:

1. Übereinstimmung der Gewebetypen,
2. Menge der Antikörper gegen sogenannte HLA-Atigene,

---

*Die folgende Darstellung bezieht sich im Grundsatz auf die Verteilung von Körperorganen und Geweben im engeren Sinne. Anders läuft die Verteilung im Fall von Stammzellen des Knochenmarks. Dort sind gerade die potentiellen Spender in einer Datei erfaßt. Auch scheinen mit einer Knochenmarkentnahme nicht jene medizinischen, gesundheitlichen und schließlich sozialen Risiken verbunden zu sein, wie sie für andere Lebendspenden berichtet werden, und ebenso sind die ethischen Probleme offenbar geringer als etwa bei der »Kadaverspende«. Dennoch: Auch die Knochenmarkentnahme stellt einen keineswegs unbedeutenden medizinischen Eingriff am gesunden Menschen dar und bedarf daher besonderer Rechtfertigung.

3. Übereinstimmung der Blutgruppe,
4. Gesundheitszustand des potentiellen Empfängers,
5. größtmögliche Übereinstimmung von Größe/Gewicht,
6. Wartezeit des Empfängers.

Für die Warteliste zu einer Transplantation gibt es sogenannte Dringlichkeitsstufen, denen derzeit rund 11.000 Patienten je nach aktuellem Befinden zugeordnet wird:

Urgency 0 = sehr schlechte Verfassung, prognostizierter Tod in Kürze (eine (!) Meldung pro Transplantations-Klinik),
Urgency 1 = starke Antikörperbildung; risikoreiche, aber dringend notwendige Transplantation,
Urgency 2 = guter Allgemeinzustand, Transplantation jederzeit möglich,
Urgency 3 = wegen akuter Infektion derzeit keine Transplantation möglich,
Urgency 4 = wegen Antikörperbildung und schlechtem Allgemeinzustand zunächst nicht transplantierbar.[53]

Transplantationsmediziner betonen immer wieder die Neutralität und Objektivität des computergestützten Auswahlverfahrens: Ein Rechner analysiert in wenigen Augenblicken die in codierter Form erfaßten Patienten-Daten, vergleicht sie mit den Organ-Daten und schlägt auf dieser Grundlage mögliche Empfänger vor. Anhand dieser Daten werden dann gezielte Kreuz-Proben durchgeführt, wobei der endgültige Empfänger ermittelt wird. (Allein zu diesem Zweck unterhält die DSO in jeder ihrer Organisationszentralen sogenannte Typisierungslabors. Dort befinden sich Blut-, Gewebe- und Antikörperproben aller auf einer Warteliste stehenden möglichen Empfänger. Kommen einige von ihnen aufgrund der Computeranalyse in die engere Wahl, werden ihre Proben – noch immer codiert – mit denen des jeweiligen hirntoten Patienten gekreuzt, d.i. das sogenannte cross-matching.) Endgültiger Empfänger wird jener Patient sein, dessen Werte die günstigsten sind; vollkommene Übereinstimmung gilt in der Sprache der Organ-Vermittler als ein »Full House«. Bert Groenewoud, der Wissenschaftsjournalistin Elke Dietrich zufolge Mitarbeiter bei Eurotransplant, veranlaßte diese Auswahlpraxis zu folgender Bemerkung: »Gut, daß der Computer die Auswahl der Organempfänger übernimmt. Hinter jedem dieser Codes steckt ein menschliches Schicksal, aber die Maschine wird sich nicht davon beirren lassen. Sie kann nicht bestochen werden, sie wählt nach ihren eigenen logischen Gesichtspunkten aus und entscheidet nur nach medizinischen Daten. Wie leicht aber würde man einem Menschen unterstellen, daß er sich bei der Selektion beeinflussen ließe.«[54] Ob der hier so positiv bewertete »hohe Automatisierungsgrad der Selektions-Abläufe« tatsächlich so legitimationswirksam ist, wie die Technik-SoziologInnen Braun/Feuerstein/Grote-Janz meinen, muß schon allein angesichts der Reaktion mancher Nierenkranker bezweifelt werden, die ihren Bedarf auf dem internationalen »Organmarkt« decken – zumal die »automatisierte Selektion« auch nur für die endgültige Auswahl gilt und nicht für den Zugang zur Warteliste.[55] Groenewouds Aussage, entstanden in der Absicht, weitverbreitete Bedenken hinsichtlich einer wenig transparenten Vergabepraxis zu zerstreuen (Stichwort »Verteilungsgerechtigkeit«), ist nämlich auch in dieser Hinsicht bedenklich. Sehen wir einmal ganz von dem im Kontext von Leben und Tod gewiß nicht unproblematischen Begriff der Selektion ab und ebenso von der hier positiv beurteilten Tatsache, daß eine Maschine – wenngleich auch nach von Menschen formulierten Kriterien – über den Zugang zu einer Therapie und d.h. im Extrem über Leben und Tod entscheidet: Mag das Verfahren selbst auch so objektiv und unabhängig wie möglich sein – was de facto nicht der Fall ist –, wird doch die Beantwortung der Frage, *wessen* Daten hier miteinander verglichen werden, davon in keiner Weise berührt. Denn es ist eines, auf der Warteliste für ein Organ zu stehen, und es ist ein anderes, auf diese Warteliste zu gelangen. Dafür nämlich zählen nicht allein vermeintlich »harte« medizinische Daten – auf deren prinzipielle *Kontingenz* Volker Schmidt nachdrücklich hinweist –, sondern in gleichem Maße auch »weiche«, psychosoziale Indikatoren wie etwa das Maß an sozialer Unterstützung, eventuelle Persönlichkeitsstörungen oder psychische Krankheiten ebenso wie (Nicht-)Bereitschaft zur Unterstützung der Therapie, die sogenannte (non-)compliance, aber auch das Alter, möglicherweise gar die beruflichen und materiellen Verhältnisse. So existiert beispielsweise in Großbritannien bereits seit längerem eine Altersbegrenzung für Herztransplantationen, die bei 65 Jahren liegt; am Klinik-Dialysegerät hängt laut *Spiegel* dort kein Mensch über 55! Und auch Gesundheitsminister Seehofer hat keine Probleme mit der Aussage, es werde »nur transplantiert, wenn es keine andere Möglichkeit mehr gibt, wenn es medizinisch geboten und aussichtsreich ist. Wir können aber keine Entwicklung einleiten, wo ein 70jähriger Mensch versucht, sein Leben zu verlängern, indem er sich Organe auswechseln läßt.«⁵⁶ – Auch auf den durchaus nicht unproblematischen Aspekt der Patientenauswahl werden wir noch an anderer Stelle zurückkommen.

6. Die Stellungnahme der Kirchen

Die evangelische wie die katholische Kirche haben sich mehrfach zum Problemkomplex der Transplantation und des Hirntodes geäußert, so insbesondere 1990 in zwei Veröffentlichungen.⁵⁷ In der von einem 15köpfigen Gremium überwiegend katholischer Theologen und Mediziner⁵⁸ verfaßten »Gemeinsamen Erklärung zur Organtransplantation« schließen sich die Kirchen dem medizinischen Urteil an, den Hirntod als Tod des Menschen anzuerkennen. In bemerkenswerter, nahezu vollständiger Textidentität mit einschlägigen Ausführungen des bereits erwähnten Neurologen Heinz Angstwurm, der an der Erstellung der Gemeinsamen Erklärung offenkundig maßgeblich beteiligt war, heißt es wörtlich: »Der unter allen Lebewesen einzigartige menschliche Geist ist körperlich ausschließlich an das Gehirn gebunden. Ein hirntoter Mensch kann nie mehr eine Beobachtung oder Wahrnehmung machen, verarbeiten und beantworten, nie mehr einen Gedanken fassen, verfolgen und äußern, nie mehr eine Gefühlsregung empfinden und zeigen, nie mehr irgendetwas entscheiden. [...] Nach dem Hirntod fehlt dem Menschen zugleich die integrierende Tätigkeit des Gehirns für die Lebensfähigkeit des Organismus: Die Steuerung aller anderen Organe und die Zusammenfassung ihrer Tätigkeiten zur übergeordneten Einheit des selbständigen Lebewesens, das mehr und etwas qualitativ anderes ist als die bloße Summe seiner Teile.«⁵⁹ Ein deutlicheres Zeichen für die Unterordnung theologischer Perspektiven unter einen naturwissenschaftlichen Primat ist nur schwer vorstellbar. Ob sich die Kirchen damit Rudolf Kautzkys Diktum zu eigen machen, wonach religiöse Argumente im Diskurs um medizinische Fragen nicht zählen, da Medizin andernfalls obsolet werde (»Gott ins Handwerk pfuschen«), kann gleichwohl nicht entschieden werden.

Auf der oben entwickelten Argumentationsfolie wird die Organspende letztlich als eine »Tat der Nächstenliebe über den Tod hinaus«⁶⁰ interpretiert und grundsätzlich befürwortet, wenngleich mit der recht diffusen und der Sachlage nach widersinnigen Einschränkung, ein Sterbender dürfe nicht zum Objekt fremder Entscheidungen gemacht werden. In besonderer Weise widmen sich die Mediziner und Kirchenvertreter in diesem Kontext dem Aspekt der Pietät gegenüber dem hirntoten Menschen. Ohne dabei so weit zu gehen wie der katholische Theologe Franz Böckle, der die Überordnung der Pietät über die Interessen potentieller Organempfänger einmal als »Pervertierung der Menschlichkeit« interpretierte,[61] machen auch sie Verpflichtungen gegenüber dem toten Menschen nicht unbedingt an dessen körperlichen Überresten fest. Eine Begründung für diese Haltung findet sich bei dem evangelischen Theologen Martin Honecker. Danach ist der Gedanke der Pietät als Achtung vor der Totenruhe eine aus römischer Sitte in den abendländisch-christlichen Wertekanon übernommene Haltung und nach christlichem Verständnis gegen die Rechte der Lebenden abzuwägen. Der Rekurs auf Pietät wie auch das Recht auf körperliche Integrität des Toten, nach christlichem Verständnis ebenfalls eine Frage der Abwägung, sind nach Honecker jedenfalls kein Grund, eine »Organweitergabe« (Pichlmayr) zu *verweigern*.[62] Dennoch bleibt ein Eingriff ohne Einwilligung des Spenders oder dessen Angehöriger nach Auffassung der Kirchen unstatthaft.

Eine gewisse Zurückhaltung üben die Kirchenvertreter in ihrer gemeinsamen Erklärung hinsichtlich der Frage, ob die Organspende nach dem Hirntod als selbstverständliche *Pflicht* eines jeden Christen zu begreifen sei. Deutliche Auskunft hierzu erteilte Martin Honecker bereits 1987 im Evangelischen Staatslexikon. Dort heißt es: »Die christliche Sicht der Leiblichkeit des Menschen betrachtet zwar den Körper des Menschen als Gabe des Schöpfers [...], bewertet ihn aber nicht als Selbstzweck, sondern als Instrument des Dienstes und der Kommunikation mit anderen. Das Gebot der Nächstenliebe verpflichtet folglich den Christen, erforderlichenfalls Organe für eine Organtransplantation nach dem eigenen Ableben zur Verfügung zu stellen, um damit einem leidenden Mitmenschen zu helfen.« Als Belegstellen nennt der Autor interessanterweise Röm 12,1 und 1. Kor 6,19 f. Bei näherer Betrachtung wird deren Relevanz für die hier reklamierte Organweitergabe allerdings fraglich, denn im 1. Korintherbrief ermahnt Paulus zur Zurückhaltung in sexuellen Dingen (»Fliehet die Unzucht! Alle Sünden, die der Mensch tut, sind außer seinem Leibe; wer aber Unzucht betreibt, der sündigt an seinem eigenen Leibe. Oder wisset ihr nicht, daß euer Leib ein Tempel des heiligen Geistes ist, der in euch ist, welchen ihr habt von Gott, und seid ihr nicht sein eigen? Denn ihr seid teuer erkauft; darum so preiset Gott an eurem Leibe«), und ob Paulus im Brief an die Römer bereits die Möglichkeit der Organtransplantation antizipierte, darf doch sehr bezweifelt werden. Paulus schreibt: »Ich ermahne euch nun, liebe Brüder, durch die Barmherzigkeit Gottes, daß ihr eure Leiber gebet zum Opfer, das da lebendig, heilig und Gott wohlgefällig sei.« Daß Paulus hier dem Christen das Leben als einen Gottesdienst nahezubringen sucht, übersieht Honecker schlicht.[63]

Honeckers Auffassung, die noch übertroffen wird von Böckles Aussage, Organspende sei eine sittliche, moralische Pflicht, über deren Bedeutung sich jeder rechtzeitig Rechenschaft ablegen solle,[64] darf allerdings nicht als *die* theologische Position interpretiert werden. Vielmehr regte sich gerade gegen die Unterstellung der »Organspende als Christenpflicht und Bringeschuld« heftigster Protest von seiten evangelischer wie katholischer Theologen, insbesondere von solchen, die auch die Gleichstellung von Hirntod und Individualtod als inadäquat und mit dem christlichen Glauben unvereinbar interpretieren. Deren Kritik wird an anderer Stelle diskutiert.[65]

7. Zur Rechtslage[66]

Im Gegensatz zu den allermeisten westeuropäischen Staaten verfügt die Bundesrepublik erst seit Mitte 1997[67] über eine einheitliche gesetzliche Regelung für die Praxis von Organentnahme, Transplantation und Organhandel – einheitlich deswegen, weil in West- und Ostdeutschland vor der Vereinigung unterschiedliches Recht galt: gesetzlich ungeregelte Quasi-Zustimmungslösung hier, Widerspruchslösung dort. Dennoch war die bis zur Verabschiedung eines Transplantationsgesetzes durch den Deutschen Bundestag im Juni 1997 geltende Rechtslage keineswegs so unklar, wie gelegentlich behauptet wird (»Deutsche Transplanteure operieren im rechtsfreien Raum«[68]), vielmehr durch die einschlägigen Paragraphen des StGB und des BGB sowie durch Art. 1 und 2,I GG im Grundsatz vorgegeben:

Nach § 230 StGB stellt grundsätzlich jeder ärztliche Eingriff eine Körperverletzung dar und wird nur aufgehoben durch die explizite Einwilligung des individuellen Patienten in Verbindung mit einer medizinischen Indikation. Die Besonderheit der medizinischen Behandlung im Rahmen einer Organtransplantation liegt nun wesentlich in der Involviertheit anderer, vorzugsweise für hirntot erklärter Menschen. Hier dienten allgemeine Rechtsgrundsätze zur Orientierung, insbesondere ein sogenanntes fortwirkendes Persönlichkeitsrecht des hirntoten Patienten, welches eine Organentnahme gegen dessen zu Lebzeiten erklärten Willen auch weiterhin verbietet. Fehlte eine solche Erklärung, mußten unter dem Druck der Verhältnisse mehr und mehr auch die Angehörigen im Sinne des Totensorgerechts eine Entscheidung treffen, die sich am potentiellen Willen des Sterbenden orientieren sollte; »rechtfertigender Notstand« (§ 34 StGB) wurde zwar zuweilen zur Rechtfertigung einer Explantation herangezogen, konnte jedoch nach Ansicht von Transplantations-Medizinern kaum Grundlage dauerhafter und elaborierter medizinischer Praxis sein, obschon »das Interesse der Lebenden an einem neuen Organ [Vorrang vor dem] Interesse des Verstorbenen an der Unberührtheit seiner Leiche« haben sollte, wie Hans-Ludwig Schreiber im Zuge seiner Darstellung der Rechtslage moralisierend anmerkte.[69] Nach § 230 StGB ist also das Recht des Arztes zur Behandlung ganz unbedingt an eine medizinische Indikation gebunden. Diese ist im Falle des hirntoten Patienten mit dem Eintritt des Hirntodes jedoch obsolet geworden, und sie liegt beim potentiellen Lebendspender noch nicht einmal vor. Hinsichtlich des hirntoten Patienten ist ein moralisches Postulat im Sinne Schreibers gewiß keine hinreichende Begründung, wenn es darum geht, diese Menschen allein zum Zweck der Organentnahme über die Diagnose ›Hirntod‹ hinaus einer aufwendigen Intensivbehandlung zu unterziehen[70] – zumal niemals mit Sicherheit gesagt werden kann, ob es sich hierbei um einen eklatanten Eingriff in das Sterbegeschehen handelt, wie Kritiker unterstellen. Im Falle unzweifelhaft lebender Menschen wiederum stellt die Explantation lebenswichtiger Organe eine strafbare Tötung dar, weshalb unter Voraussetzung der Einwilligung des Spenders auch nur Teile paariger Organe resp. nicht direkt lebenswichtige Organe entnommen werden dürfen. Eigenmächtige Explantationen sind – auch bei Hirntoten (!) – zivilrechtlich gesehen eine unerlaubte Handlung, strafrechtlich eine Körperverletzung bzw. Störung der Totenruhe. Dennoch: Eine *Indikation* ist mit der Einwilligung des potentiellen Lebendspenders noch immer nicht gegeben; der *Eingriff am gesunden Menschen* bedarf einer zusätzlichen ethischen Rechtfertigung. *Im*plantationen sind ebenfalls grundsätzlich nur mit Einwilligung des Empfängers zulässig, andernfalls handelt es sich um eine Körperverletzung. Aufgehoben wird dieser Grundsatz nur, wenn das Leben des Patienten anders nicht gerettet werden kann; dann ist auch die Implantation ohne die dezidierte Einwilligung des Betroffenen möglich – nie aber gegen dessen erklärten Willen. (Hierin jedoch liegt ein großes Problem. Denn es ist durchaus fraglich, ob schwerstkranke Menschen, möglicherweise nicht bei Bewußtsein, das Leben mit einem fremden – und von vielen Betroffenen über sehr lange Zeit auch als fremd empfundenen – Organ dem eigenen Tod vorziehen. *In dubio pro vita*, das ist nicht notwendig oder selbstverständlich die Logik des Kranken. Zugleich aber existieren Verpflichtungen gegenüber Angehörigen, und es stellt sich ernsthaft die Frage, in wessen Interesse die Zustimmung zu einer Organtransplantation vom betroffenen Patienten erteilt wird.[71])

Seit Mitte der 70er Jahre gab es in der Bundesrepublik eine Reihe von Versuchen, ein Transplantationsgesetz zu verabschieden. Diese scheiterten jedoch regelmäßig an divergenten Positionen hinsichtlich der Zustimmung zur Organentnahme bei hirntot diagnostizierten Menschen, seit ca. 1995 auch an der erneuten Problematisierung des lange Zeit für unstrittig erachteten Hirntod-Kriteriums. In diesem Kontext ist darüber hinaus von kaum zu überschätzender Bedeutung, daß jedes dieser Gesetzgebungsverfahren im wesentlichen den Zweck verfolgte, das »Organaufkommen« zu mehren. Obwohl diese Interpretation von Politikern in den Medien immer wieder als unseriöse Unterstellung der Kritiker dementiert wurde, ist es doch der Bundesgesundheitsminister selbst, der die stärksten Argumente für diese Annahme liefert, wenn er zum Beispiel im Rahmen der Bundestagsdebatte 1996 und auch später immer wieder vorrechnete, daß im Falle einer *engen* Zustimmung zu wenig potentielle Organspender aus den Reihen der jährlich ca. 900.000 in der Bundesrepublik versterbenden Menschen zur Verfügung stehen – sei es, weil sie zu Lebzeiten nicht dezidiert ihr Einverständnis hierzu erklärten oder weil sie schlicht nicht nach den Kriterien des Hirntodes versterben. Um also eine Quote von *derzeit* (!) ca. 5.000 Spendern zu erzielen, so Minister Seehofer, bedürfe es schon der *erweiterten* Zustimmungslösung.[72] Manche Mediziner wie zum Beispiel der Pathologe Manfred Stolte oder auch der renommierte Hannoveraner Transplanteur Rudolf Pichlmayr sahen sogar den »Transplantationsstandort Deutschland« in Gefahr, sollte sich die enge Zustimmungslösung im Gesetzgebungsverfahren durchsetzen.

Als ein Kompromiß zwischen den gesetzgeberischen Extremen der Vorjahre und zugleich als ein Versuch, dem von Minister Seehofer benannten und bezifferten Mangel wirksam abzuhelfen, verstand sich der von einer großen Zahl von Abgeordneten fast aller Fraktionen favorisierte und letztlich auch verabschiedete sogenannte Omnibus-Entwurf vom April 1996, dessen strittige Paragraphen im Gesetzgebungsverfahren auf der Grundlage zusätzlicher Anträge und Änderungsanträge diskutiert und abgestimmt wurden;[73] ein Gesetzentwurf von Bündnis 90/Die Grünen, welcher den Hirntod nicht als Tod des Menschen anerkennt und daher allenfalls eine enge Zustimmungslösung zu einer als Geschenk und Körperspende zu begreifenden Explantation vorsah, wurde bereits zu Beginn der entscheidenden Debatte am 25. Juni 1997 mit deutlicher Mehrheit abgelehnt. Strittige Punkte des Gesetzgebungsverfahrens und insofern auch der Bundestagsdebatte waren im wesentlichen die Rolle des Hirntodes als *Todes*- oder als *Entnahme*kriterium sowie das Problem der *engen* oder *erweiterten Zustimmungslösung*. Sehen wir uns die einschlägigen Paragraphen des nun verabschiedeten Gesetzes einmal näher an, eines Gesetzes, das neben weitreichenden Bestimmungen zur Organentnahme und -vermittlung auch das Verbot des Organhandels umfaßt, die Verwendung fötalen Gewebes und eine Reihe anderer Probleme aber gänzlich ungeregelt läßt.

»§ 3 Organentnahme mit Einwilligung des Organspenders
(1) Die Organentnahme ist, soweit in § 4 nichts Abweichendes bestimmt ist, nur zulässig, wenn
1. der Organspender in die Entnahme eingewilligt hat,
2. der Tod des Organspenders nach Regeln, die dem Stand der Erkenntnisse der medizinischen Wissenschaft entsprechen, festgestellt ist und
3. der Eingriff durch einen Arzt vorgenommen wird.
(2) Die Entnahme ist unzulässig, wenn
1. die Person, deren Tod festgestellt ist, der Organentnahme widersprochen hatte,
2. nicht vor der Entnahme bei dem Organspender der endgültige, nicht behebbare Ausfall der Gesamtfunktion des Großhirns, des Kleinhirns und des Stammhirns nach Verfahrensregeln, die dem Stand der Erkenntnisse der medizinischen Wissenschaft entsprechen, festgestellt ist.

(3) Der Arzt hat den nächsten Angehörigen des Organspenders über die beabsichtigte Organentnahme zu unterrichten [...].

§ 4 Organentnahme mit Zustimmung anderer Personen
(1) Liegt dem Arzt, der die Organentnahme vornehmen soll, weder eine schriftliche Einwilligung noch ein schriftlicher Widerspruch des möglichen Organspenders vor, ist dessen nächster Angehöriger zu befragen, ob ihm von diesem eine Erklärung zur Organspende bekannt ist.
Ist auch dem Angehörigen eine solche Erklärung nicht bekannt, so ist die Entnahme unter den Voraussetzungen des 3 Abs. 1 Nr. 2 und § 3 und Abs. 2 nur zulässig, wenn ein Arzt den Angehörigen über eine in Frage kommende Organentnahme unterrichtet und dieser ihr zugestimmt hat. Der Angehörige hat bei seiner Entscheidung einen mutmaßlichen Willen des möglichen Organspenders zu beachten. Der Arzt hat den Angehörigen hierauf hinzuweisen. Der Angehörige kann mit dem Arzt vereinbaren, daß er seine Erklärung innerhalb einer bestimmten vereinbarten Frist widerrufen kann.
(2) Nächste Angehörige im Sinne dieses Gesetzes sind in der Rangfolge ihrer Aufzählung
1. Ehegatte
2. volljährige Kinder
3. Eltern oder, sofern der mögliche Organspender zur Todeszeit minderjährig war und die Sorge für seine Person zu dieser Zeit nur einem Elternteil, einem Vormund oder einem Pfleger zustand, dieser Sorgeinhaber,
4. volljährige Geschwister
5. Großeltern.
Der nächste Angehörige ist nur dann zu einer Entscheidung [...] befugt, wenn er in den letzten zwei Jahren vor dem Tod des möglichen Organspenders zu diesem persönlichen Kontakt hatte. Der Arzt hat dies durch Befragung der Angehörigen festzustellen. Bei mehreren gleichrangigen Angehörigen genügt es, wenn einer von ihnen nach Absatz 1 beteiligt wird und eine Entscheidung trifft; es ist jedoch der Widerspruch eines jeden von ihnen beachtlich. Ist ein vorrangiger Angehöriger innerhalb angemessener Zeit nicht erreichbar, genügt die Beteiligung und Entscheidung des nächsterreichbaren nachrangigen Angehörigen. Dem nächsten Angehörigen steht eine volljährige Person gleich, die dem möglichen Organspender bis zu seinem Tode in besonderer persönlicher Ver-

bundenheit offenkundig nahegestanden hat; sie tritt neben die nächsten Angehörigen.

(3) Hatte der mögliche Organspender die Entscheidung über eine Organentnahme einer bestimmten Person übertragen, tritt diese an die Stelle des nächsten Angehörigen.«

Bleiben wir zunächst bei der Frage nach dem Hirntod als Tod des Menschen. In einem Antrag zum interfraktionellen Gesetzentwurf vom April 1996 (Drucksache 13/4355) hatte eine Reihe von Abgeordneten um Rudolf Dressler (SPD) den Hirntod per Gesetz zum Tod des Menschen erklären lassen wollen. Dieses Ansinnen war in vielfältiger Weise auf Widerspruch gestoßen und man mußte zur Kenntnis nehmen, daß sich vehementer Unmut regte gegen den Versuch, die Klärung der genuin anthropologischen Frage nach dem Individualtod »wechselnden parlamentarischen Mehrheiten« (Michael Emmrich) anheim zu stellen. Die nunmehr verabschiedete Fassung (§ 3) ist der plumpe und schlicht mißlungene Versuch, zwischen philosophischer Überforderung und pragmatischer Notwendigkeit hindurchzuschiffen: Zwar betonten Minister Seehofer, Dressler und all die anderen, die den Hirntod als Tod des Menschen anerkennen zu können glauben, im Rahmen der Debatte immer wieder, daß mit § 3, Abs. 1, 2 (»Tod des Organspenders nach Regeln, die dem Stand der Erkenntnisse der medizinischen Wissenschaft entsprechen«) ganz sicher kein neues Todeskriterium in das Gesetz eingeschrieben werde, man vielmehr der Medizin die Entscheidung hierüber überlasse; § 3, Abs. 2, 2 (»der endgültige, nicht behebbare Ausfall der Gesamtfunktion des Großhirns, des Kleinhirns und des Hirnstamms ...«) sei nämlich keineswegs als *ausreichendes* Todes-, sondern allemal als *Mindest*kriterium der Entnahme zu interpretieren. Doch derartige Versicherungen vermögen kaum zu überzeugen.

Das beginnt bereits mit der Formulierung. Denn es ist auf den ersten Blick ersichtlich, daß hier nur formal getrennt wird, was der Sache nach zusammenhängt: Wenn die Zulässigkeit der Entnahme von Organen von der Feststellung des *Todes* abhängt (§ 3), die Entnahme aber unzulässig ist, wenn nicht vorab der irreversible Ausfall der Hirnfunktionen ermittelt wurde (§ 4), dann ist damit jedenfalls implizit der Hirntod als – hinreichendes (!) – Todeskriterium definiert. Eine solche Interpretation wird noch erhärtet durch die Argumentation der Hirntod-Befürworter selbst, die sich mit ihrem Entwurf gegen die Parlamentarier um Wolfgang Wodarg abzugrenzen versuchten, der dafür geworben hatte, den Hirntod zwar als *Entnahmekriterium* (»point of no return«) im Gesetz zu verankern, nicht aber als neues *Todeskriterium*. Die Begründung Seehofers und anderer: Die betroffenen Mediziner würden in diesem Fall mit der Explantation ein Tötungsdelikt begehen – und auch der Bevölkerung sei nicht zu vermitteln, daß potentielle Organspender noch keine Toten, wohl aber so hinreichend Sterbende seien, um ihnen Organe zu entnehmen (jedenfalls hätte diese aus Sicht der Verfasserin einzig ehrliche Information die Spendenbereitschaft noch weiter gedrosselt, wenn nicht gegen null getrieben). In der Logik der Hirntod-Befürworter war es mithin neben der Überzeugung von der Angemessenheit eben auch die Einsicht in die immanente *Notwendigkeit* einer *Für-tot-Erklärung* zum Zweck der Explantation, die für die Durchsetzung der hier diskutierten Formulierung sprach: Gerade *weil* der Hirntod nicht nur Entnahmekriterium sein durfte, mußte er im Gesetz »irgendwie« verankert werden! Insofern ist es allenfalls eine semantische Spitzfindigkeit, vom Hirntod als »Mindestkriterium« zu sprechen. Vielmehr erweckt die verabschiedete Fassung allemal den Eindruck einer – unzureichenden – Verschleierung und läßt durchaus Raum für Mutmaßungen über die Gründe. Tatsache nämlich ist: § 3 des neuen Transplantationsgesetzes ist die gesetzliche Einführung und Festschreibung des Hirntodes als Tod des Menschen – durch die Hintertür.

Vor diesem Hintergrund überrascht es auch nicht, daß das Parlament – angesichts des immer wieder konstatierten und larmoyant beklagten Organmangels jedoch immerhin konsequent – eine erweiterte Zustimmungslösung zur Organentnahme (§ 4) verabschiedete, zu groß ist offenbar die Angst, im Falle persönlicher Betroffenheit nicht in den Genuß fremder Organe zu gelangen, und zu mächtig war die Drohung der Transplanteure, im Falle enger Zustimmung sei die Transplantationsmedizin praktisch tot. Einmal ganz abgesehen davon, daß auch diese Regelung dem strukturell bedingt geringen »Organaufkommen« (an dessen »normaler« Erhöhung etwa durch eine Zunahme der Verkehrsunfälle nun tatsächlich niemand ein Interesse haben dürfte) nicht wirksam begegnen kann, daß es mittelfristig unter den gegebenen Bedingungen vielmehr neuer Wege der Organgewinnung und ebenso neuer Organquellen bedarf: Die erweiterte Zustimmungslösung berechtigt oder besser: nötigt in der Zukunft Angehörige und andere, mit dem Sterbenden in »besonderer persönlicher Verbundenheit« ste-

hende Personen in einer extremen Schocksituation zu einer Entscheidung über eine Explantation – sofern der Betreffende nicht selbst zu Lebzeiten eine Erklärung hierüber abgegeben hat, welche wenigstens im Falle der Ablehnung bindend ist.*
Einen Hinweis auf die tieferen Beweggründe dieser erweiterten Zustimmungsregelung, die ganz sicher *nicht* als ein Zugeständnis an die Totensorge der Angehörigen gedeutet werden darf, gibt der Abgeordnete Möllemann, wenn er im Rahmen der Bundestagsdebatte in gewohnt überheblichem Ton formuliert: »Wir können uns nicht darauf verlassen, daß die Bevölkerung das tut, was getan werden muß.« Es geht um nichts anderes als die Erhöhung des Organaufkommens, zur Not per Eingriff in die fortwirkenden Persönlichkeitsrechte von Menschen – eine Praxis, die als juristische Grauzone in begrenztem Rahmen vielleicht tolerabel sein mag, als medizinisches Alltagshandeln angesichts der Dimensionen von Leben, Sterben und Tod doch mehr als bedenklich ist. Mehr noch: Bereits jetzt ist abzusehen, wenn nicht herrschende Praxis, daß Angehörige mit dem Argument, das Leben anderer, schwerkranker Menschen per Organspende retten zu könnten, immer öfter und vor allen Dingen gesetzlich geschützt zur Einwilligung in eine Explantation genötigt werden, und das in einer Situation, die ohnehin schon eine extreme emotionale Belastung darstellt. Anderen hingegen wie zum Beispiel den minderjährigen Kindern alleinerziehender Eltern, bleibt die Mitsprache gesetzlich gerade verwehrt. Und was ist mit den vielen vornehmlich jungen Singles, ultramobil und ohne festen Freundeskreis. Sollen wir tatsächlich glauben, daß man ihre Organe unangetastet läßt, weil sich gerade niemand findet, der zu ihnen in einem »besonderen persönlichen Verhältnis« steht? Horst Seehofer, der im Rahmen der Bundestagsdebatte die Einstellung vertrat, der gesellschaftliche Umgang mit Schwer-

---

* Die noch Anfang des Jahres '96 ausführlich in den Medien diskutierte sogenannte *Informations*lösung sah darüber hinaus vor, daß die behandelnden Ärzte die Angehörigen eines Patienten mit nicht mehr nachweisbaren Hirnfunktionen über eine beabsichtigte Explantation zu informieren hätten. Würden diese in einer definierten Frist nicht widersprechen, sollte das als Zustimmung aufgefaßt werden. Während Transplanteure und Politiker diese Variante immer wieder als humanitäre Geste gegenüber den trauernden Angehörigen bezeichneten, die auf diese Weise nicht auch noch zu einem ohnehin schmerzhaften Kontakt mit der Klinik genötigt seien, sahen Kritiker darin den perfiden Versuch, sozusagen auf Umwegen eine dem Organaufkommen dienliche Widerspruchslösung zu installieren, sei doch der *Widerspruch* zu artikulieren und nicht etwa die Zustimmung.

kranken sei ein Spiegelbild unserer [wessen? M.S.] Menschlichkeit, muß sich angesichts der den betroffenen Menschen zugemuteten Belastungen jedenfalls fragen lassen, ob eine solche »Menschlichkeit« nicht allzu teuer erkauft ist, wenn sie die Belange der Angehörigen hirntoter Menschen schlicht negiert – vom Verrat an den Rechten sterbender Patienten ganz abgesehen.

Zusammenfassend läßt sich vorerst sagen: Weder das Gesetzgebungs*verfahren* noch auch das letztlich verabschiedete Gesetz stellen taugliche Versuche dar, den Zweifeln und der Skepsis gegenüber den Absichten von Transplanteuren und Politikern wirksam und glaubwürdig zu begegnen; der Gesetzgeber hat das Spannungsverhältnis zwischen Ethik, Erkenntnis und Recht keineswegs mit so »mutiger Eleganz« gelöst, wie die FAZ am Tag darauf schwärmte. Nun diskreditiert das Ziel nicht automatisch das eingesetzte Mittel (wie es im umgekehrten Fall das Mittel auch nicht heiligt!). Doch muß gefragt werden, ob ein in der Absicht installiertes Gesetz, das Organaufkommen wirksam zu mehren, den Interessen jener, die sich kaum mehr wehren können, der sterbenden Patienten, nicht eigentlich diametral entgegensteht, insbesondere infolge einer noch immer nicht beendeten und seiner genuin *philosophischen* Herkunft wegen auch durch ein Gesetz nicht zu beendenden Debatte um die Tragfähigkeit dessen, was man angesichts massivster Kritik nur als Hirntod-*Konvention* bezeichnen kann.

III. Medizinische und ethische Aspekte der Hirntod-Konvention

Das schauerlichste Übel, also der Tod, geht uns nicht an; denn solange wir existieren, ist der Tod nicht da, und wenn der Tod da ist, existieren wir nicht mehr. Er geht also weder die Lebenden an, noch die Toten; denn die einen berührt er nicht und die anderen existieren nicht mehr.
Epikur

Tod ist sowohl eine kurzzeitige Erscheinung als auch ein zeitlich ausgedehnter Prozeß. Er ist Sprung und Kontinuität zugleich. Zwischen Leben und Tod liegt eine bestimmte Zeitspanne, da das Leben bereits zu Ende, der Tod aber noch nicht eingetreten ist.
W.A. Negowski

0. Vorbemerkung

Die Entstehung der Transplantationsmedizin und insbesondere ihre Ausgestaltung zu einer – zumindest in Hinsicht auf die Überpflanzung von Nieren – elaborierten medizinischen Therapie verdankt sich in wesentlichen Teilen einer Reihe von Fortschritten und Entwicklungen besonders auf dem Gebiet der Gefäßchirurgie (Entwicklung der Gefäßnaht durch Alexis Carrel, 1902) und der Immunologie (Klärung grundlegender immunologischer Probleme durch Medawar, Nobelpreis 1960; Entwicklung des Immunsuppressivums Cyclosporin A von Borel u.a. seit Mitte der 70er Jahre).[1] Die medizinisch-immunologisch-technischen Probleme der Transplantationsmedizin werden uns in der Folge allerdings weniger beschäftigen. An dieser Stelle geht es vielmehr um das bedeutendste Standbein moderner Transplantationsmedizin, d.i. die auf der Hirntod-Definition beruhende Vereinbarung, derzufolge einem hirntoten Menschen grundsätzlich Organe entnommen werden dürfen. Erst die bis heute umstritten gebliebene Formulierung der ersten, noch recht unscharfen Hirntod-Definition im Jahre 1968 verhalf der Verpflanzung von Herzen und anderen lebenswichtigen Organen zur Legalität und ebnete so den Weg für eine umfangreiche Transplantationspraxis, wie sie uns derzeit in großen Teilen der westlichen Welt begegnet.

Doch wie bereits gesagt: Theorie und Praxis der Hirntod-Definition sind keineswegs so unumstritten, werden nicht so einhellig geteilt, wie dies die medizinische Fachliteratur gerne vorgibt und wie insbesondere die Publikationen jener Neurologen und Transplantationsmediziner suggerieren wollen, denen jeder Zweifel an der Sicherheit ihrer Diagnosen, ihrer Praxis, vor allem aber an den Grundannahmen der Hirntod-Vereinbarung allenfalls als »lächerlich« gilt.[2]

Auf den folgenden Seiten werden zunächst die historischen Entwicklungen skizziert, die zur Formulierung der ersten Hirntod-Definition führten. Bereits diese werden nämlich von Befürwortern und Kritikern unterschiedlich interpretiert. Einer Darstellung der 1968 vom Ad Hoc Committee der Harvard Medical School in die Diskussion gebrachten Hirntod-Definition und -Feststellung schließen sich Ausführungen zu theoretischen und praktischen Ausdifferenzierungen an, die das Modell seither erfahren hat, im besonderen die verschiedenen Ansätze seiner Begründung sowie Überlegungen zu sogenannten Teilhirntod-Konzeptionen und deren argumentative Hintergründe, aber auch Veränderungen in der Praxis der Hirntod-Feststellung. Erst auf dieser Grundlage ist ein Verständnis der einerseits biologisch-medizinischen, andererseits philosophisch-anthropologischen und auch ethischen Kritik an einem keineswegs einheitlichen Hirntod-Konzept möglich; dieser Kritik wird im Anschluß breiter Raum gewidmet. Denn immerhin geht es bei alledem keineswegs um einen nur akademischen Streit der Meinungen, sondern um sehr konkrete gesellschaftliche Praxis: Die Beantwortung der Frage etwa, ob eine sich pluralistisch verstehende Gesellschaft den allein Experten erkennbaren Hirntod als Tod schlechthin zu akzeptieren bereit ist, bleibt nicht folgenlos für die Zahl der Organspenden oder die grundsätzliche Haltung gegenüber der Transplantation von Organen; sie eröffnet zudem einen Blick auf handlungsleitende Konzepte dessen, was der Mensch sei – leibseelische Einheit in einem Verhältnis zur Mitwelt oder lebende Organbank.

Es wird sich erweisen, daß das Hirntod-Konzept angesichts gravierender Inkonsistenzen eine auf sich selbst beruhende Praxis der Organentnahme im Grunde verbietet, mindestens jedoch zweifelhaft macht; die ernsthafte und reifliche Entscheidung über seine Gültigkeit kann allein ins Benehmen des einzelnen Menschen gestellt werden. Zu einer solchen Entscheidung – jedes Einzelnen wie des »Gesetzgebers« – über die in diesem Land akzeptable und akzeptierte Transplantationspraxis bedarf es dann allerdings weit mehr als der stereotypen Versicherung, der Hirntod sei allemal ein »sicheres Todeszeichen« (Angstwurm). Noch weniger hilfreich und im übrigen nichts weiter als eine individuelle, mithin gleichberechtigte Meinung unter vielen ist die Aussage des gegenwärtigen Gesundheitsministers Seehofer, er sei, was die Frage des Hirntods anbelange, »mit sich im reinen«.[3] Das ist sicher sehr schön für ihn und es wäre auch jedem anderen eine gewisse Klarheit in dieser Frage zu wünschen, doch ersetzt ein solches Diktum gewiß nicht den öffentlichen Diskurs, der auf medialer wie gesetzgeberischer Ebene ohnehin unausgewogen geführt wird – Seehofer im *Focus*: »Da melden sich Leute zu Wort, die wenig Ahnung haben, und zerstören mit unqualifiziertem Gerede viel Vertrauen.«[4] Wer von einem, der sich selbst Kenntnis und Urteilsfähigkeit attestiert, solcherart der Laienhaftigkeit, gar Sozialschädlichkeit geziehen wird, darf sich wohl nur wenig Hoffnung machen, öffentlich Gehör zu finden, was um so problematischer ist, da die Diskussion um die Zukunft des Transplantationswesens allzusehr von dem Wunsch beseelt scheint, das »Organaufkommen« zu mehren: »Wir brauchen dringend mehr Organe und dürfen uns nicht auf Dauer auf die Spendenbereitschaft der ausländischen Nachbarn verlassen. Das ist moralisch nicht vertretbar.«[5] Ob es dagegen vertretbar ist, einen solchen – strukturellen (!) – Mangel durch die Mißachtung menschlicher Würde zu verringern, wie Kritiker befürchten, wird im folgenden zu klären sein.

1. Historische Perspektiven

Der französische Arzt und Forscher Xavier Bichat sprach um 1800 wohl als erster vom 'Hirntod' und verstand darunter den »im Gehirn beginnenden Gesamt-Tod« des Menschen.[6] Die darin zum Ausdruck kommende Auffassung einer besonderen Bedeutung des Gehirns und seiner Funktionen gegenüber dem übrigen Organismus setzte sich in der Mitte des 19. Jahrhunderts im Streit um die sogenannte Rückenmarksseele fort.[7] (In diesem Streit ging es vorrangig um die Frage nach dem Ursprung von Reflexen bei einer Katze, der man das Rückenmark durchtrennt hatte. Hielten die einen diese für einen Ausdruck eben jener Rückenmarksseele, so sahen andere darin allenfalls Reste früherer willkürmotorischer Stimulation.) Für die Todesfeststellung blieben diese Überlegungen jedoch lange Zeit folgenlos. Noch 1951 definierte zum Beispiel Black's Law Dictionary ›Tod‹ folgendermaßen: »Tod ist das Ende des Lebens, das Ende des Existierens, von Medizinerns definiert als totaler Stillstand der Zirkulation des Blutes, woraufhin es zu einem Stillstand der Vitalfunktionen kommt wie etwa Atmung, Puls etc.«[8] Demnach tritt der Tod des Menschen mit dem Stillstand von Atmung und Kreislauf ein. Dies ist das klassische, spätestens seit Hippokrates vertraute Verständnis des Todes als »Herz-Kreislauf-Tod«; ihm entsprechen die sicheren Zeichen Totenstarre und Totenflecken.[9]

Sehr bald schon sollte es in dieser Hinsicht zu einer radikalen Neukonzeptionierung kommen. Parallel zu der sich sukzessive durchsetzenden Grundannahme, das Gehirn sei integrierendes Organ des Organismus wie auch Substrat der höheren Funktionen des Menschen – und damit konstitutiv für dessen »Persönlichkeit« –, beschrieben die französischen Mediziner Mollaret und Goulon 1959 erstmals das ›coma dépassé‹[10] und formulierten damit nach Ansicht von Linke u. a. ein erstes, kaum elaboriertes Hirntod-Modell. Dieser Einschätzung allerdings widerspricht der Neurologe Wilhelm Rimpau mit dem Hinweis darauf, daß Mollaret/Goulon zwar von einem Hirntod-*Syndrom*, keineswegs aber vom Hirntod als Äquivalent für den Tod des Menschen sprechen.[11] (Ein ›Syndrom‹ meint im medizinischen Sprachgebrauch eine Gruppe von gleichzeitig auftretenden Krankheitszeichen, – der Tod also nichts anderes als eine Krankheit?)

Das klassische Todesverständnis wurde zudem von einer anderen Seite her in Frage gestellt. Etwa seit Beginn der 60er Jahre war man in der Lage, die Atmung des Menschen über einen längeren Zeitraum durch künstliche Beatmung zu ersetzen; selbst bei vollständigem Ausfall der im Hirnstamm lokalisierten Steuerung der Atmung konnten Mediziner jetzt, sogar bei gänzlichem Vitalitätsverlust aller Hirnnervenzellen, Bluttransport und Sauerstoffversorgung im übrigen Organismus aufrechterhalten. (Günter Baust verweist darauf, daß die Auffassung, Leben sei ohne Atmung nicht möglich, bereits in der Antike das Bestreben nach sich zog, einen drohenden Tod durch künstliche Beatmung aufzuhalten. Die erste Mund-zu-Mund-Beatmung zum Beispiel sei aus der Zeit 800 v.u.Z. überliefert.[12]) Die neuen Möglichkeiten auf dem Gebiet der Lebensrettungsmaßnahmen blieben indes nicht folgenlos. Dabei machte die Tatsache, daß der Funktionsausfall lebenswichtiger Organe erstmals reversibel wurde (»Reanimation«), zumindest eine

Modifikation des herkömmlichen Todesverständnisses notwendig
– wobei durchaus bemerkenswert ist, daß der Begriff der Reanimation insbesondere im Bereich der Ersten Hilfe und Intensivmedizin weiterhin Verwendung findet, obwohl doch mit ihm ein Tun umschrieben wird, was der derzeitigen Hirntod-Konzeption keineswegs entspricht: Reanimation meint ja den Vorgang der künstlichen Beatmung und Unterstützung bzw. Wiederherstellung der Herztätigkeit durch Herzmassage oder Elektroschock. Wo aber allein das Gehirn als Animator des Lebens interpretiert wird, alle anderen Organe als demgegenüber sekundär, wäre allemal nur die »Instandsetzung« der Funktionen des Gehirns eine Re-Animation. Hält sich also in der Wortwahl die Skepsis gegenüber der Hirntod-Vereinbarung auch in der Intensivmedizin? Die Praktiker der Ersten Hilfe und Reanimations- bzw. Intensivmedizin jedenfalls sahen sich vor die Tatsache gestellt, daß derartige Reanimationsmaßnahmen durchaus nicht immer den erwünschten Effekt hatten (und haben!), einen Menschen »vollständig« von der Grenze des Lebens zurückzuholen. In manchen Fällen waren die Gehirnzellen
– bei maschinell aufrechterhaltenen Vitalfunktionen (Atmung, Kreislauf etc.) – unwiederbringlich zerstört, mithin nicht mehr funktionsfähig; ein tiefes und nach aller Erkenntnis irreversibles Koma war die unausweichliche Folge. Parallel zu dieser Entwicklung zeichnete sich schließlich mehr und mehr die Option der Überpflanzung lebenswichtiger Organe von einem Körper in einen anderen ab. Eine Organentnahme kam vor dem Hintergrund des damaligen Todes-Verständnisses und seiner rechtlichen Fixierung allerdings einem Totschlag gleich. So formulierte beispielsweise der Chirurg L.F. Taylor von der Medizinischen Fakultät der Universität Kansas noch 1971: »Solange die hippokratische Definition vom Tode nicht geändert wird (...), muß jeder Chirurg, der eine Herztransplantation vornimmt, mit der Anschuldigung des Mordes, dem Verlust der beruflichen Haftpflichtversicherung und dem Entzug der Lizenz für die ärztliche Praxis rechnen.«[13]

2. Die Erklärung von Harvard

Im Sommer 1968 – wohl kaum zufällig rund ein halbes Jahr nach der ersten Verpflanzung eines Herzens in Südafrika – veröffentlichte ein Experten-Gremium der Harvard Medical School einen Bericht, in welchem es das »irreversible Koma« zu einem neuen Kriterium für den menschlichen Tod erklärte. Jahrhundertealte Vorstellungen vom – menschlichen – Tod waren endgültig in Widerspruch geraten sowohl zu den medizinischen Möglichkeiten als auch zu einem neuen, vorrangig hirnorientierten Verständnis menschlichen Daseins. Der Bericht des Ad Hoc Committee sollte zur Grundlage für ein ganz neues Sterben werden, in dem nicht mehr in erster Linie die Interessen des Sterbenden von Belang sein sollten, sondern die Interessen ganz anderer, von seinem Tod profitierender Menschen. Der bemerkenswerte erste Absatz des Berichts lautete:

»Unser vorrangiges Ziel ist es, das irreversible Koma als ein neues Todeskriterium zu definieren. Es gibt zwei Gründe, warum es einer Definition bedarf: (1) Verbesserungen bei lebensrettenden und -erhaltenden Maßnahmen führten zu steigenden Anstrengungen der Lebensrettung bei Schwerverletzten. Manchmal sind diese Anstrengungen nur teilweise erfolgreich, so daß das Resultat ein Individuum ist, dessen Herz weiterhin schlägt, dessen Gehirn jedoch irreversibel geschädigt ist. Es ist eine große Belastung für Patienten, die einen irreversiblen Verlust ihrer Einsichtsfähigkeit [»intellect«] erleiden, für ihre Familien, für die Kliniken und für jene, die die Klinikbetten benötigen, welche bereits von diesen komatösen Patienten belegt werden. (2) Frühere Kriterien der Todesdefinition können zu einer Kontroverse bei der Beschaffung von Organen für Transplantationen führen.«[14]

Die Notwendigkeit einer Neudefinition des Todes – bzw. dessen Kriterien – wird also nicht biologisch, medizinisch oder auch philosophisch-anthropologisch begründet, sondern schlicht pragmatisch: Die zu Hirntoten umdefinierten »patients who suffer irreversible loss of intellect« belegen Klinikbetten, die andere dringend benötigen, sie fallen allen, *sogar sich selbst* (!), nur zur Last. Die Fragwürdigkeit der Zielsetzung liegt auf der Hand: Wie könnten Tote leiden? Die vorgeschlagene Hirntod-Definition erweist sich vorrangig als eine »strategische Behauptung« (Grewel): Gewissermaßen als eine Option auf die Zukunft soll der Zugriff auf die Organe dieser Hirntoten ermöglicht und eine Veränderung der

Rechtsprechung ins Werk gesetzt werden. Der Philosoph Hans Jonas sprach angesichts einer derartigen Begründung von einer »pragmatischen Umdefinierung des Todes«.[15] Obschon Jonas übersieht, daß das Ad Hoc Committee nicht eigentlich *den Tod* neu definierte, sondern nur dessen *Kriterien*, gewinnt seine pointiert formulierte Interpretation an Plausibilität, wenn man bedenkt, daß es entgegen einem weitverbreiteten Irrtum zum Behandlungsabbruch bei einem hoffnungslos, d.h. sterbenskranken Menschen keineswegs erst dessen Für-tot-Erklärung bedarf. Ärztliches Handeln bestimmt sich vielmehr nach den Grundsätzen, dem Wohl des Patienten zu dienen und damit zugleich mehr zu nutzen als zu schaden (»salus aegroti suprema lex«/»nil nocere – bene facere«), es verliert seine Berechtigung, wenn dieser Grundsatz verletzt wird. Insofern ist die Aussicht, mit der Fortsetzung einer Behandlung den Tod eines Menschen zu verzögern, vielleicht nur sein Leiden zu verlängern, durchaus Grund für einen Abbruch der Behandlung. Dies zeigen beispielsweise die von Grewel in die Diskussion gebrachten »Richtlinien zur Sterbehilfe« der Schweizerischen Akademie der Medizinischen Wissenschaften von 1977, wonach dem Sterbenden eine weitere Behandlung nicht zugemutet werden muß.[16]

Die Darstellung des Ad Hoc Committee erweist sich nach dem Gesagten als ein schlichtes Vademecum zur Feststellung des Hirntodes (resp. irreversiblen Komas – die Autoren sind da noch nicht so eindeutig) mit dem Ziel, über die Beendigung einer Behandlung hinaus einen Patienten, dem dieser Zustand attestiert wurde, für tot erklären (»declare dead«) zu können. Der eigentliche Sinn des Artikels, betroffenen Ärzten neben der medizinischen Information im wesentlichen auch eine *Legitimation* möglichen Handelns zu verschaffen, die auch juristisch Bestand haben sollte, wird dabei in der folgenden Bemerkung überdeutlich: »Es sollte betont werden, daß wir empfehlen, den Patienten für tot zu erklären, bevor irgendeine Anstrengung unternommen wurde, ihn vom Beatmungsgerät zu trennen, sofern er überhaupt am Beatmungsgerät ist. Diese Erklärung sollte nicht hinausgeschoben werden, bis er vom Beatmungsgerät getrennt wurde und alle künstlich stimulierten [Lebens-] Zeichen zu einem Stillstand gekommen sind. Der Grund für diese Empfehlung ist, daß sie nach unserer Beurteilung einen höheren Grad an juristischem Schutz für die Beteiligten bietet. Sonst würde der Arzt das Beatmungsgerät abstellen bei einem Menschen, der nach streng formaler Anwendung geltenden Rechts noch am Leben ist.«[17] Interessant ist hier zudem der Halbsatz »... take him off the respirator, if he is then on a respirator«. Das Beatmungsgerät benötigt nur, wessen Atmung ausgesetzt hat. Wer aber selbständig atmet, der ist per definitionem noch nicht tot, zumindest nicht 1968.

Mit dieser Formulierung eröffnet sich zwar eine erste Perspektive auf das, was später als Großhirntod-Konzeption firmieren wird. Eine wie immer geartete *Fundierung* seiner Handreichung legte das Gremium mit diesem Aufsatz allerdings nicht vor; sie blieb anderen Autoren überlassen. Zum Zweck der Feststellung des Hirntodes nennt das Ad Hoc Committee folgende Kriterien, denen gleich noch Vorschläge für adäquate Testverfahren hinzugefügt werden:

– Nicht-Aufnahmefähigkeit/Nicht-Antwort: Kein Bewußtsein gegenüber äußeren Reizen oder inneren Bedürfnissen; vollkommene Antwort-Unfähigkeit (»unresponsiveness«), feststellbar durch Beobachtung;
– keine Bewegung oder Atmung: weder spontane Muskelbewegung noch spontane Atemtätigkeit innerhalb eines Beobachtungszeitraums von 1 Stunde, gegebenenfalls mit maschinellen Prüfverfahren;
– keine Reflexe: nachweisliches Fehlen aller Reflexe des Hirnstamms;
– flaches Elektroenzephalogramm: Null-Linie im EEG über einen Ableitungszeitraum von 24 Stunden;

eine nicht unbedeutende Voraussetzung der Hirntodfeststellung ist zudem, daß andere Ursachen des Komas wie beispielsweise Drogeneinwirkung oder Unterkühlung sicher ausgeschlossen sein müssen.[18]

3. Zum gegenwärtigen Stand in der Bundesrepublik – Die »Entscheidungshilfen zur Feststellung des Hirntodes« der Bundesärztekammer

Der Bericht des Ad Hoc Committee von 1968 sowie seine Fortschreibungen[19] waren die wesentlichen Grundlagen einer Reihe von Kriterienkatalogen zur Feststellung des Hirntodes, wie sie in der Folgezeit in vielen Staaten der Erde entwickelt wurden: Die von Antonio Puca zusammengetragenen Kriterien legen dabei den doch bemerkenswerten Schluß nahe, daß man in jedem Land ein wenig anders stirbt – vorsichtig formuliert. Diesen Eindruck bestätigen auch Joseph Evers und Paul Byrne, die nachdrücklich auf die von Land zu Land vollkommen unterschiedlichen Todeskriterien hinweisen. Dabei betonen sie übrigens die Unsicherheiten der Feststellung, vor allem bei der Bewertung der oft als »Restaktivitäten« bezeichneten Hirnströme im EEG.[20] – Bei alledem ist es nun keineswegs so, daß die Hirntod-Definition »nahezu weltweite Anerkennung« gefunden hat, wie Kurt Bayertz meint. In typisch »westlicher« Manier verkennt er, daß bei weitem nicht alle Staaten der Erde den Hirntod als Tod des Menschen (aner)kennen, insbesondere all jene Staaten nicht, denen das medizinische Heilungsversprechen »Transplantation« unbekannt ist.[21]

Hierzulande nahm sich die Bundesärztekammer (BÄK) der Angelegenheit an und legte seit 1982 mehrfach »Entscheidungshilfen zur Feststellung des Hirntodes« vor – was übrigens die Medizin-Soziologin Gisela Wuttke zu der bissigen Bemerkung veranlaßte, das sei, wie wenn der Bundesverkehrsminister den ADAC beauftragen würde, bestimmte Regelungen zum Straßenverkehr festzustellen, etwa zum Erlaß von Tempolimits.[22]

In der Zweiten Fortschreibung der »Entscheidungshilfen« vom Juni 1991 heißt es in einer kurzen Einleitung: »›Hirntod‹ wird definiert als Zustand des irreversiblen Erloschenseins der Gesamtfunktion des Großhirns, des Kleinhirns und des Stammhirns, bei einer durch kontrollierte Beatmung aufrechterhaltenen Herz-Kreislauf-Funktion. Der Hirntod ist der Tod des Menschen.«[23] Auf der Grundlage dieser knappen Definition wird dann das Procedere zur Feststellung des Hirntodes vorgestellt und kommentiert. Diagnostisch relevant sind demnach folgende Feststellungen und Untersuchungen:[24]

1.1. Vorliegen einer akuten schweren primären oder sekundären Hirnschädigung,
1.2. Ausschluß von Intoxikation, neuromuskulärer Blockade, Unterkühlung, Kreislaufschock (u.ä.) als möglicher Ursache oder wesentlicher Mitursache des Ausfalls der Hirnfunktion.

Es folgt die Beschreibung der maßgeblichen klinischen Symptome:

2.1. Bewußtlosigkeit (Koma);
2.2. Lichtstarre beider Pupillen;

2.3. Fehlen des okulo-zephalen Reflexes;
2.4. Fehlen des Kornealreflexes;
2.6. Fehlen von Reaktionen auf Schmerzreize im Trigeminusbereich;
2.7. Ausfall der Spontanatmung.

Als sogenannte ergänzende, also *keineswegs zwingende* Untersuchungen schlägt die BÄK *alternativ* die folgenden Maßnahmen vor, deren Anwendung die Beobachtungszeit drastisch verkürzen soll:

EEG: 30 Minuten »hirnelektrische Stille« bei kontinuierlicher Ableitung (nicht bei Säuglingen oder Kleinkindern; dort aufgrund der physiologischen Hirnunreife Wiederholung der Untersuchung nach mind. 24 Stunden);
Evozierte Potentiale: Äußere Stimulation des Hörnervs des Patienten; Erlöschen der Potentiale läßt Rückschlüsse auf die Funktionslosigkeit des Gehirns zu (ebenfalls nicht bei Säuglingen oder Kleinkindern);
Zerebraler Zirkulationsstillstand: Durch Angiographie, mittlerweile allerdings häufiger durch Dopplersonographie, kann das Fehlen zerebraler Blutzirkulation nachgewiesen werden. Ein Zirkulationsstillstand macht weitere Untersuchungen obsolet.

Das Vorliegen aller dieser Befunde muß nach Maßgabe der BÄK von zwei Ärzten festgestellt und dokumentiert werden, von denen mindestens einer seine Qualifikation durch mehrjährige Erfahrung in der Intensivbehandlung von schwer hirngeschädigten Patienten nachweisen muß. Im Falle einer in Aussicht stehenden Organentnahme müssen beide Ärzte vom jeweiligen Transplantationsteam unabhängig sein. (Diese Maßgabe geht dem Kliniker Pohlmann-Eden allerdings nicht weit genug, der darüber hinaus die Forderung aufstellt, die den Hirntod diagnostizierenden Ärzte dürften »zum Schutz des Patienten« (!) nicht einmal an dessen bisheriger Behandlung beteiligt sein. Bemerkenswerterweise lehnen viele Praktiker dies ab.[25]) Als Todeszeitpunkt gilt im übrigen der Moment der Feststellung der *Irreversibilität* des vollständigen Funktionsausfalls des gesamten Gehirns (wie könnte dies wohl empirisch verifiziert werden ohne invasive Techniken?), mithin der Abschluß des Feststellungsverfahrens. Dieses Verfahren kann durch den Einsatz umfangreicher technischer Apparatur bedeutend abgekürzt werden – was durchaus im Interesse des sterbenden Menschen sein *könnte* (wenn nämlich das rasche Abstellen einer lebenserhaltenden Maschine einen raschen und möglichst friedlichen Tod mit sich brächte), *faktisch* allerdings allein im Interesse wartender Organempfänger ist.

Erste Zwischenbetrachtung

Der Hirntod ist offenkundig ein technischer Tod, der mit menschlichen Sinnen nur unzureichend erfahrbar ist. So wie sein Zustandekommen sich technischer Apparatur verdankt, die den Sterbenden beatmet, so bedarf es auch zu seiner Feststellung regelmäßig technischer Hilfsmittel, die messen sollen, was nicht mehr ist – der Hirntod ist ein »zivilisierter« Tod. Als solcher aber kann er einem Menschen kaum sinnlich vermittelt, allenfalls mit Worten erklärt werden. Das ist eine Aufgabe der behandelnden Ärzte. Manchmal allerdings werden die Irritationen und seelischen Zumutungen, die die Konfrontation mit einem für hirntot erklärten Menschen bei dessen Angehörigen hervorrufen, auch als »bloße Eindrücke und spontane Reaktionen eines Beobachters« (Birnbacher) diskreditiert, Reaktionen, die mit der »Sachfrage Tod« nichts zu tun hätten.[26] Doch wer mag schon glauben, daß ein atmender, schwitzender Mensch, der sich ganz warm anfühlt und dessen Hautfarbe rosig ist, dessen Brustkorb sich ganz regelmäßig hebt und senkt und dessen Herz noch eigenständig (!) schlägt, tot sein soll so wie der, dessen Körper starr, kalt und blaß geworden ist? Wer kann es einem Angehörigen verübeln, daß er in eine Explantation nicht einwilligt angesichts eines Menschen, der zuweilen Arme und Beine bewegt oder die Pflegenden – zu deren Schrecken – umarmt, der noch zeugungs- und empfängnisfähig ist und der schließlich, als »uterines Versorgungssystem«, ein Kind zu gebären in der Lage sein soll?[27] Detlef B. Linke verweist in diesem Kontext darauf, daß das verlängerte Rückenmark, aus neurologischer Sicht übrigens durchaus ein Teil des Gehirns, »sehr integrative Funktionen« vollführt: »Es kann zu einer Erektion kommen, ein Hirntoter ist passiv kopulationsfähig. Es kann zu komplexen Bewegungen kommen. Ich selbst habe einen Fall beobachtet, wo er Umarmungsbewegungen durchgeführt hat, immer dann, wenn die Schwester seinen Kopf hob. [...] Desgleichen ist das Lazarussyndrom beschrieben, bei dem Gehbewegungen beim Hirntoten stattfinden.«[28] Wer kann angesichts solcher Zeichen davon sprechen, er wüßte sicher, daß das Sterben dieses Menschen abgeschlossen sei? Immerhin ist die Hirntoderklärung ja nicht eine bloße Tatsachenfeststellung, sondern potentiell pragmatisch motivierte Definition eines organisch noch Lebenden zum Toten, ganz im Dienste (s)einer baldigen Verwendung.

Ein Arzt, der sich einem schwerkranken Menschen gegenübersieht, dessen Leben vielleicht von einem gesunden Organ abhängt, dem mag man nachsehen, daß er mit jeder Verweigerung einer Organentnahme hadert. Doch nichts berechtigt ihn, so abfällig und kalt von trauernden Menschen zu denken, wie dies als einer von vielen Heinz Angstwurm tut, wenn er vor dem Hintergrund einer lebensbedrohlichen Herz- oder Lebererkrankung schreibt: »In diesem Fall ist derzeit das Leben des Empfängers durch keine andere Behandlung [als eine Transplantation – M.S.] zu retten, wird aber abhängig gemacht von der Entscheidung ihm fremder Menschen, die sich in einer Ausnahmelage befinden *und die sich vielleicht auch sonst nicht nur von Vernunftgründen leiten lassen.* Müssen, ja dürfen Ärzte sogar bei der unmittelbar lebensnotwendigen Herz- oder Leberverpflanzung auf entgegenstehende Wünsche Dritter Rücksicht nehmen?«[29] Ärzte wie Heinz Angstwurm, der mit diesem Argument übrigens sein Eintreten für eine juristische Widerspruchslösung begründet, übersehen offenbar gern, daß die Menschen, denen sie sich gegenübersehen, keine Entscheidungsautomaten sind, daß sie als Angehörige oder Nahestehende gerade einen traumatischen Verlust erleiden, unter Schock stehen, *wirklich* überfordert sind. Sie übersehen vor allem, daß Angehörige solcher Menschen, oft Unfallopfer oder Menschen, die sich selbst zu Tode bringen wollten, regelmäßig auch den Wunsch haben, die im Sterben liegenden Menschen zu schützen – vielleicht, weil sie dies im Leben nicht ausreichend vermochten. Und sie übersehen schließlich, daß sie mit ihrem Ansinnen den Angehörigen oft langjährige Schuldgefühle und seelische Qualen aufbürden.[30]

Der Druck auf die Angehörigen, der in der Behauptung von der »Sozialpflicht zur Organspende«[31] gipfelt, speist sich gewiß aus vielerlei Quellen. Eine von ihnen ist die mit naturwissenschaftlichen Mitteln gleichwohl nicht beweisbare Auffassung, der Hirntod sei dem Tod des Menschen gleichzusetzen: Nach dem Ausfall des Steuerungsorgans Gehirn bleibe lediglich »vegetatives Leben« übrig in einem Restkörper, einer »Teilsumme von Organen«, einem »Organkonglomerat«.[32]

4. Zu den Begriffen ›Leben‹ und ›Tod‹

4.1. Tote Menschen und lebende Organe

»Nach dem Tod des Menschen sterben seine Organe sehr rasch ab. Dem Empfänger nützt jedoch nur ein *lebend* übertragenes Organ. Deshalb sollte der Tod des Spenders möglichst früh festgestellt werden.«[33] Daß diese Aussage die Behauptung von der besonderen Interessengeleitetheit der Hirntod-Definition explizit, wenn auch wohl ungewollt, stützt, sei hier nur am Rande vermerkt. Beachtenswert ist vor allem, daß der Autor es offenkundig nicht als einen Widerspruch erlebt, von den *lebenden* Organen eines *toten* Menschen zu sprechen. Ein Blick in die einschlägige Literatur zeigt im Gegenteil, daß damit einer weitverbreiteten Auffassung Rechnung getragen wird. Noch sehr moderat formulieren diese Auffassung zum Beispiel die österreichischen Mediziner Markus Schwarz und Johannes Bonelli. Sie wollen Fakten vorlegen, »die zeigen, daß es sich beim Hirntoten nicht mehr um einen Organismus als Ganzen handelt, sondern nur um vegetativ-biologisches Leben«.[34] Weitaus drastischer und damit bereits im Kontext einer Teilhirntod-Konzeption klingt es bei zwei amerikanischen Autoren, Stuart Youngner und Edward Bartlett: »Ungeachtet der fortgesetzten Fähigkeit zur spontanen Integration vegetativer Funktionen ist ein Patient, der die Voraussetzung für Bewußtsein und Wahrnehmung irreversibel verloren hat, tot. Was bleibt, ist ein bewußtloser [»mindless«] Organismus.«[35] Die amerikanischen Philosophie-Professoren Michael Green und Daniel Wikler lösen den Hirntoten bereits in seine Bestandteile auf: »Dieser Körper ist ebensowenig X [d.i. eine beliebige Person — M.S.] wie die Fortsetzung des Lebens aller seiner Zellen in Petri-Schalen oder aller seiner Organe in einer Nährlösung; er hat nur besser integrierte Gewebe- und Organfunktionen.«[36] Und schließlich beantwortet der kanadische Autor Roland Puccetti die von den Bioethikern Robert Cefalo und Tristram Engelhardt immer wieder aufgeworfene Frage »Sollten Anenzephale den legalen und moralischen Status von hirntoten, ansonsten aber lebenden menschlichen Lebewesen haben?«[37] eindeutig negativ — und bezieht ausdrücklich auch jene Patienten ein, die nach weitgehendem Verlust ihrer Großhirnfunktionen am sogenannten apallischen Syndrom leiden. Ein Problem sieht Puccetti allenfalls bei der Frage der »Entsorgung der noch selbständig atmenden menschlichen Überreste«.[38]

4.2. Begründungspflichten

Möglicherweise war es gerade die Erkenntnis, daß die Feststellung von Leben und/oder Tod eines Menschen angesichts eines grundsätzlich unscharfen Todesbegriffs besonderer Aufmerksamkeit bedarf, die die europäischen Gesundheitsminister 1987 erklären ließ, man würde um des Erhalts der Menschheit willen weitaus eher auf Transplantationen verzichten, als der Entnahme lebendiger Organe aus einem nicht wirklich toten Individuum zuzustimmen.[39] Dies zeigt deutlich, daß all diejenigen, die die Transplantationsmedizin in ihrer gegenwärtigen Form befürworten, insbesondere hinsichtlich der Gleichsetzung von Hirntod und Tod des Menschen in einer spezifischen Begründungspflicht stehen. Ein oberflächlicher Rekurs auf die Sicherheit von Hirntod-Diagnose und -Feststellung ist hier nämlich kaum zureichend:

Befürwortern gilt die Feststellung des Hirntodes als vollkommen sicheres Verfahren – eine interessante Äußerung hierzu findet sich bei Horst Seehofer, der in einem *Focus*-Interview bemerkt: »Es gibt keinen Fall auf der Erde, bei dem ein richtig diagnostizierter Hirntod rückgängig gemacht werden konnte«[40] –, da sie auf eindeutigen medizinischen Fakten beruhe. Der Münchener Neurologe Heinz Angstwurm beispielsweise betont, daß die Sicherheit von Hirntod-Definition und -Feststellung in dem Umstand begründet liegt, daß dieser keine Hypothese, sondern ein medizinisch nachvollziehbares Ereignis sei: Infolge höchstgradiger intrakranieller Drucksteigerung komme es zu einem anämischen Hirninfarkt und schließlich zum völligen Funktionsausfall zunächst des gesamten Hirns und im weiteren Verlauf auch der Organe; zugleich habe dieser intrakranielle Druck den zerebralen Perfusionsdruck überschritten, damit die Hirnperfusion aufgehoben und so die »postmortale Autolyse« verursacht, erkennbar an Hirnnekrose und Demarkation.[41] Dieser deskriptiv sicher zutreffenden Wiedergabe eines klinischen Bildes, an der allerdings auch erklärte Hirntod-Befürworter wie etwa der Neurologe Johann Friedrich Spittler heftige Kritik üben, weil derart »trockene Argumente« im Hinblick auf die emotionale Glaubwürdigkeit von Hirntod-Definition und Transplantations-Praxis eher kontraproduktiv seien,[42] kann und soll hier gar nicht widersprochen werden. Doch ist mit der *medizinischen* Feststellung eines Sachverhalts noch nichts über dessen *ontologische* Qualität gesagt. Anders formuliert: Die Hirntod-Feststellung hat mit dem Tod des Menschen zunächst einmal gar nichts zu tun. Zwar mag die Definition als eine willkürliche Setzung naturwissenschaftlich gut fundiert sein; ihre Begründung im Rahmen eines Todeskonzepts jedoch überschreitet notwendigerweise die Grenzen eines naturwissenschaftlichen Arbeitsrahmens, – weshalb beispielsweise der Mediziner F.W. Eigler irrt, wenn er behauptet, die Definition des (Ganz-)Hirntodes bewege sich allein »auf dem Boden unumstößlicher naturwissenschaftlicher Erkenntnis« und sei nicht von mehr oder weniger philosophischer Setzung abhängig.[43] Einmal ganz abgesehen davon, daß sich naturwissenschaftliche Erkenntnis durch ihre prinzipielle Umstößlichkeit auszeichnen sollte, übersieht Eigler zum Beispiel, daß auch wissenschaftliche Einsicht *nie* in einem sozialen Vakuum und d.h. voraussetzungs- und bedingungslos entstehen kann; sie kann nur plausibel werden als Folgerung aus einem weltanschaulich begründeten Menschenbild und Lebensverständnis.[44] Pointiert formuliert diesen Zusammenhang Detlef B. Linke: »Es ist erstaunlich, daß es noch Mediziner gibt, die wider alle Vernunft tatsächlich der Ansicht sind, daß es sich beim Hirntod um den naturwissenschaftlich belegten Tod des Menschen handle. [...] Natürlich werden bei der Bestimmung des Hirntodes naturwissenschaftliche Geräte zur Messung eingesetzt. Natürlich ist die Auswahl der Kriterien für die Messung an naturwissenschaftlichen Parametern orientiert, und ebenso natürlich ist auch die Definition schon im Hinblick auf naturwissenschaftliche Geschehnisse erfolgt. Die Zuschreibung des Hirntodes zum Tod des Patienten steht jedoch völlig außerhalb jeder Naturwissenschaft und macht gerade das Mark und das 'Herzstück' des Hirntodkonzeptes aus.«[45]

5. Von der Hirntod-Definition zur Hirntod-Konvention

Jede Todesfeststellung beinhaltet immer auch Annahmen darüber, was das – nun nicht mehr vorhandene – Leben sei. Auch die erste Hirntod-Definition (und in deren Folge ebenso die Kriterien ihrer Feststellung) beruhte auf derartigen, wenngleich nicht explizit vorgestellten Annahmen, nämlich auf der Überzeugung, der Tod des *Gehirns* sei dem Tod des *Menschen* äquivalent. Eine Begründung für diese Annahme wurde allerdings nicht gegeben. In den darauffolgenden Jahren war es erklärtes Ziel vieler Mediziner und Philosophen insbesondere aus dem angelsächsischen Sprach- bzw. Theorieraum, eine solche Begründung vorzulegen und in der

(Fach-)Öffentlichkeit zu etablieren. Diese Bestrebungen führten zu verschiedenen, teils einander ergänzenden, teils aber auch einander widersprechenden Erklärungsansätzen[46], deren Übereinstimmung zuweilen allein darin besteht, daß sie dem — menschlichen — Gehirn eine zentrale Bedeutung beimessen.

5.1. »Ganzhirntod«-Konzepte

1993(!) veröffentlichte die Bundesärztekammer eine Definition des Todes, die erstmals auch Begründungscharakter hatte: »Der Organismus ist tot, wenn die Einzelfunktionen seiner Organe und Systeme sowie ihre Wechselbeziehung unwiderruflich nicht mehr zur übergeordneten Einheit des Lebewesens in seiner funktionellen Ganzheit zusammengefaßt und unwiderruflich nicht mehr von ihr gesteuert werden. Dieser Zustand ist mit dem Tod des gesamten Gehirns eingetreten. [...] Beim Menschen bedeutet dieser Ausfall schließlich den Verlust der unersetzlichen physischen Grundlage seines leiblich-geistigen Daseins in dieser Welt. Darum ist der nachgewiesene irreversible Ausfall der gesamten Hirnfunktionen ('Hirntod') auch beim Menschen ein sicheres Todeszeichen.«[47] Die deutsche Transplantationspraxis beruht mithin auf einer sogenannten Ganzhirntod-Konzeption, wie sie als erste der US-amerikanische Neurologe James Bernat und Mitarbeiter vorgelegt haben.[48]

Tod des »Organismus als Ganzer«

Bernat und seine Co-Autoren unterstellen zwar eine grundsätzliche Prozeßhaftigkeit des Lebens (und Sterbens), raten aber dennoch zur Behandlung des Todes als Ereignis. Dies sei keineswegs trivial, habe vielmehr diverse ethische, soziale, religiöse und nicht zuletzt rechtliche Implikationen: Beerdigungsrituale, Inkrafttreten testamentarischer Verfügungen und ebenso die Entnahme von Organen sind nur möglich, wenn ein *Zeitpunkt des Todes* gesetzt wird. Dieser Zeitpunkt ist nach Bernat u.a. dann eingetreten — und der Eintritt des Todes ist, da sind sich alle Autoren einig, immer nur ex-post feststellbar —, wenn ein permanentes Versagen des *Organismus als Ganzer* nachzuweisen ist. Die Autoren verlangen also keineswegs den Tod des *ganzen Organismus*, im Extrem der letzten Zelle. Tot sei vielmehr jenes Lebewesen, dessen *organismische Einheit* nicht mehr existiert, dessen Integrationsfähigkeit und -tätigkeit also unwiederbringlich erloschen ist; eine wie immer geartete Interaktion mit einer Umwelt ist dann unmöglich geworden. Entgegen dem alltäglichen Sprachgebrauch geht es den Autoren hier allerdings nicht um *personale* Interaktion: Größere Bedeutung als zum Beispiel Bewußtsein und Kognition billigen sie den *hirnstammgesteuerten Grundfunktionen* des Organismus zu wie beispielsweise der Temperaturregelung. Der permanente Ausfall des Hirnstamms bzw. seiner Funktionen sowie der irreversible Verlust aller anderen Hirnfunktionen sind Bernat u.a. zufolge die einzigen Kriterien für den Tod des Organismus als Ganzer, da sie allein es gewesen sind, die zuvor die Organfunktionen nicht nur hervorgebracht, sondern sie vor allem zur organismischen Einheit integriert und diese auch kontrolliert hätten. Für die Todesfeststellung ist dabei vollkommen unerheblich, daß Vitalfunktionen maschinell substituiert werden; eine Innen- bzw. Selbststeuerung des Organismus liegt schlicht nicht mehr vor.

Die Autoren verweisen darauf, daß bereits die »klassische« Todesfeststellung implizit Kriterien des Hirntodes verwende (keine Reflexe, keine Atmung, weitgestellte Pupillen etc.). Insofern sei das Hirntod-Konzept nicht das absolute Novum, als welches es häufig dargestellt werde. Der Tod, das sei als biologisches Phänomen ein universelles, keineswegs gattungsspezifisches »Ereignis«; als biologische Kategorie könne er allerdings auch nur biologischen Entitäten zustoßen. Mit diesem Argument wenden sich die Autoren gegen sogenannte ontologische Todeskonzepte, die auf einem wie immer gearteten Person-Konzept beruhen.[49]

Tod leiblich-seelischer Ganzheit

Das offenkundige Manko des Bernatschen Ansatzes, nämlich dessen unzureichende Fundierung des zweiten Hirntod-Kriteriums »Verlust von Bewußtsein und Kognition = höhere Hirnfunktionen« veranlaßte verschiedene Autoren zu weitergehenden Überlegungen, so auch den Essener Ethiker Dieter Birnbacher.[50] Ein menschliches Individuum, so Birnbacher, sei weder nur sein Körper noch auch nur Person, sondern *leiblich-seelische Ganzheit* und als solche in der Regel bewußtseins- und selbstbewußtseinsfähig. Dem Gehirn falle die Aufgabe zu, diese Einheit durch Steuerung und Integration der vielfältigen Einflußgrößen sicher- und damit zugleich immer wieder herzustellen. Kommt es zum Ausfall aller Hirnfunktionen, so ziehe dies zwangsläufig den irreversiblen Verlust von organischen Leistungen und Bewußtseinsfähigkeit nach sich – kurz: Der Verlust der (aller!?) Hirnfunktionen entspricht in dieser Sicht dem Verlust leiblich-seelischer Ganzheit. Dies gelte hinsichtlich der Körperfunktionen deshalb, weil die Integration nicht mehr innengesteuert, sondern von außen nur substituiert werde. Deshalb sei für die Frage nach Leben und Tod auch nicht entscheidend, was wir bei der Beobachtung des hirntoten Menschen *sehen*, sondern was wir über den Hirntod im allgemeinen *wissen*.

5.2. »Teilhirntod«Konzepte

Stammhirntod als »physiologische Enthauptung«

Die unter Abschnitt III.5.1. genannten Kriterien des Ganzhirntodes fallen bei vielen anderen Autoren gleichsam auseinander. So beruhen sowohl die englische als auch die australische und kanadische Praxis der Hirntod-Feststellung und Explantation auf einem Konzept des Todes als *Stamm*hirntod: Nach Ansicht führender englischer Neurologen wie etwa Christopher Pallis ist es nämlich allein das Stammhirn, dem sich die Einheit des Organismus als Ganzes verdankt.[51] Verliert der Organismus gewissermaßen sein Steuerorgan Hirnstamm, so kommt es nach Ansicht von Pallis zu einer inneren, »physiologischen Enthauptung«. Der Verlust von Kognition und Bewußtsein, bei Bernat noch weiteres Kriterium des (vollständigen) Hirntodes, gerät in Pallis' Modell zum nachgeordneten, irrelevanten Aspekt: Mit der Zerstörung des anatomischen Substrats bzw. dem Erlöschen seiner Funktionen gehe der Verlust *aller* relevanten Kapazitäten des Organismus notwendig einher. Die Todesfeststellung auf der Basis von Stammhirntod-Kriterien unterscheidet sich daher von der nach dem Ganzhirntod-Modell. So werden beispielsweise im EEG noch ableitbare elektrische Ströme der Hirnrinde, die auf Hirnaktivität hindeuten, bei dignostiziertem Stammhirntod als »Restaktivität« oder von außen induzierte Störimpulse interpretiert – und ignoriert.[52]

Dem englischen Philosophen David Lamb zufolge war es vermutlich gerade diese Einsicht in die unersetzlichen Funktionen des Hirnstamms, die den medizinischen Paradigmenwechsel (vom Herz-Kreislauf- zum Hirntod-Konzept) nach sich zog: »Da der Hirnstamm, nicht das Herz, als jene spezifische Region angesehen wird, die die vitalen Prozesse regelt, folgt daraus, daß das Herz und andere Organe nach dem Tod des Stammhirns niemals mehr natürlich funktionieren können. [...] Die Erkenntnis, daß der

Hirnstamm, nicht das Herz, die zentrale Lebensinstanz ist, legte kürzlich einen ›Paradigmenwechsel‹ innerhalb der medizinischen Profession nahe.«[53] Folgt man der Darstellung des Neurologen Martin Klein, so ist das Stammhirntod-Konzept zugleich Ergebnis der von Christopher Pallis geäußerten Einsicht, daß der »vollständige und irreversible Ausfall sämtlicher [!] Funktionen des gesamten Gehirns« schlicht nicht feststellbar sei.[54]

Tod des »menschlichen Wesens«

Die beiden US-Amerikaner Stuart Youngner und Edward Bartlett, Intensivmediziner der eine, Philosoph der andere, schlagen mit ihrem Konzept eine andere, nicht-physiologische Richtung der Begründung ein. Dabei orientieren sie sich in kritischer Absicht am von Bernat vorgelegten Modell, dem sie mangelnde Konsistenz und eine unsaubere Argumentation vorwerfen sowie die Konstruktion eines spezifischen cartesianischen Dualismus.[55]

Bernats Behauptung, 'Tod' sei ein universelles, nicht gattungsspezifisches Phänomen, gehe, so Youngner/Bartlett, an der eigentlich relevanten Frage vorbei, was der Tod *für den Menschen* bedeute. Zur Beantwortung dieser Frage sei jedoch der Rekurs auf physiologische Hirnstammfunktionen allenfalls von sekundärer Bedeutung – zumal derartige Funktionen (zumindest hypothetisch) maschinell substituierbar seien.* *Menschlicher* Tod im Sinne des Verlusts *leibseelischer Einheit*[56] meine vielmehr den dauerhaften Ausfall aller höheren, auf Bewußtsein und Kognition gehenden und menschliches Dasein gewissermaßen erst konstituierenden Hirnfunktionen, verortbar in der Hirnrinde, dem Kortex. Dies gelte auch unabhängig von möglicherweise fortgesetzter organismischer Integration durch den Hirnstamm: »Ungeachtet der fortgesetzten Fähigkeit zur spontanen Integration vegetativer Funk-

---

*Die Autoren erläutern ihre Auffassung am Beispiel eines – hypothetischen – Patienten, dessen Hirnstamm-Funktionen irreversibel erloschen, dessen höhere Hirnfunktionen jedoch erhalten geblieben seien und durch maschinelle Substitution der Vitalfunktionen stabilisiert werden. Obwohl diese Möglichkeit der medizintechnischen Zukunft angehöre, so die Autoren, würde wohl niemand einen solchen Patienten für tot halten, sei dieser doch »awake and alert«. (Vgl. hierzu auch die Ausführungen zum sogenannten Locked-In-Syndrom.) Im Gegensatz zu ihrem in zukünftigen Möglichkeiten fundierten Konzept sehen die Autoren jedoch offenbar keinerlei Akzeptanzprobleme, wenn es sich um die Realität eines hirntoten, gleichwohl atmenden, schwitzenden Menschen mit selbständigem Herzschlag handelt, den bereits heute dessen Angehörige als *tot* akzeptieren sollen.

tionen ist ein Patient, der seine Fähigkeit zu Bewußtsein und Wahrnehmung irreversibel verloren hat, tot. Was bleibt, ist ein bewußtloser Organismus.«[57] Und wie um letzte Zweifel an ihrem Modell zu zerstreuen, fügen sie hinzu, der (spätere) Tod eines solchen bewußt-seins-losen, vegetativ existierenden Organismus komme dem Tod eines Zehennagels gleich. Vor den Konsequenzen ihres eigenen Todeskonzepts aber scheuen Youngner/Bartlett offenkundig noch zurück. Sie hoffen zwar auf sukzessive öffentliche Anerkennung ihres Großhirntod-Konzepts, empfehlen allerdings »bis dahin« die Anwendung der Ganzhirntod-Definition, insbesondere auch im Zusammenhang der Transplantation.

Tod der »Person«
Kaum konsequenter sind die beiden US-amerikanischen Philosophie-Professoren Michael Green und Daniel Wıkler. Ähnlich wie Youngner/Bartlett befürworten auch sie eine »ontologische« Fundierung der Hirntod-Definition, da kein anderer Begründungsansatz einer kritischen Prüfung standhalte (»... hirntote Patienten sind in der Tat tot, aber nicht aus den Gründen, aus denen man sie gegenwärtig für tot erachtet«).[58] Indiskutabel sei zunächst, einen irreversibel komatösen Patienten schlicht deshalb für tot zu erklären, um den Problemen im Umgang mit ihm zu entkommen; Green/Wıkler nennen dies die »moralische« Begründung, die allerdings keine sei, sondern allenfalls ein Hinweis darauf, wann die Pflege eines Menschen eingestellt werden kann. Wenig zufriedenstellend scheint den Autoren jedoch auch die »biologische« Argumentation, derzufolge ein dauerhaftes Versagen des (hirnstammgesteuerten) Regulationsmechanismus den Tod des – menschlichen – Organismus darstellt; einen solchen Verlust bestätige schließlich bereits die klassische Todesfeststellung. Nach Ansicht von Green/Wıkler, die damit zugleich explizit der These Lambs widersprechen, wonach die Anerkennung der Bedeutsamkeit von Hirnstammfunktionen zu einem Paradigmenwechsel innerhalb der Medizin geführt habe,[59] kann vielmehr allein ein *ontologisches* Konzept des Todes auf der Basis eines Begriffs personaler Identität hinreichend erfassen, was der Tod eines Menschen bedeutet.

Personale Identität, so die beiden Philosophie-Professoren, hängt eng zusammen mit dem Vermögen eines Menschen, sich in der Zeit seiner selbst zu erinnern. Eine solche Erinnerung im Sinne eines Wıssens um die Kontinuität des eigenen Daseins unterliege nun jedoch allein den Funktionen des Gehirns. (Die reine

Identität des materialen *Substrats* Gehirn reicht hierzu allerdings nicht hin; es bedarf darüber hinaus spezifischer neuronaler *Prozesse*.) Aus dieser Perspektive markiert das dauerhafte Versagen aller höheren Hirnfunktionen den Tod der Person, feststellbar am Fehlen jeglicher personaler Qualitäten beim hirntoten Menschen. Green/Wıkler bewegen sich damit unausgesprochen auf der Linie einer (Medizin-)Ethik, die den Wert eines Individuums (und im Extrem dessen Lebensrecht) von seinem moralischen Status abhängig macht. »Vollwertige« Menschen sind in diesem Sinne allein Personen. Nach Ansicht des Bioethikers John Harris handelt es sich bei einer Person um ein »denkendes, intelligentes Wesen, das Vernunft und Reflexion besitzt und sich als sich selbst erfassen kann, d.h. als dasselbe denkende Ding zu verschiedenen Zeiten [...]. Es tut dies lediglich vermöge desjenigen Bewußtseins, das vom Denken untrennbar [...] und diesem wesentlich ist [...].«[60] Vorrangig zwar im angelsächsischen Raum vertreten, gewinnt diese Auffassung auch hierzulande mehr und mehr an Boden. »Personalität«, bei Kant Prinzip *moralischer Subjektivität* und d.h. Bedingung der Möglichkeit, moralisch zu handeln, ist in der Philosophie jedoch kein anthropologischer Begriff, sondern bezeichnet a.) im *rechtsphilosophischen* Sinne ein *zurechnungsfähiges Subjekt*, das selbst Urheber seiner Handlungen sein kann und damit frei ist und b.) im *platonisch-metaphysischen* Sinne eine immaterielle Substanz, die den Tod eines Menschen überlebt. Der *kognitivistische* Person-Begriff der utilitaristischen Bioethik orientiert sich zwar in einem weiten Sinne an Kant und Locke, setzt dabei aber Subjekt und Objekt von Moralität in eins.[61]

Green/Wıkler legen übrigens Wert auf die Feststellung, daß es sich bei ihrem Modell um kein »moralisches« Todeskonzept handelt; bewertet werde ja nicht ein für *uns* wertloses Leben, denn ein Subjekt, dem Wert zugesprochen werden könnte, existiere nach dem personalen Tod schlicht nicht mehr. Damit soll zugleich der Vorwurf entkräftet werden, ein solches Modell fördere die aktive Euthanasie. Merkwürdig und wenig konsistent mutet nach dieser Begründung allerdings die Bekräftigung der Autoren an, es handle sich bei anenzephalen Neugeborenen durchaus um Lebende, wenn auch nach anderen Regeln Lebende. Immerhin fehlt ja hier bereits das Substrat jener Hirnprozesse, die nach ihrem Verständnis personales Leben erst konstituieren.[62]

Waren Green/Wıkler 1980 hinsichtlich der faktischen Behandlung hirntoter Patienten in ihren Aussagen noch zurückhaltend, wird besonders Daniel Wıkler 1993 überdeutlich.[63] Zwar sei das »klassische« Hirntodkonzept, d.h. die Idee vom menschlichen Tod als Ganzhirntod, in der Vergangenheit recht nützlich gewesen, werfe allerdings mittlerweile gravierende Probleme auf und stelle überdies nach wie vor keine angemessene Begründung dar, da immer wieder notwendige und hinreichende Bedingungen verwechselt würden. So sei etwa die Orientierung an der Spontan-Atmung bzw. deren Fehlen ein immer nur im Zusammenhang mit anderen Kriterien relevanter Faktor, wie die vielen Polio-Kranken beweisen, die zu selbständiger Atmung nicht fähig sind, ohne deshalb je für tot gehalten zu werden. Die nähere Analyse der Hirntod-Konzepte erweise denn auch deren Inkonsistenzen und zeige, so Wıkler, daß »in Wahrheit« keine von ihnen das Vorhandensein von Bewußtsein und Kognition auch nur tolerieren könnte. Insofern heben im Grunde alle Konzeptionen auf das Fehlen dieser Faktoren wenigstens implizit ab; der Körper könne im übrigen auch als von außen gesteuertes »Ganzes« durchaus noch längere Zeit »am Leben« bleiben. Pointiert formuliert die Folgen dieser Möglichkeit der kanadische Autor Roland Puccetti im folgenden Scenario: »Würde jemand mir sagen, mein Körper könnte einen Hirntod mehrere Monate oder Jahre überleben, wenn er nur richtig ernährt und gereinigt werde usw., würde mir das nicht mehr zusagen als die Konservierung meines Blinddarms in einer Flasche mit Formaldehyd. Denn in dem Sinne, in dem das Leben für menschliche Wesen einen Wert hat, wäre ich in all der Zeit tot gewesen.«[64] Allein das Bewußtsein macht Wıkler, Puccetti und anderen Autoren zufolge also das Menschsein aus, weshalb es auch kaum verwundert, daß im Dunstkreis des Für-tot-Erklärens mehr und mehr auch Menschen mit apallischem Syndrom auftauchen: Explizit im Kontext einer Organbeschaffungspolitik bemerkt Wıkler, daß perspektivisch die sichere Diagnose des »persistent vegetative state«, so die amerikanische Umschreibung für das Fehlen von Großhirnfunktionen, eine neue Hirntod-Definition notwendig machen werde, und zwar im Sinne des vollständigen irreversiblen Bewußtseinsverlusts. Ergebnis einer solchen Definition wäre dann, was Puccetti – durchaus affirmativ – als »spontan-atmende menschliche Überreste« bezeichnet.[65]

Derartige Überlegungen finden sich beileibe nicht nur in der angelsächsischen Literatur. Klaus Steigleder, Philosophie-Dozent in Stuttgart, differenziert zwischen *biologisch*-menschlichem und *personal*-menschlichem Lebewesen und sieht allein in der durch

Bewußtsein und Empfindungsfähigkeit begründeten Handlungsfähigkeit der letzteren ein moralisch und zur Todesfeststellung relevantes Kriterium.[66] Mit dem irreversiblen Verlust der die Person konstituierenden Faktoren geht also deren Tod einher (bzw. *ist* deren Tod). Die Folgerungen des Autors sind bemerkenswert: Eine Teilhirntodkonzeption läßt sich nach Steigleder aus diesem Modell nicht selbstverständlich ableiten, da bisher praktisch nicht ausreichend feststellbar sei, was der Tod der Person im Substrat sei. Wenn aber alle diagnostischen Schwierigkeiten beseitigbar wären, gäbe es keinen Grund mehr gegen eine »direktere Tötung lebender Organismen«, die nicht Person sind (wie zum Beispiel Apalliker), da ein moralisch und praktisch relevantes Tötungsverbot an die Existenz der Person gebunden sei.

Zweite Zwischenbetrachtung

Auf dem 99. Ärztetag im Juni 1996 bekräftigte der Präsident der Bundesärztekammer, Karsten Vılmar, im Zusammenhang mit der Euthanasie-Debatte, es könne kein anderes Kriterium für das Ableben des Menschen geben als den Hirntod.[67] Vılmar kritisierte damit heftig jede Bestrebung zur Legalisierung aktiver Sterbehilfe und fügte hinzu: »Der Arzt kann und will nicht durch Gesetz ermächtigt oder sogar verpflichtet werden, Richter über Leben und Tod zu sein.«* Doch *welchen* (Hirn-)Tod meint er, welche Begründung nennt er? Es herrscht ja bereits fundamentale Verwirrung darüber, was unter diesen Begriff zu rubrizieren sei. Und nachgerade verheerende Unklarheit besteht über die Gründe, warum der was immer umfassende Zusammenbruch von Hirnfunktionen dem Tod des Menschen gleichzusetzen sei; sie reichen von »Zusammenbruch organismischer Einheit« als »Tod des Organismus als Ganzer« über den »Verlust leiblich-seelischer Ganzheit« bis zum »Erlöschen personaler Identität«. Kurz: Es gibt weder *den* Hirntod noch *die* Hirntod-Definition noch gar *das* Hirntod-Konzept, sondern allenfalls Versuche, die vielfältigen Begründungen in *einem* Erklärungszusammenhang aufzuheben. Hier sei einmal mehr daran erinnert, daß es sich trotz oder wegen der Hirntod-Konvention

---

*Angesichts des von Ärzten und Standesvertretern immer wieder reklamierten Alleinvertretungsanspruchs im Blick auf Definition, Kriterienfindung und Feststellung des (Hirn-)Todes ist man geneigt zu fragen, ob Vilmar nicht einfach unwillig ist, außermedizinischen Vorgaben folgen zu müssen.

und ihrer Varianten »von Land zu Land anders stirbt«.

Wenden wir uns vor diesem Hintergrund also jenen kritischen Stimmen zu, welche, was bestenfalls Hirntod-*Konvention* genannt werden kann, mit mindestens ebensovielen Argumenten attackieren, wie diese Begründungsversuche gefunden hat. Zwar muß die Tatsache, daß ein Sachverhalt unterschiedliche Begründungen findet, diesen selbst nicht zwangsläufig in Zweifel ziehen, und Definitionen werden damit nicht zwingend inadäquat. Wenn sich aber erweist, daß statt einer konsistenten Hirntod-Konzeption Vielfalt herrscht, *fundamental* widersprüchliche Vielfalt zumal, kann dies für die gesellschaftliche Praxis wohl kaum folgenlos bleiben.

6. Kritik an der Hirntod-Konvention – ein »Exerzitium in Vergeblichkeit«?!

6.1. »Das Kind in der toten Mutter«[68]

Anfang Oktober 1992 verunglückt eine junge Frau. Schwerster Kopfverletzungen wegen wird sie gleich nach dem Eintreffen der Notärzte in die Universitätsklinik Erlangen-Nürnberg eingeliefert. Dort tut man zwar alles Erdenkliche zu ihrer Lebensrettung, doch vergeblich: Nur drei Tage später wird die junge Frau für hirntot erklärt. Die Eltern, um die Zustimmung zur Explantation gebeten, klären den behandelnden Arzt über eine bei ihrer Tochter seit 15 Wochen bestehende Schwangerschaft auf. Damit ändert sich die Situation fundamental: Die potentielle Organspenderin wird zur hirntoten Schwangeren. Ein Ad-hoc-Konzilium berät über das weitere Vorgehen und erklärt, das Leben des Kindes retten zu wollen. Dabei sei »der verstorbenen Mutter die Benutzung ihres Körpers zugunsten des Kindes sicherlich zumutbar«;[69] die junge Frau soll nämlich mit intensivmedizinischen Mitteln »am Leben« erhalten werden, bis der Fötus geburtsreif ist. Der herbeigerufene Standesbeamte zögert, den Tod der Frau festzustellen, weil kein Kind aus einer toten Mutter geboren werden könne – er hatte, so werden die Ärzte später bedauernd sagen, das Prinzip des Hirntodes noch nicht verstanden und auch von anderen »posthumen Schwangerschaften« noch keine Kenntnis.

In den folgenden Wochen wird viel getan, den Zustand der jungen Frau, immerhin als »Hirntote« per definitionem eine Leiche, stabil zu halten: Über die üblichen intensivmedizinischen Maßnahmen hinaus werden neben kleineren plastischen Korrekturen (!) auch solche chirurgischen Eingriffe an ihr vorgenommen, die das Infektrisiko minimieren sollen. Die junge Frau hatte derart massive Kopfverletzungen erlitten, daß kurzzeitig ihre Enthauptung, weniger emotional besetzt: ihre Dekaputation wenigstens theoretisch angedacht wird, wie die behandelnden Ärzte allerdings erst später mitteilen; einer inzwischen aufmerksam gewordenen und dabei offenkundig kritischen Öffentlichkeit wird diese – vor dem Hintergrund der Theorie vom Hirntod als »innerer, physiologischer Enthauptung« plausible, sogar nur konsequente – Überlegung ebenso vorenthalten wie die Idee, einer drohenden Niereninsuffizienz durch Transplantation einer neuen Niere (!) zu begegnen.[70]

In der Folgezeit wird die hirntote Schwangere konsequent zum »uterinen Umfeld« des mittlerweile autonom gedachten und zum »Kind« umdefinierten Fötus: Die zur Aufrechterhaltung der Schwangerschaft notwendigen organischen Integrationsleistungen vollbringt nach Darstellung der Ärzte allemal nicht mehr die Frau, sondern das »Kind« (zumindest semantisch korrekt: der Fötus), beispielsweise durch hormonelle Steuerung u.ä. Nach 40 Tagen jedoch ist es mit dieser kindlichen Alleinherrschaft vorbei, es kommt zum Spontanabort (ungeklärt ist dabei, was oder wer hier wen abstößt – die junge Frau oder ihr un-integrierter Organismus den Fötus oder das »Kind« die tote Mutter?!). Damit entfällt nach Ansicht der Ärzte jeder Grund zur Fortsetzung intensivmedizinischer Maßnahmen am Organismus der Frau, – die Behandlung wird eingestellt, Herzstillstand und endgültiger Hirn-Herz-Kreislauf-Tod sind die Folgen. Letzte Gründe, warum diese »Neulandbehandlung« (Scheele/Wuermeling) am Ende doch erfolglos blieb, lassen sich nicht ermitteln: Die Eltern (in den Medien bereits Großeltern) verweigern ihre Zustimmung, den nun endgültig zum Leichnam gewordenen Körper ihrer Tochter sezieren zu lassen.

Die als »Erlanger Fall« bekanntgewordene Sterbegeschichte der jungen Frau führte in einer überwiegend medial vermittelten Öffentlichkeit schnell zu heftigsten Kontroversen. Die (verletzte und mißachtete) Würde der Frau war dabei ebenso Thema wie das Lebensrecht Ungeborener; man sorgte sich um die Autonomie des Subjekts im Angesicht der Apparate-Medizin. Aber dieser Fall hatte auch ganz praktische Konsequenzen, denn plötzlich nahm die Zahl derer, die nach ihrem Tod Organe zu spenden bereit waren, drastisch ab.* Wie tot, so lautet die zentrale Überlegung, könnte wohl ein Mensch sein, der hirntot noch die Fähigkeit besitzt, Leben zu entwickeln, wie könne tot sein, wer so erkennbar Leben in sich trägt? War die hirntote werdende Mutter wirklich nur jenes »Organkonglomerat«, als das ihre (?) Ärzte sie darstellten? Wurden hier nicht vielmehr Leben und Tod willkürlich definiert, wie es gerade paßte? Und auch die Dauer dieser Neulandbehandlung gab Anlaß zur Skepsis: Hieß es nicht immer, der Hirntod müsse schnell festgestellt, die Explantation rasch durchgeführt werden, da der Zustand der Betroffenen sich zusehens verschlechtere? Pointiert formulierte diese Skepsis der Mediziner Hans Thomas: »Die Fortführung einer Schwangerschaft gehört wohl kaum zu den naturgemäßen Leistungen einer Luftpumpe, einer Nährinfusion und etwaiger kreislaufstabilisierender Mittel. Dann aber ist das Beatmungsgerät eine Prothese wie jede andere.«[71]

Die allgemeine Skepsis wuchs, auch wenn sich die behandelnden Ärzte in Erlangen und mit ihnen eine Vielzahl von Standeskollegen und Ethikern beeilte, den »wirklichen Tod« der Schwangeren beinahe gebetsmühlenartig zu bekräftigen;[72] der Erhalt der Schwangerschaft habe sich einzig medizinischer Intervention verdankt – und natürlich hormoneller Steuerung durch den Fötus. Verwerflich sei das ärztliche Handeln keineswegs gewesen, und auch Indizien für die Inkonsistenz der in Deutschland geltenden Hirntod-Regelung als Grundlage der Transplantations-Praxis seien keineswegs auszumachen.

Zwar glätteten im Laufe der Zeit sich die Wogen, und 1995 nahm auch die Spendenbereitschaft der verunsicherten Bevölkerung erstmals wieder leicht zu, wie den Pressemitteilungen der DSO zu-

---

*Zurückhaltung bei der Organspende nach dem (Hirn-)Tod ist im übrigen keineswegs ein rein deutsches Phänomen. Der »Erlanger Fall« aktualisierte hierzulande nur eine Skepsis, wie sie beispielsweise auch für die USA nachzuweisen ist. Youngner/Arnold berichten, daß die Zahl verfügbarer »HBCDs« – »Heart-Beating Cadaver Donors«, wie man die nach Hirntod-Kriterien für tot erklärten Patienten euphemisierend nennt – allein in den Jahren zwischen 1991 und 1993 um die Hälfte auf ca. 10.000 bis 12.000 zurückgegangen ist. Die Autoren empfehlen daher den verstärkten Rückgang auf andere »Quellen«, zum Beispiel die Lebendspende, Anenzephale, Tiere, Teiltransplantate und eben, wie der Titel sagt, Patienten nach konventionellem Herztod: Stuart *Youngner*/Robert *Arnold*, »Ethical, Psychosocial, and Public Policy Implications of Procuring Organs from Non-Heart-Beating Cadaver Donors«, 1993.

mindest implizit zu entnehmen ist.[73] Doch das ominöse Sterben einer jungen Frau hatte die Kritik an einer durch die extensive Transplantations-Praxis längst hinreichend legitimiert geglaubten Hirntod-*Konvention* reanimiert. Vergessen schien die resignative Bemerkung Hans Jonas', seine 1968 erstmalig vorgelegte Streitschrift »Gegen den Strom« sei allem sich mehrenden Anschein zufolge eine Streitschrift in verlorener Sache.

6.2. Zur pragmatischen Umdefinierung des Todes

1968 verfaßt, orientierte sich die Kritik des deutsch-jüdischen Philosophen Hans Jonas noch stark an der von der Ad-hoc-Kommission vorgelegten neuen Todes-Definition. Doch schon dort und ebenso in späteren Stellungnahmen wies er auf eine Reihe problematischer Implikationen hin, die die aus seiner Sicht »pragmatische Umdefinierung des Todes« als Hirntod mit sich führe.[74]

Jonas diskutiert im wesentlichen die von der Kommission benannten Ziele bzw. Notwendigkeiten einer Neudefinition des Todes. Er kommt zu dem Ergebnis, daß gegen *Kriterien zur Feststellung eines aussichtslosen Zustandes* nichts einzuwenden sei, sofern diese allein dem Interesse des betroffenen Patienten dienten. Grundlage seiner Darlegungen ist dabei der Maßstab der »Sinnwidrigkeit bewußtlosen Fortvegetierens für ein Menschenwesen«. Ein solcher Zustand sei mit dem irreversiblen Funktionsausfall des Gehirns ganz gewiß gegeben. Allerdings, so Jonas, rechtfertige dies angesichts der Prozeßhaftigkeit menschlichen Sterbens keineswegs, den Menschen für bereits *tot* zu erklären – niemand könne mit Gewißheit den wirklichen Zeitpunkt angeben, an dem der Tod eintrete. Erlaubt sei daher allenfalls eine Feststellung darüber, wann eine Behandlung aussichtslos wird und ihre Fortsetzung nur einen für den Patienten sinnwidrigen Zustand aufrecht erhalten würde. Kurz: Die Hirntod-Definition – als Feststellung darüber, daß das Gehirn seine Dienste unwiederbringlich versagt – könne mit einigem Recht nur den Behandlungsabbruch nach sich ziehen.

Ganz anders verhält es sich allerdings, wenn das Ziel der Feststellung die Organentnahme ist. Damit diese nicht zur Vivisektion gerate, so Jonas, müsse die Grenzlinie zwischen Leben und Tod im Sinne einer *maximalen Bestimmung des Todes* mit absoluter Sicherheit angebbar sein. Dies aber scheint ihm auch für die Zukunft vollkommen unmöglich, weshalb er, obgleich nicht eigentlich konsequent, als frühesten Zeitpunkt der Organentnahme den Stillstand aller organismischen Funktion angibt: »Der Patient muß unbedingt sicher sein, daß sein Arzt nicht sein Henker wird.«[75] Jonas betont, daß die Frage möglichen Leidens, »wenn das Seziermesser zu schneiden beginnt«, für ihn nur ein Nebengedanke des Arguments sei; er verstehe seine Ausführungen angesichts der prinzipiellen Unbestimmbarkeit der Grenze zwischen Leben und Tod als ein Plädoyer für eine maximale Todesdefinition.

Gleichwohl ist er nicht sonderlich optimistisch, was den Erfolg seiner Bemühungen anbelangt, »gegen den Strom« medizinischer und gesellschaftlicher Entwicklungen einen vorsichtigen Umgang mit dem für (hirn-)tot erklärten Menschen durchzusetzen. Indem die Harvard-Kommission nicht Kriterien des Sterben-Lassens benannte, sondern solche des Todes, habe sie die begriffliche Versetzung des Patientenleibes in die Klasse der leblosen Dinge bewirkt, ganz unabhängig von den an diesen »Dingen« vollzogenen Maßnahmen. Damit sei jedoch, wenigstens im Prinzip, der Weg frei geworden für alle denkmöglichen Interventionen an dem nun Leichnam genannten Menschen. 1970 schreibt Jonas: »Sind wir erst einmal versichert, daß wir es mit einem Leichnam zu tun haben, dann sprechen keine logischen Gründe dagegen und starke pragmatische dafür, die künstliche Durchblutung (Lebenssimulation) fortzusetzen und den Leib des Verschiedenen zur Verfügung zu halten – als eine Bank für lebensfrische Organe, möglicherweise auch als eine Fabrik für Hormone und andere biochemische Substanzen, nach denen Bedarf besteht. [...] Vergessen wir nicht die Forschung. Warum sollten nicht die wundervollsten Transplantexperimente an dem gefälligen Subjekt-Nichtsubjekt vorgenommen werden, wo der Kühnheit keine Schranken gesetzt sind? Warum nicht immunologische und toxikologische Untersuchungen, Infektionen mit Krankheiten, alten und neuen, Ausprobieren von Drogen? Wir haben die ›aktive‹ Kooperation eines funktionierenden Organismus, der für tot erklärt ist und deshalb keinen Schaden erleiden kann, das heißt, wir haben die Vorteile des lebenden Spenders ohne die Nachteile, die dessen Rechte und Interessen auferlegen (denn ein Leichnam hat keine). [...] Befürwortet wird ja die volle Ausnutzung moderner Mittel, den ›Wert von Kadaverorganen zu maximieren‹. Wohl an, hier hätten wir die Maximierung.«[76] Zwar konstatierte Jonas selbst 1985 die aus pragmatischen, nicht ethischen Gründen ausgebliebene Realisierung seiner »Gruselvisionen«. Aus der Luft gegriffen sind diese gleichwohl nicht. 1988 etwa empfahl der australische Bioethiker Paul Gerber, hirntote »Neomorti« zunächst als Mietmütter und im Anschluß daran als Organspenderinnen zu nutzen, um auf diese Weise den Nutzen der »lebenden Leichname« zu maximieren. Etwas Verwerfliches könne er in diesem Vorschlag beim besten Willen nicht erkennen.[77]

6.3. Zum Zerebrozentrismus der Hirntod-Konvention

Von Hans Jonas noch nicht explizit kritisiert, blieb die Auffassung, das Gehirn oder einzelne seiner Areale sei(en) von einzigartiger und quasi allein konstitutiver Bedeutung für das Dasein eines (menschlichen) Lebewesens – wie sie ja charakteristisch ist für jedes der vorgestellten Hirntod-Konzepte –, in der Folgezeit begreiflicherweise nicht unwidersprochen. Dabei muß man zunächst sehen, daß der – wie immer verstandene – Hirntod, von manchen Autoren auch als Hirntod-*Syndrom* bezeichnet,[78] im wesentlichen ein isolierter Organtod des Gehirns ist, der den Sterbevorgang des Organismus einleitet.[79] Dieser Sachverhalt wird auch von den Befürwortern der Hirntod-Konvention nicht geleugnet, allerdings – wie gezeigt – dahingehend interpretiert, daß mit dem vollkommenen irreversiblen Funktionsausfall der je für relevant erachteten Hirnareale (bzw. im Extrem mit dessen Substanzverlust) jede physiologische und/oder kognitive Integration des Lebewesens zu übergeordneter Einheit verunmöglicht werde, was dem Ende des Lebewesens als solchem gleichkommt.

Bestritten wird nun weniger die Möglichkeit der korrekten Hirntod-Feststellung auf der Grundlage definierter Kriterien[80] als vielmehr der damit verbundene Anspruch von Medizinern, mehr und qualitativ anderes feststellen zu können als den Ausfall eines Körperorgans unter vielen. Denn die im Gedanken vom Hirntod als Tod des Individuums zum Ausdruck kommende Grundhaltung, vorrangig ihr »Zerebrozentrismus« (Hoff/in der Schmitten), ist weder biologisch noch philosophisch-anthropologisch umstandslos und hinreichend zu rechtfertigen, wie ein Blick in die biologische Systemtheorie und die neuere Hirnforschung zeigt: Biologisch-anthropologisch gilt die Fähigkeit zur *Selbstherstellung* bzw. *Selbsterhaltung* eines Organismus mittels Interaktion der Systemkomponenten als ausgezeichnetes Charakteristikum für 'Leben' im Sinne einer emergenten Eigenschaft der Integration im autopoietischen Netzwerk.[81] Innerhalb eines solchen Netzwerkes nimmt das Gehirn jedoch keine Vorrangstellung gegenüber anderen Organen ein. Die nähere Analyse biologischen Lebens im Systemzusammenhang zeigt überdies, daß die Aufrechterhaltung von Leben durchaus auch unterhalb der Ebene neuronaler Verknüpfung (noch) möglich ist, weshalb die Bremer HirnforscherInnen Gerhard Roth und Ursula Dicke die Idee von einem Primat des Gehirns gegenüber den übrigen Systemelementen im Organismus vehement zurückweisen.[82] (Damit stellen die AutorInnen im übrigen weder den Anteil des Gehirns an der Steuerung organismischer Vollzüge noch gar dessen fundamentale und wohl einzigartige Rolle für die Entstehung und Verarbeitung mentaler Prozesse in Abrede.) Auch der Theologe Johannes Hoff und sein Co-Autor, der Mediziner Jürgen in der Schmitten, machen im Rahmen ihrer Kritik an der physiologischen Begründung des Ganzhirntod-Konzepts darauf aufmerksam, daß der Organismus eines hirntoten Menschen noch ein deutliches Maß an integrativer Kraft aufweist, vornehmlich gesteuert im Rückenmark. Die Aufrechterhaltung »nichtneuronaler Prozesse« verweise auf ein Selektionsverhalten des Organismus in dem Bestreben, den Verlust der Hirnsteuerung auszugleichen. Dies sei zwar mittelfristig zum Scheitern verurteilt, dürfe aber nicht übersehen werden. Den begrifflichen Ausschluß des Rückenmarks aus dem Zusammenhang des Hirngeschehen und die völlige Mißachtung dieser und anderer integrativer Leistungen des hirntoten Organismus interpretieren die Autoren als definitorische Willkür und halten dagegen: »Solange [der Organismus] der für ein totes desintegriertes System charakteristischen Entwicklungsdynamik [= Entropie] in Richtung eines thermodynamischen Gleichgewichts noch etwas entgegenzusetzen hat, ist das System noch lebendig. Es befindet sich in einem Zustand, den man gemeinhin als ›Sterben‹ bezeichnet.«[83] Dieser Ansicht sind auch die beiden US-amerikanischen Mediziner Evers und Byrne, die den Hirntod allenfalls als eine »interne Grenze im Sterben« auffassen.[84] Auch Martin Klein betont, daß ein Mensch nicht tot ist, weil seine Reflexe fehlen und er sich im Koma befindet – bei fehlender Spontanatmung. Zudem müsse die Tatsache, daß »viele Hirntote nicht hypotherm sind, die Aufrechterhaltung der Körpertemperatur aber eine Funktion des Hirnstamms [ist, als ein Indiz dafür gelten, daß] auch dieser nicht vollständig ausgefallen« ist. Sein Fazit: Hirntote sind Sterbende.[85]

Doch nicht allein aus physiologischer bzw. biologisch-systemtheoretischer Sicht scheint der zerebrozentristische Ansatz des Hirntodes als Tod des Menchen zweifelhaft. So unterstellen gerade die »ontologischen« Erklärungsansätze des Großhirntod-Konzepts, daß es — zumindest zukünftig — möglich sei, das Ende des geistig-personalen Lebens eines Menschen empirisch derart nachzuweisen, daß jene Hirnareale eindeutig benannt werden, deren Ausfall für den personalen Tod gewissermaßen verantwortlich sein sollen. Eine solche Auffassung beruht auf einem materialistischen Monismus, der das jeweilige Subjekt mit seiner Substanz *und* seinen geistigen Vollzügen praktisch in eins setzt.[86] Daß damit die Achtung vor dem Subjekt an den Grenzen seines Bewußtseins endet, sei hier vorerst nur am Rande vermerkt. Im vorliegenden Kontext bedeutsam ist, daß Befürworter des Großhirntod-Konzepts offenbar meinen, Geist oder Personalität — allemal schwer zu operationalisierende Begriffe und dabei genau genommen metaphysischen Ursprungs — anatomisch lokalisieren zu können. Sollte das Subjekt nun aber anderes und mehr sein als die in diesem Reduktionismus maßgeblichen neuralen Strukturen oder Funktionen, und dies ist auch in der nachmetaphysischen »Dekade des Gehirns« eine plausible philosophische und theologische Auffassung, kommen Verfechter jener Hirntod-Konzepte in Begründungsschwierigkeiten, die aus der Nicht-mehr-Feststellbarkeit personaler bzw. geistiger Qualitäten den Tod des Menschen ableiten. Dieser Schluß stellt sich bei näherer Betrachtung als Fehlschluß und unter Rückgriff sowohl auf Kants Paralogismenkritik einer reinen Seelenlehre[87] wie auch auf die neuere insonderheit radikalkonstruktivistische Hirnforschung[88] als *der* epistemologische Grundirrtum der naturwissenschaftlich orientierten Neurowissenschaften und Medizin heraus.* Vermeintliche Aussagen über Existenzbedingungen von Geist und Bewußtsein können bei näherem Hinsehen nämlich bestenfalls Sätze über die physiologischen

---

*Eine derartige naturwissenschaftliche Orientierung mit der Hirnforschung als Leitdisziplin machte in den letzten Jahren allerdings auch vor der Philosophie nicht halt, deren neuester Zweig als »Philosophie des Geistes« den Versuch darstellt, naturwissenschaftliche Auffassungen in ein philosophisches Denkgebäude zu überführen. Eine kurzschlüssige Gleichsetzung dieser Richtung mit *der* Philosophie verbietet sich jedoch ebenso wie der beispielsweise von Manuela Lenzen vorgebrachte Vorwurf, eine Philosophie, die Abstand wahre zu den empirischen Wissenschaften, sei ein »irrationaler Verein«, der mit seinem Gerede nur dafür Sorge trage, daß die deutsche Philosophie den Anschluß an die internationale Diskussion verliere (Manuela *Lenzen,* »Wie und warum entsteht im Gehirn unser Bewußtsein«, FR v. 20.04.96). Dem Zerebrozentrismus der Todesfeststellung stellt sich offenbar auch in der Philosophie und Anthropologie immer weniger in den Weg.

bzw. neurologischen *Korrelate* von Bewußtseinsäußerungen sein. Aus der Sicht Kants ist das »denkende Ich«, weil weder Gegenstand der Erfahrung noch eigentlich Substanz, empirisch schlicht nicht faßbar,* weshalb eine empirische Wissenschaft des Geistes im Wortsinne gegenstandslos bleiben muß. Und auch die Hirnforschung radikal-konstruktivistischer Provenienz verweist auf die prinzipielle Unmöglichkeit, zu Aussagen über das »reale Gehirn« zu kommen.[89]

Insofern führt – jedenfalls empirisch – kein Weg von der Nicht-Feststellbarkeit von Bewußtseinszuständen bzw. -äußerungen (genauer: von deren Korrelaten) zur Feststellbarkeit eines spezifischen ontologischen Status (hier: Tod). Vom Ausfall der Hirnfunktionen kann mithin keineswegs umstandslos auf das Ende der geistigen Existenz eines Menschen geschlossen werden, da die Frage, was geschieht, wenn das Bewußtsein »schweigt«, sich letztlich jeder Beantwortung durch die Lebenden entzieht.

Mit dem Verweis auf aktuelle Ergebnisse der physiologischen Hirnforschung glauben Gerhard Roth und Ursula Dicke auch den Mythos einer kognitivistischen Vorherrschaft des Neocortex widerlegen zu können. Diese Auffassung sei allemal einer »fälschlichen Verherrlichung« des Großhirns geschuldet. Kognitive Prozesse, Bewußtsein zumal, seien zwar ohne Mitwirkung der Hirnrinde nicht zu denken, benötigten zu ihrem Gelingen immer aber auch die Mithilfe von Funktionen anderer Hirnareale; zur Bewältigung verschiedenster durchaus anspruchsvoller Tätigkeiten (die AutorInnen nennen das Schachspiel) sei im übrigen weit weniger »Bewußtsein« erforderlich als gemeinhin unterstellt. Wie dem auch sei: In jedem Fall besteht hinsichtlich der vermeintlich »höheren« Funktionen des Neocortex eine grundlegende Abhängigkeit von anderen Funktionseinheiten des Gehirns ebenso, wie dieses nur in Abhängigkeit von den Funktionen des gesamten Organismus zu existieren vermag. Derartige Interdependenzen – die nicht zuletzt jedes (groß-)hirnorientierte Todeskonzept mehr als fragwürdig erscheinen lassen – zu ignorieren oder gar zu leug-

---

*Kant formuliert dies folgendermaßen: » ... *Durch dieses Ich [...], welches denkt, wird nun nichts weiter, als ein transzendentales Subjekt der Gedanken vorgestellt [...], welches nur durch die Gedanken, die seine Prädikate sind, erkannt wird, und wovon wir, abgesondert, niemals den mindesten Begriff haben können; um welches wir uns daher in einem beständigen Zirkel herumdrehen, indem wir uns seiner Vorstellung jederzeit schon bedienen müssen, um irgendetwas von ihm zu urteilen* [...].« (Kant, Kritik der reinen Vernunft, B404/A 346).

nen ist nach Ansicht Josef Seiferts Ergebnis einer »falschen aktualistischen Ontologie und philosophischen Anthropologie«[90], die mit der Reduktion menschlichen Daseins auf Hirnfunktionen zugleich auch dessen Körper- bzw. Leiblichkeit mißachtet. Der Körper ist nicht nur (als Körper-Subjekt) die wesentliche Grundlage der Ausdruckskraft eines Individuums, sondern als Leib darüber hinaus auch die Basis aller ethisch relevanten Beziehungen zu Menschen. Auch für den sterbenden hirntoten Menschen gilt aus dieser Perspektive die Unentflechtbarkeit von Personalität und Leiblichkeit. Diese Beziehung zu übersehen, ist nach Hoff/in der Schmitten ein grundlegender Mangel des Hirntod-Kriteriums und der hierauf beruhenden Explantations-Praxis: »Die Tatsache, daß sich die Achtung vor dem anderen immer auch in der Anerkennung seiner leiblichen Präsenz niederschlägt, widersteht dem Versuch, die Personalität des Menschen im Gehirn zu lokalisieren und [...] von seiner leiblichen Existenz zu isolieren.«[91] Hierin nämlich liegt ein bedeutender Grund dafür, daß weder Angehörige noch Pflegepersonal einen hirntoten Menschen in aller Regel umstandslos als tot anzuerkennen vermögen, woran weder eine streng wissenschaftliche »Todeskriteriologie« etwas ändern kann noch auch die Aufklärung und Gewöhnung einer Bevölkerung daran, daß Leichname atmen (können). Gerade *weil* das Verständnis vom Tod Teil einer prä-rationalen Orientierung des Menschen ist, so der englische Philosoph Martyn Evans in seiner Kritik am Hirntod-Konzept,[92] widersetzt es sich grundsätzlich der Umerziehung; emotionale und moralische Akzeptanz findet möglicherweise allein ein Konzept des Todes, welches auch dem Bedürfnis nach sinnlicher Erfahrbarkeit (wieder) Raum gibt. (Hier ist nicht der Ort, ein solchermaßen »phänomenologisches« Todes-Konzept zu explizieren. Nur soviel: Es kann gewiß nicht das Ziel sein, einem ethischen Intuitionismus so Vorschub zu leisten, daß allein auf die je konkrete Erfahrung und Anschauung des Todes rekurriert wird. Entgegen der Hirntod-Konvention und -Praxis aber darf die Achtung vor dem Sein des Menschen diesen auch im Tod nicht aus seinem lebensweltlichen Erfahrungs- und Bezugsrahmen herauszulösen suchen.[93])

6.4. Mängel und Inkonsistenzen
Der Mangel an emotionaler und moralischer Akzeptanz der Praxis der Hirntod-Konvention (insbesondere Intensivbehandlung und

Explantation hirntoter Menschen) gewinnt noch an Brisanz angesichts der Unschärfen und Inkonsistenzen der einzelnen Erklärungsansätze — sowohl in sich als auch in der direkten Konfrontation miteinander.[94] So vermittelt der Bericht der Ad Hoc Commission von 1968, immerhin die Grundlage aller folgenden Ansätze, wenig Aufklärung darüber, warum ein irreversibles Koma und der damit einhergehende »Verlust des Intellekts« dem Tod des Menschen gleichkommen soll, da doch dieser Mensch noch als an sich selbst leidend dargestellt wird. Wenn hirntote Patienten bereits tot sind, macht jede Rede vom Sterbenlassen nach dem Abstellen der Geräte wenig Sinn, — woran im übrigen einmal mehr deutlich wird, daß der Kommission in erster Linie an einer Legitimierung und Legalisierung der Entnahme von Organen gelegen war.

Terminologische Unschärfen und Inkonsistenzen beherrschen auch in der Folgezeit die Argumentation zur Begründung der Hirntod-Konvention; sie sind das herausragende Merkmal der »klassischen« Ganzhirntod-Konzeption wie auch jener Modelle, die einen wie immer definierten Teilhirntod zur Grundlage haben. Begriffliche Verwirrung über Subjekt, Definition, Kriterien und Testung prägen den Gesamteindruck.[95] Hinter dem Hirntod verbirgt sich mal ein physiologischer, mal ein personaler bzw. kognitiver Tod. Den Spagat versuchen Bernat u. a., die, gleichsam unter der Hand, ein »doppeltes Subjekt des Todes« (Hoff/in der Schmitten) in die Diskussion einführen. Doch der Versuch, den Hirntod auf ein doppeltes Begründungsfundament zu stellen, muß zwangsläufig mißlingen, denn die Idee vom physiologischen *und* kognitiven Tod des Menschen erlaubt zwar das Changieren zwischen den Argumentationsebenen gerade im Falle der Kritik (was böswillig auch als Versuch der Immunisierung gegen dieselbe interpretiert werden könnte), macht aber die Argumentation damit nicht plausibler, im Gegenteil.[96]

Es entspricht der immanenten Logik der Aussage selbst, ein Entweder-Oder herauszufordern, denn *entweder* trifft zu, daß der Tod dann eintritt, wenn die »übergeordnete Einheit des Organismus« im *biologischen* Sinne zerstört ist — dann bleibt ungeklärt, warum bewußtseinsspezifische Hirnfunktionen überhaupt erwähnt werden und welche Rolle sie in der sachlichen Begründung spielen —, *oder* die hirnorganischen Korrelate von *Bewußtsein* sind tatsächlich für menschliches Leben notwendig — dann sollte das Für-tot-Erklären unabhängig davon sein, ob noch einzelne vegetative

Funktionen des Hirnstamms erhalten sind. In jedem Fall sollte ein auf biologischer Desintegration beruhendes Hirntod-Konzept keiner Ergänzung durch den Rekurs auf menschliches Bewußtsein bedürfen – und vice versa.

Die Teilhirntod-Konzepte stellen zumindest im Hinblick auf das jeweilige Subjekt des Todes die konsistenteren Erklärungsversuche dar; sowohl das physiologisch fundierte Stammhirntod-Modell als auch und im besonderen das Modell des personalen Großhirntodes sind dabei laut Kurthen u.a. eine »heilsame Provokation«[97] des gesamten hirnorientierten Verständnisses und des bereits etablierten Ganzhirntod-Konzepts (auf dem, wie gezeigt, ja auch die bundesdeutsche Explantations-Praxis beruht): Sie geben konsequentere (nicht: bessere) Antworten als das Ganzhirntod-Konzept, denn sie sind auf der Folie des je für wesentlich erachteten Todes-Kriteriums (physiologisch der Verlust organismischer Einheit, »ontologisch« der Verlust aller personalen bzw. Bewußtseins- und/oder Empfindungsqualitäten) zumindest konsequent zu Ende gedacht. Doch auch die vermeintlich stringenteren Teilhirntod-Ansätze erweisen sich bei näherer Betrachtung als wenig stabil. Als die schärfsten Kritiker des physiologisch orientierten und immerhin in einigen Staaten der Erde praktizierten Stammhirntod-Modells profilieren sich bemerkenswerterweise die Befürworter der gegenteiligen, bewußtseinsorientierten Teilhirntod-Konzeption.[98] Sie verweisen beispielhaft darauf, daß der Ausfall von Hirnstammfunktionen, insbesondere des Atemreflexes, wie er ja auch bei Poliokranken zu finden ist, von keinem Arzt als *das* Indiz bzw. Kriterium für den Tod des Betreffenden begriffen würde; keine Todeskonzeption könne hingegen das Vorhandensein von Bewußtsein auch nur im Ansatz tolerieren.

Von wesentlicher Bedeutung im Rahmen der Kritik am Ganzhirn- und Stammhirntod ist darüber hinaus ein Aspekt, der von dessen Befürwortern so gut wie nie thematisiert wird. In der Praxis der Feststellung des Hirnstammtodes werden üblicherweise abgeleitete Hirnströme im EEG als »Restaktivität« bzw. »von außen induziert« interpretiert – und im Ergebnis für die Hirntod-Feststellung ignoriert (überhaupt ist ja die Ableitung eines EEGs üblicherweise nur ein fakultatives Diagnose-Element). Dazu ist zunächst einmal zu bemerken, daß ein EEG im wesentlichen nur elektrophysiologische Prozesse der Hirnrinde erfaßt; *subcorticale* Prozesse, besonders die lebenserhaltenden Vorgänge des Hirnstamms, bleiben im Standard-EEG verborgen. Insofern wäre selbst ein Null-Linien-EEG kein verläßliches Zeichen für den vollständigen Hirntod. Dieser könnte allenfalls mit aufwendigen bildgebenden Verfahren (zum Beispiel MRS = Magnet-Resonanz-Spektroskopie o.ä.) diagnostiziert werden. »Restaktivitäten« können also durchaus »Leben« sein – so wie die immer wieder als »postmortale Zuckungen« beschriebenen Reflexe wenigstens Anzeichen für eine Aktivität des Rückenmarks bzw. des Hirnstamms sind – oder eben subcorticale Gehirnaktivität.[99] Seit geraumer Zeit wird darüber hinaus in medizinischen, vorrangig neurophysiologischen Kreisen das sogenannte Locked-In-Syndrom diskutiert.[100] Bei diesem Syndrom sind die vegetativen Hirnstammzellen zerstört, so daß dem Patienten keinerlei willkürliche oder unwillkürliche Körpersteuerung möglich ist; Vitalfunktionen werden allein maschinell (= intensivmedizinisch) aufrechterhalten, das Großhirn – und genaugenommen auch noch die *formatio reticularis* des Hirnstamms, die jedoch keinerlei Vitalfunktionen bewirkt[101] – und mit ihm die prinzipielle Bewußtseinsfähigkeit sind hingegen erhalten.

In der Lesart des (physiologischen) Hirnstammtodes müßten solche Patienten, sofern sie angesichts der beschriebenen Testverfahren überhaupt als solche identifiziert würden, für tot erklärt werden, und auch die Ganzhirntod-Konzeption könnte diesen Sonderfall medizinischer Praxis nur schwer einordnen. Denn der Hirnstamm wird ja in beiden Fällen als zentrales Steuerungsorgan für die Einheit des Organismus betrachtet, dessen irreversibler und vom Individuum nicht mehr zu substituierender Funktionsausfall sowohl den Verlust organismischer Einheit wie – im Ergebnis – auch Bewußtseinsverlust nach sich zieht. Klassischerweise wird dabei die maschinelle Aufrechterhaltung von Vitalfunktionen (insbesondere der Atmung) – zum Beispiel zum Zweck späterer Explantation (!) – aufgrund fehlender Spontaneität des Organismus nicht als Indiz für Leben interpretiert. Wie aber das Beispiel der Polio-Kranken zeigt, kann eine derartige Spontaneität (oder eben deren Ausbleiben) kaum als Kriterium für Leben oder Tod des Menschen angesehen werden; nach Meran/Poliwoda ist es vielmehr die – wie immer erhaltene – *Funktion*, die eine Feststellung über Leben oder Tod des Menschen erlaubt.[102]

Die nähere Betrachtung der Konzeptionen vom Ganzhirn- und Stammhirntod – und ihrer klinischen Feststellung – zeigt mithin, daß Fehldiagnosen auf der Grundlage beider Konzeptionen zumindest im Bereich des Möglichen liegen, wovor im übrigen auch der Einsatz technischer Mittel nicht zu schützen vermag. Denn die

Orientierung am Zusammenbruch der Einheit des Organismus, in gewissem Sinne immerhin bereits die Grundannahme des klassischen Herz-Kreislauf-Todes, greift dann zu kurz, wenn vorwiegend der Ausfall von Hirnstammfunktionen fokussiert wird, und führt mit dem Begriff der mangelnder Spontaneität überdies ein problematisches Kriterium in die Diskussion ein, dessen Tauglichkeit allenfalls darin bestehen könnte, als Hinweis für einen möglichen Behandlungsabbruch interpretiert zu werden.[103] Doch auch das Konzept vom neokortikalen bzw. kognitiven bzw. personalen Tod erweist sich in der Analyse als kaum plausibel, willkürlich, nicht praktikabel und hinsichtlich seiner Konsequenzen auch ethisch mehr als fragwürdig. Kognitive Fähigkeiten im weitesten Sinne des Wortes beruhen vielmehr auf einem Zusammenspiel verschiedenster Hirnareale, die nur zu einem – wenn auch bedeutenden – Teil im Neocortex angesiedelt sind. Insofern muß bereits der Versuch, personale bzw. kognitive Kompetenzen hirnanatomisch allein in der Hirnrindenregion verorten zu wollen, als gescheitert betrachtet werden.

Im Modell des personalen Todes wird *menschliches* Leben an die Existenz personaler bzw. kognitiver Qualitäten gebunden; Lebendigkeit und Personsein sind eins. Es liegt in der Logik dieser Aussage, daß mit dem (dauerhaften?) Verlust derartiger Qualitäten der Tod des Individuums als Person, in einem bioethischen Verständnis mithin als moralisch und rechtlich vollwertiger Mensch, einhergeht.[104] Was bleibt, wird als »human vegetable« oder »vegetabiler Patient« tituliert; in den USA spricht man gelegentlich vom PVS (= persistent vegetative state) und – keineswegs zynisch – auch von »in-vivo-Konserven«.[105] Was jedoch die mentalistischen Begriffe ›Personalität‹, ›Bewußtsein‹ etc. konkret bedeuten und wie sie zum Zwecke der Todes-Feststellung hinreichend operationalisierbar wären, darüber schweigen sich selbst erklärte Befürworter dieses Ansatzes zumeist aus bzw. empfehlen »bis zur sicheren Diagnose« des personalen, aus ihrer Sicht allein menschlichen Todes aus rein pragmatischen Gründen (!) die Anwendung eines Ganzhirntod-Modells. Nach Seifert kommt diese Empfehlung dem Eingeständnis der völligen Inadäquatheit des Großhirntod-Konzepts gleich.[106] Hoff/in der Schmitten notieren 1992 dazu: »Wenn sich aber die Konsequenzen des Teilhirntod-Kriteriums – Apalliker als tot zu behandeln und zu beerdigen – als ethisch unhaltbar erweisen, so ist diese Unstimmigkeit nicht dadurch zu bereinigen, daß man mit der Forderung nach dem Verlust der Atemfunktion einfach ein weiteres, ethisch unbegründetes Kriterium hinzufügt. [...] Vielmehr muß dann geschlossen werden, daß die Grundannahmen des Hirntod-Konzeptes, nach der personales Dasein und Individualität notwendig an die Funktionsfähigkeit des Gehirns gebunden sind, nicht aufrechterhalten werden kann.«

Martyn Evans zufolge beweist auch die Konfrontation beider Teilhirntod-Konzepte miteinander die Unhaltbarkeit des *gesamten* hirnorientierten Ansatzes. Wenn beispielsweise Befürworter des Stammhirntod-Modells es vehement ablehnen, einen im Sinne des neokortikalen Modells großhirntoten, gleichwohl selbständig atmenden Menschen als tot zu erachten und den Vorschlag Puccettis, solch einen Menschen vor seiner Beerdigung (nicht: vor der Explantation) allein aus Gründen gesellschaftlicher Akzeptanz mit Gift »ruhigzustellen«, als Tötungsakt interpretieren, dann sei nicht einzusehen, so Evans, warum die Entnahme eines selbständig schlagenden Herzens nicht ebenfalls als Tötung interpretiert wird.[107] Dagegen vermögen Befürworter des kortikalen Todes nicht einzusehen, warum (allein) die Spontanatmung als Zeichen für Leben interpretiert werden sollte, wo es doch nach ihrem Dafürhalten einzig die Fähigkeit zu bewußtem Leben ist, die menschliches Dasein aus- und überdies wertvoll macht – woraus Evans den Schluß zieht, daß *sowohl* das schlagende Herz *als auch* die Atmung und alle Hirnfunktionen eines Menschen prinzipiell dem Leben zuzuordnen sind, *weshalb der Hirntod in jeder der hier vorgestellten Varianten an wesentlichen Kriterien menschlicher Lebensäußerung vorbeigeht bzw. diese als irrelevant übersieht.*

Insbesondere die am Person-Konzept orientierte Variante der Hirntod-Erklärung macht deutlich, daß der Lebensbegriff auch in der medizinischen Diskussion zunehmend auf höhere Hirnfunktionen beschränkt wird, zugleich aber unklar und willkürhaft bleibt.[108] Das zeigt gerade die Diskussion um den Status von Apallikern oder auch anenzephalen Neugeborenen[109] und ebenso der Verweis mancher Autoren auf den Zusammenhang zwischen Hirntod-Konvention und Euthanasie: Wenn das »Wesen« des Menschen allein an seine geistigen Fähigkeiten geknüpft wird, dann gibt es keinen Grund mehr, »geistig defizitäre« Menschen nicht gleich für tot zu erklären – und zu explantieren.[110] Diese Gefahr, von Bernat u.a. als »slippery slope« des Teilhirntod-Konzepts bezeichnet, wird, betrachtet man die einschlägige bioethische Diskussion, immer virulenter. Dort wird recht unverhohlen über die Tötung menschlicher Lebewesen diskutiert, deren personale Qualitäten gegen Null gehen und die »der Gesellschaft« in jeder Hinsicht vermeintlich nur zur Last fallen. Derselbe Gedankengang lag 1968 den Anregungen der Ad Hoc Commission zugrunde![111]

Angesichts des strukturell bedingten Mangels an überpflanzbaren Körperorganen und dem Interesse des potentiellen Empfängers am möglichst frühzeitigen Zugriff auf die Organe anderer liegt die hier nur angedeutete systematische Ausweitung des Todesbegriffs durchaus im Bereich des Möglichen. Und vielleicht ist ja wahr, was der Theologe Reinhard Löw schreibt: Der Verlust der Achtung vor dem Sterben(den) und dem Tod, wie er in der Hirntod-Konvention und ihrer Konkretisierung, der Superintensivbehandlung eines Sterbenden und der anschließenden Explantation seiner Organe, zum Ausdruck kommt und ebenso in einem Lebensbegriff, der immer mehr Daseinsformen ausschließt, *bewirkt* gerade dies den Verlust der Achtung vor dem Lebendigen in all seinen Erscheinungen.[112] Abstumpfung und Brutalisierung in Gedanken und Tat, *nicht* Vernunft, sind möglicherweise Folgen einer Weltanschauung, die nach der Integrität eines jeden Lebewesens nicht (mehr) fragt und das Machbare zur Norm erhebt.

IV. Soziale und psychische Implikationen der Transplantationsmedizin

0. Vorbemerkung – Vom »Hirntoten« zum »Superintensivpatienten«

Die Neudefinition des Todes als Hirntod – und mit ihr die Möglichkeit zur legalen Entnahme »lebendfrischer« Körperorgane – wäre ohne die vielfältigen Innovationen auf dem Sektor von Intensivmedizin und Lebensrettung/Reanimation gewiß nicht denkbar gewesen. Gleichwohl war sie nicht deren zwingende Folge, wie Hirntod-Befürworter und Transplantationsmediziner gern behaupten. Angesichts der Tatsache, daß ein Herz-Kreislauf-Versagen nach fünf bis acht Minuten infolge Sauerstoffmangels notwendig zur Schädigung bzw. zum Funktionsausfall des Gehirns führt und daß umgekehrt ein solcher Funktionsausfall in absehbarer Zeit den Stillstand von Atmung und Kreislauf nach sich zieht, mithin eine Interdependenz zwischen diesen Organen und ihren Funktionen besteht, wäre, wenigstens intuitiv, die Orientierung an einem Konzept des integrierten Hirn-Herz-Kreislauf-Todes allemal naheliegender gewesen – ginge es einzig darum, einer verfrühten Für-tot-Erklärung vorzubeugen. Aufgrund der infolge von Sauerstoffmangel eintretenden Organschädigungen wäre ein solches integratives Todesverständnis im Rahmen der Transplantationsmedizin jedoch wenig zweckmäßig, wenn nicht kontraproduktiv – was einmal mehr für jene Auffassung spricht, die den Hirntod als eine Konsequenz pragmatischer Interessen begreift: Da nur eine Todesfeststellung die juristische Legalität und vermeintliche ethische Legitimität der Entnahme von Organen aus hirntoten Menschen sichert, blieb als Alternative offenbar nur der »dissoziierte Hirntod«. (Der Hinweis darauf, daß die Feststellung des Todes eines Lebewesens anhand definierter Kriterien *in jedem Fall* eine *Für-tot-Erklärung* darstellt, ist dabei keineswegs eine semantische Spitzfindigkeit, wenn man berücksichtigt, daß manche Mediziner ihren Kollegen empfehlen, zur Vermeidung von Vorbehalten gegenüber einer möglichen Organentnahme Patienten nicht »für tot zu erklären«, sondern »deren Tod festzustellen«.[1])

Eine große Zahl von Medizinern interpretiert das irreversible Versagen aller meßbaren Hirnfunktionen als eine Grenze der Behandlungspflicht. Das ist zutreffend, sofern damit nicht behauptet wird, der Hirntod sei der *Tod* des Menschen. Diese Gleichsetzung wäre nicht nur in jeder Hinsicht fragwürdig, sondern müßte auf medizinisch-pflegerischer Ebene wenigstens im Falle der »Spenderkonditionierung« und Explantation als eine eklatante Inkonsistenz hinsichtlich der Behandlung sterbender oder toter Menschen aufgefaßt werden. Die Behandlungsverpflichtung endet nämlich grundsätzlich bereits mit dem Eintritt des Patienten in einen als irreversibel erkannten *Sterbeprozeß* – dies ist mit dem Hirntod unzweifelhaft gegeben.[2] Wiederbelebungsversuche sind unangebracht, wenn lebenswichtige und unersetzliche Organfunktionen – wie zum Beispiel des Gehirns – definitiv zusammengebrochen sind oder ein Herzstillstand infolge unheilbarer Krankheit oder altersbedingter Auszehrung eingetreten ist. Auch bei chronischer Erkrankung *verbietet* ärztliches Ethos eine Behandlungsfortsetzung, wenn diese allenfalls das Sterben verlängert. Vor diesem Hintergrund wäre bereits mit der Feststellung des Hirntodes im Sinne einer Einsicht in die *Aussichtslosigkeit* lebenserhaltender bzw. -wiederherstellender Maßnahmen deren *Abbruch* hinreichend legitimiert. Nachgerade *geboten* wäre die Einstellung der Behandlung im Falle der *Gleichsetzung* von Hirntod und Tod: Mit dem Tod eines Menschen endet nämlich auch jede an seinem Wohl orientierte Indikation und Berechtigung zu dessen Behandlung, weshalb die Diagnose Hirntod, gleich ob als Zäsur im Sterbeprozeß verstanden (»*point of no return*«) oder als endgültiger Tod, konsequenterweise das Abschalten aller sogenannten lebenserhaltenden Geräte nach sich ziehen müßte.

Unter den Bedingungen der Transplantationsmedizin ist das Gegenteil der Normalfall: Der pragmatische Hintergrund von Hirntod-Definition und -Diagnose führt zur Pervertierung des ihr angeblich immanenten Ziels – dem Menschen ein würdiges und hoffentlich friedliches Sterben zu ermöglichen bzw. seinen Tod anzuerkennen –, wenn und indem die sogenannte Nullprognose, eigentlich nur die Rechtfertigung zum Behandlungsabbruch, anläßlich einer potentiellen Organentnahme zur Grundlage der Behandlungsfortsetzung am hirntoten »Superintensivpatienten« unfunktioniert wird.[3] Um es ganz deutlich zu formulieren: Etablierung und Perfektionierung der Transplantationsmedizin auf der Grundlage der »Kadaverspende« verdanken sich ganz unzweifelhaft einem erkennbaren Verstoß gegen ein tradiertes ärztliches Ethos, das jede Intervention am Patienten nur zuläßt, wenn sie ausschließlich oder wenigstens vorrangig *dessen* Wohl dient. Intensivbehandlung und Explantation eines hirntoten Menschen – gleich ob dieser als Sterbender oder Toter begriffen wird! – lassen sich medizinisch, ethisch und juristisch aber nur von den Interessen eines potentiellen Organ-*Empfängers* her begründen. (Daß das hier entwickelte Problem der Rechtfertigung des Eingriffs durch die Interessen des Empfängers mutatis mutandis für die Frage der Lebendspende gilt, die bemerkenswerterweise aus ethischen (!) Gründen in aller Regel die ultima ratio der Transplantationsmedizin darstellt, sei hier nur am Rande erwähnt.)

Von vielen Praktikern wird dieses Dilemma dahingehend vermeintlich aufgelöst, daß sie ihre »Verpflichtung gegenüber dem Leben« betonen, d.h. hier gegenüber dem schwerkranken potentiellen Empfänger eines Körperorgans. Die Problematik dieses Rekurses auf moralisch redliches = sittliches Tun wird uns im Kontext der Auseinandersetzung mit den sozio-ökonomischen Aspekten dieses Medizin-Sektors sowie mit dem Menschenbild einer »High-Tech-Reparaturmedizin« noch beschäftigen. Fragwürdig wird der Hinweis auf das ärztliche Ethos im Kontext der Lebenserhaltung jedoch ganz sicher, wenn »Organmangel« das Handeln der Praktiker bestimmt.

1. Menschliches Leben im Fadenkreuz – (neue) Wege der Organbeschaffung

Forschung und Entwicklung auf dem Sektor der Immunologie, elaborierte Ex- und Transplantationstechniken sowie eine mitnichten allein an *medizinischen* Kriterien orientierte gezielte Auswahl[4] und Nachsorge der Patienten sind in erheblichem Maße nicht nur für die in quantitativer Hinsicht positive Bilanz der Transplantationsmedizin verantwortlich, sondern ebenso für die drastische Ausweitung der Indikationsstellung zur Transplantation von Körperorganen. Damit aber weitet sich auch die Kluft zwischen »Nachfrage und Angebot«.

Im Kampf um die »Zuteilung von Behandlungschancen« (Eckhard Nagel) werden strukturell bedingte Beschränkungen und Begrenzungen immer seltener akzeptiert. Patientenverbände fordern bereits die Zuteilung von Organen per Losverfahren, um weniger von medizinischen und sozialen Kriterien abhängig zu sein. Der Pathologe Manfred Stolte spricht von einem ethischen Anspruch der Lebenden auf Leichenteile und hält die öffentliche Diskussion darüber für »ethisch höchst bedenklich« und »von Eigennutz geprägt« – allerdings ohne zu erkennen, daß die Orientierung am potentiellen *Spender* jedenfalls ebenso eigennützig ist.[5] Der Hannoveraner Transplanteur Rudolf Pichlmayr »zitiert« chronisch Kranke mit folgender idealtyischen Bemerkung: »Warum tut die Gesellschaft nicht mehr für uns? Sind nicht mehr Menschen bereit, nach ihrem Tode ein Organ zu spenden und nutzen alle Ärzte eine solche Chance? Ist die Unversehrtheit eines Leichnams so hoch zu bewerten im Verhältnis zur Krankheit eines Menschen? Wo bleiben größere öffentliche Aktivitäten und Empfehlungen?«[6] Der US-amerikanische Medizin-Ethiker Arthur Caplan geht gar so weit zu sagen, daß die Skepsis vieler Menschen gegenüber der Organspende *schuld* sei am Tod vieler Menschen, die mangels neuer Organe einfach sterben müßten.[7] Dazu paßt auch Pichlmayrs Bemerkung, wonach die Hilfeleistung der Organentnahme nach dem Tod höher bewertet werden müsse als die Unversehrtheit des Leichnams. Der Autor zieht den beachtlichen Schluß: »Das heißt aber auch, daß das Verweigern der Organspende ein Vorenthalten menschlicher Hilfeleistung ist und daß ein Arzt, der mögliche Organentnahmen unterläßt, seine Behandlungsmöglichkeiten nicht voll ausschöpft.«[8] In vertraut moralisierender Form stellt Pichlmayr hier Beziehungen und Verantwortlichkeiten her, die weder *moralisch* noch *faktisch* existieren; ähnliche Verknüpfungen, etwa zwischen den schlechten Lebensbedingungen eines großen Teils der Weltbevölkerung und hemmungslosem individuellen (Gesundheits-)Konsum in den reicheren Staaten, würde der Autor vermutlich als unangemessen zurückweisen.

In den letzten Jahren zeigen sich allerdings auch Tendenzen, dem Organmangel und der vermeintlich unzureichenden Behandlung auf eine Weise zu begegnen, deren problematische ethische, sozio-ökonomische und juristische Implikationen selbst manche Praktiker nicht leugnen. Im wesentlichen handelt es sich hier zunächst einmal um Formen des kommerzialisierten Organhandels bis hin zu dessen Extremform, dem Organraub. Ebenfalls, wenngleich quantitativ (noch) nachrangig, ist hierzulande die erstmals Mitte der 80er Jahre begonnene »Nutzung« anenzephaler Neugeborener sowie die bereits weitaus häufigere Verwendung von menschlichem Fetalgewebe. (Wenn hier allein vom Körper des *Menschen* die Rede ist, sollte dabei nicht übersehen werden, daß dessen Vermarktung inzwischen möglicherweise eben jener Logik folgt, die im Falle der Tiervernutzung seit langem massenhafte Ergebnisse zeitigt — und im Kontext der Transplantationsmedizin an Bedeutung zunehmen wird.) Über die theoretische Diskussion, wie sie insbesondere in bioethischen Kreisen hinsichtlich der Fürtot-Erklärung und Explantation von Apallikern geführt wird, ist man in Pittsburgh/USA in bezug auf sogenannte NHBCDs (»Non-Heart-Beating Cadaver Donors«) bereits hinaus. Dort verhilft man schwerstkranken »lebensmüden« Menschen, die in eine Organspende eingewilligt haben, zum »kontrollierten Herztod«.

Allen diesen Praktiken ist eines gemeinsam: Sie erweisen sich als vollständig unempfindlich gegenüber jenem Kriterium, welches in den Augen seiner Befürworter — cum grano salis — als einzige medizinisch-anthropologisch fundierte Grenze möglicher Explantation betrachtet wird, d.i. der vollständige Hirntod. Mit Blick auf Apalliker, Anenzephale und »lebensmüde Kranke« muß darüber hinaus auch gefragt werden, inwieweit hier einer Praxis der Euthanasie Vorschub geleistet wird, deren Maßstab die Funktionsfähigkeit und Vollwertigkeit der *Person* ist.

1.1. Organhandel und Organraub

Die Transplantationsmedizin macht aus dem (menschlichen) Körper zunehmend ein Ersatzteillager: Geboten werden (Augen-)Hornhäute, Innenohren, Kieferknochen, Herzen, Herzbeutel, Herzklappen, Lungen, Lebern, Nieren, Bauchspeicheldrüsen, Mägen, Knochen, Hüft- und Kniegelenke, Bänder, Sehnen, Knorpel, Haut, Gefäße sowie Blut und Knochenmark; hinzu kommen seit langem schon Hirnhäute, Trommelfelle, Fettgewebe etc. und schließlich all das, was im Rahmen der Bionik und Prothetik am und im Körper sonst noch ersetzt werden kann.[9] Nur ein geringer Teil dieser Organe und sonstigen Körperteile kann — legal — dem lebendigen Menschen entnommen werden, dies sind insbesondere die Niere(n), Teile der Leber und der Bauchspeicheldrüse, aber auch Blut, Knochenmark und letztlich auch die Augen. In allen anderen Fällen bedarf es des wie immer definierten und/oder hergestellten Todes des Menschen, um dessen Organe entnehmen zu können.

Am Beginn des (kommerziellen) Organhandels steht etwas zunächst recht Unverdächtiges: die Lebendspende. Im Bereich der Knochenmarkentnahme noch mit dem Nimbus des Altruismus umgeben, gilt die Organspende zwischen Angehörigen und Freunden hierzulande als ethisch problematisch, die kommerzielle Organweitergabe als in jedem Fall verwerflich, weil sittenwidrig. Doch dies ist keineswegs ein common sense im Transplantationswesen. Während zum Beispiel in Frankreich der Gesetzgeber bereits die Spende unter engen Verwandten untersagt, da kein Transplanteur letztlich ermitteln kann, welche Motive zur Einwilligung in die Explantation eines gesunden Organs geführt haben mögen, stammen in anderen Staaten bis zu 80 Prozent aller Organe und Gewebe von lebenden Spendern, beispielsweise in Griechenland, – worin auch liegt, daß in diesen Staaten vorrangig Nierenüberpflanzungen durchgeführt werden.[10] In der Bundesrepublik empfiehlt die Arbeitsgemeinschaft der Transplantationszentren, auf die Lebendspende aus ethischen Gründen möglichst zu verzichten.

Die international weitverbreitete Akzeptanz der Lebendspende und der Unwille vieler Kranker, insbesondere Nierenkranker, aus ihrer Sicht unangemessen lange auf ein neues Körperorgan warten zu müssen, in der Zeit des Wartens vielleicht sogar zu sterben, bilden das Einfallstor für einen kommerziellen Organ-Markt, der von mehr oder weniger skrupellosen Organ-Agenten im In- und Ausland bedient wird. Insbesondere die sogenannte Dritte Welt und Osteuropa erweisen sich dabei als Organ-Basare, auf denen sich vorwiegend westliche Patienten-Kunden bedienen können: In Indien beispielsweise – wo erst 1995 der Hirntod und damit die Möglichkeit der »postmortalen Organentnahme« offiziell anerkannt wurde, weshalb bis dahin die Lebendspende die einzig praktizierte Organbeschaffungsmaßnahme war – wurden 1993 mehr als drei Viertel der 6.000 Nierenimplantationen bei Ausländern durchgeführt,[11] wobei der Organkäufer in Indien ganz sicher preisgünstig wegkommt: Der Organspender erhält im Schnitt $ 1.500, gelegentlich aber auch schon mal weniger, denn der Preis ist Verhandlungssache.[12]

Die »Dritte Welt« ist ein Hort der kommerziellen Lebendspende, bedingt durch Armut und Verschuldung findet sich hier ein hohes Maß an Elend und Verzweiflung; »freiwillige« Spender sind, in der Regel gegen ein offenkundig außerordentlich geringes Entgelt, bereit, Teile ihres gesunden Körpers zu veräußern, um für kurze Zeit der wirtschaftlichen Not zu entkommen, während der größte Anteil der etwa 30.000 -100.000 DM, die beispielsweise für eine Transplantation in einem indischen Krankenhaus bezahlt werden, in die Taschen von Organmaklern und Medizinern fließt.[13] Der US-amerikanische Anwalt und Journalist Andrew Kimbrell berichtet über neuere Untersuchungen, denen zufolge die indischen Anbieter den Verkauf ihrer Organe als die manchmal einzig akzeptable Möglichkeit ansehen, ihr Einkommen zu erhöhen und teilweise sogar zum Verkauf ihrer Augen bereit wären – was aus religiös-weltanschaulicher Perspektive kaum verwunderlich ist, wenn wir in Rechnung stellen, daß Buddhisten und Hinduisten (Körper-)Spenden als höchste Form betrachten, Verdienste für ein Leben nach dem Tode zu erwerben; Singhalesen glauben daran, daß, wer ein Auge spendet, einen Platz in Buddhas Nähe erwirbt.[14] Dennoch: Ist es moralisch hinnehmbar, daß Menschen ihren eigenen Körper zur Ressource gegen Armut erklären? Eine derartige Auffassung vertritt etwa die englische Philosophin Janet Radcliff-Richard: Sie hält den Verkauf von Organen für »vertretbar, weil wir die armen Menschen sonst ihrer letzten Möglichkeit berauben. Wir stellten sie noch schlechter.«[15] Organtourismus als eine Art Entwicklungshilfe also?

Daß Armut zu der vielleicht schlimmsten Form der Prostitution nötigt, dem Verkauf des Körperinneren, sahen auch die Europäischen Gesundheitsminister, als sie bereits 1987 auf den wachsenden Organhandel aufmerksam machten: »Seine Organe zu spenden ist unzweifelhaft eine zutiefst menschliche Geste. Ohne eine rechtliche und praktische Regulierung aber lauert hier eines der größten Risiken, das der Mensch jemals eingegangen ist, wenn er nämlich bereit ist, seinen Körper und sein Leben für einen Marktpreis zu verkaufen. Viel arme oder reiche Länder haben es (...) mit einem sich ausweitenden Organmarkt zu tun.«[16] Doch alle Verbote und/oder Appelle können nicht verhindern, daß derzeit jährlich weltweit zehntausende von Organen gehandelt werden, daß Menschen ihre Gesundheit ruinieren, um kurzfristig ihren Lebensunterhalt zu sichern. Da ist auch der Vorschlag des Transplantationspraktikers Walter Land wenig innovativ, die Lebendspende im Sinne eines »rewarded gift« zu ermöglichen, um so dem kommerziellen Organhandel gleichsam das Wasser abzugraben.[17] Dadurch wird allenfalls die Kluft zwischen Arm und Reich zementiert. Das »belohnte Geschenk« wird kaum verhindern können, daß im Jahr 2000 der größte Teil der Armen Indiens »einnierig« leben muß, wie Land selbst schreibt. Und ähnliche Perspektiven tun sich für immer mehr Menschen auf, denn die »Dritte Welt« rückt näher. Gisela Wuttke berichtet, daß in Russland, den GUS-Staaten und den anderen nordosteuropäischen Staaten Menschen für wenig Geld ihre Organe feilbieten. Das niedrigste Angebot kam dabei bisher wohl aus Polen. Dort verlangte ein arbeitsloser Mann ganze 30 DM für eine Niere.[18] – Es ist bemerkenswert, daß manche Menschen, die auf diese oder ähnliche Weise zu einer funktionsfähigen Niere kommen, ihre Krankenkassen oder sonstigen Versicherungsträger um Kostenerstattung angehen – mit der Begründung, sie hätten selbst für ihre Gesundung gesorgt!

Die Kommerzialisierung von Organen kennt keine moralischen Grenzen: Es ist ganz sicher kein schlichter Organhandel, wenn die chinesischen Behörden jährlich 2.000 bis 3.000 Organe von Hingerichteten gegen Devisen nach Hongkong verkaufen, gar Zeitpunkt und Art der Exekution in Abstimmung mit Transplantationskliniken festgelegt werden, wenn zudem die Hinrichtungen oft nur »unzureichend« durchgeführt werden, um die Organqualität nicht zu gefährden?[19] Wie nennt man das, wenn Strafgefangene auf den Philippinen ihre Haftzeit durch eine Nieren»spende« verkürzen können? Wie bewertet man den Fall einer staatlichen argentinischen Klinik, die Organe von Patienten verkaufte, die nachweislich »nicht an der Krankheit verstorben sind, wegen der man sie behandelt hatte«?[20]

Vom Organhandel zum Organraub ist es nur ein kleiner Schritt, und dieser ist offenkundig längst getan. Das beginnt damit, daß Menschen ohne ihre Zustimmung eine Niere entnommen wird, wie dies in Indien vielfach dokumentierte Realität ist, und endet damit, daß Menschen, vorzugsweise *junge* Menschen, zum Zweck der Organentnahme getötet werden, wie dies immer wieder aus Lateinamerika berichtet wird. Der »Internationale Verband demokratischer Anwältinnen und Anwälte« legte der UN-Menschenrechtskommission in Brüssel bereits 1988 eine Dokumentation vor, derzufolge Straßenkinder in Haiti, Venezuela und Mexiko Opfer von Organjägern werden.[21] 1994 verweigerte ein Richter im brasilianischen Bundesstaat Pernambuco die Adoption von Kindern durch ausländische Paare. Den Richter beunruhigte vor allem die drastisch gestiegene Zahl der Adoptionen von Kindern zwischen acht und zwölf Jahren, während zuvor bevorzugt Säuglinge adoptiert worden waren. Zwar lagen in diesem konkreten Fall keine Beweise für eine gezielte Adoption der Kinder zum Zweck einer möglichen Tötung und Organentnahme vor, die Maßnahme schien jedoch zum Schutz aller von der Möglichkeit der Vermittlung betroffenen Kinder unumgänglich.[22]

Im Grunde ist es unerheblich, ob all die Horrormeldungen in den Medien zutreffen, oder ob es sich dabei zum Teil um reine Grusel-Fiktion handelt, um einen Ausdruck der Angst: Es ist ganz offenbar eine hierzulande anerkannte Therapieform, die solch grausame Folgen zu zeitigen vermag. Gisela Wuttke schreibt: »Weil immer häufiger auch Kinder Spenderorgane erhalten, wird in wachsendem Maße der Hirntod auch bei Kleinkindern und jugendlichen Unfallopfern festgestellt. Darum auch werden anenzephale Säuglinge als Organspender verwendet. Und darum lebt die Bevölkerung in der Dritten Welt in der Furcht, ihre Kinder könnten vielleicht von Organjägern geraubt werden. Denn wodurch unterscheidet sich schließlich, ob ein auf den Markt gebrachtes Kind adoptiert oder explantiert wird – ist es der Preis, die Hautfarbe, der Mangel, die Profitgier?«[23]

Spätestens die Praxis von Organhandel und -raub zeigt, daß die Rede von der Spende als Geschenk des Lebens eine Farce ist. Wer behauptet, die westliche (»zivilisierte«) Welt habe nichts zu tun mit kriminellen Machenschaften in anderen Teilen der Erde, will nur nicht wahrhaben, daß die schier grenzenlosen Bedarfe in der Bundesrepublik, in den USA, in Frankreich, Saudi-Arabien etc. jenen Sog auslösen, den skrupellose Organhändler grenzüberschreitend bedienen.[24]

1.2. Anenzephale Neugeborene

Theorie und Praxis der Organentnahme bei Anenzephalen – sowohl in Deutschland als auch in den USA – werfen ein Schlaglicht auf eine Reihe ethischer und sozialer Fragwürdigkeiten nicht nur der modernen Transplantationsmedizin, sondern ebenso der neueren bioethischen Diskussion, wie sie längst auch hierzulande geführt wird.

Anenzephalie ist das herausragendste und zugleich wohl häufigste Beispiel einer Gruppe schwerster Fehlbildungen, die bereits in einem sehr frühen Stadium der Schwangerschaft entstehen: Fehlt bei der Azephalie der Kopf gänzlich, so zeichnet sich die Exenzephalie allein durch das Fehlen von Teilen der Hirnschale aus, während das Gehirn selbst mehr oder weniger vollständig entwickelt ist. Im Falle der Anenzephalie wiederum, die mit einer Häufigkeit von 1:1000 Lebendgeburten (70 Prozent aller derart fehlgebildeten Föten sterben bereits in utero ab!) recht oft auftritt, ist das Gehirn mit Ausnahme des Stammhirns nicht entwickelt oder zerstört, zuweilen fehlt auch dies. Eine so schwere Fehlbildung führt mit Sicherheit in wenigen Stunden oder Tagen, seltener in einigen Wochen zum Tode des Kindes, da sie – neben der äußerlich stark auffallenden und viele Beteiligte abstoßenden Mißbildung des Kopfes (sogenannter Kröten- oder Froschkopf) – im allgemeinen mit dem Fehlen aller oder der meisten lebenswichtigen Reflexe verbunden ist (zum Beispiel Schluckreflex). In der Mehrzahl der Fälle existiert allenfalls eine Schnappatmung, die über kurz oder lang zum Erliegen kommt.

Daß die so geborenen Kinder im Mittelalter als Monstren galten, wie der Münsteraner Gynäkologe und frühere Direktor des gynäkologischen Zentrums der dortigen Universitätsklinik, Fritz K. Beller, in einem Aufsatz bemerkt, kann kaum verwundern, wenn man sich ihre Erscheinung vergegenwärtigt: »Der Oberteil des Kopfes ist abgeflacht [...], das knöcherne Schädeldach fehlt. Die Kopfhaut fehlt ebenso; statt dessen wurde eine dünne, transparente Membran gefunden [...]. Die Augen treten hervor, da die Orbitalhöhlen zu flach angelegt sind. Die Nase ist plump, die Zunge ist groß und hängt oft aus dem Mund heraus. Die Ohren sind mißgebildet; der Nacken ist kurz [...]. Da das Gehirn fehlt, kann man mitunter bis auf den Schädelgrund blicken.« Anenzephale sind grundsätzlich blind; Mißbildungen der meisten inneren Organe und Gefäße sind die Regel.[25]

Mitte der 80er Jahre erregte Beller Aufsehen mit der in mindestens drei Fällen auch realisierten Forderung, anenzephale Neugeborene noch vor deren natürlichem Tod zur Organentnahme zu »nutzen«. Hintergrund dieser Forderung war – und ist – die Tatsache, daß die Implantation »erwachsener« Organe in die Körper von Kindern aus anatomischen wie physiologischen Gründen im allgemeinen nicht möglich ist, weshalb es zu deren Behandlung, bei Säuglingen zumal, kleiner Organe bedarf; Anenzephale gelten hier – neben verunfallten Kindern – als eine Art letzte Rettung

In mehreren von Beller so genannten »Transplantations-Entbindungen« wurden insgesamt drei Nieren von Anenzephalen auf zwei Kinder und einen jungen Mann übertragen. Nach Bekanntwerden dieser Explantationspraxis rechtfertigte der Transplanteur sein Vorgehen: »Durch die Transplantationsmöglichkeit erhält die Schwangerschaft von Müttern nicht lebensfähiger Leibesfrüchte noch einen echten Sinn, weil sie mit deren Organen zumindest anderen, kranken Menschen helfen können.«[26] Die Legitimität der Organentnahme selbst bei spontan-atmenden Anenzephalen begründete der Gynäkologe damit, daß diese im Sinne des Hirntod-Kriteriums nicht für tot erklärt werden könnten, da sie infolge einer ausgebliebenen Hirnentwicklung niemals gelebt hätten (»der Anenzephale als gehirnabwesend ist keine Person, die getötet werden könnte«) – alle Vorschriften zur Hirntod-Feststellung seien in diesem Fall schon biologisch sinnlos und stünden einzig der Verwendung Anenzephaler als Organspender im Wege.[27]

Grundlagen der Auffassungen Bellers (und seiner jeweiligen Co-Autorin) zum moralischen Status von Anenzephalen sind im wesentlichen das von Hans-Martin Sass vorgelegte Konzept vom »Hirnleben« und die Differenzierung von biologischem und personalem Leben, wie sie u.a. Tristram Engelhardt formuliert. Dabei ist allen Autoren gemein, daß sie menschliche Personalität an kortikale Strukturen binden, d.h. an Großhirnareale; menschlicher Tod ist demnach nicht einmal ein Ganzhirntod.

Mit dem erklärten Ziel, eine einheitliche Definition sowohl des Beginns als auch des Endes menschlichen Lebens zu finden, entwickelt Sass auf der Grundlage neurophysiologischer Forschungsergebnisse das Konzept von *Hirnleben I* (54. bzw. – an anderer Stelle – 57. Tag der Schwangerschaft; Festigung von neuralem Gewebe) und *Hirnleben II* (70. Tag; Entwicklung von Synapsen, d.h. Kommunikationsfähigkeit).[28] Trotz vielfältigster Forschungs- und Therapiemöglichkeiten, die eine Orientierung am Hirnleben II mit sich bringen würde (zum Beispiel längere Fristen für Schwangerschaftsabbruch, Embryonalforschung etc.), empfiehlt Sass, der sich hinsichtlich des Beginns von Hirnleben I offenbar nicht endgültig festlegen mag, als ein »zusätzliches ethisches Sicherheitsnetz« hierauf zu verzichten und »vom Beginn der Phase von Hirnleben I [...], dem werdenden menschlichen Leben den vollen rechtlichen Schutz und die volle ethische Solidarität und Achtung zuzusprechen«.[29] Schutz und Solidarität erfährt konsequenterweise nicht, wer dieses Stadium nicht erreicht – bzw. wieder verloren – hat, d.i. zum Beispiel das anenzephale Neugeborene.

Beller und seine Co-Autorinnen Kerstin Czaia bzw. Julia Reeve modifizieren zwar die zeitlichen Festlegungen Sass' – da das Neuralrohr sich bis zum 30. Schwangerschaftstag geschlossen haben müßte, um die Ausdifferenzierung eines Gehirns überhaupt zu ermöglichen, geben sie, mit einer Sicherheitsmarge von einigen Tagen, den 35. Tag als Beginn von Hirnleben I an –, doch ändert sich an der Grundüberlegung nichts, im Gegenteil: Während beim »normalen« Fötus nämlich Hirnleben und damit personales menschliches Leben einsetze, komme das *experimentum crucis* des

Hirntod-Konzepts, der anenzephale Fötus, den Beller/Czaia einmal mit »Abortmaterial« vergleichen, nach ihrer Ansicht über den Status vegetativen Lebens nicht hinaus.[30] Damit greifen sie eine nicht so sehr biologische als vielmehr moralisch relevante terminologische Differenzierung auf, wie sie im Kontext utilitaristisch-bioethischer Argumentation u.a. Engelhardt und sein US-amerikanischer Co-Autor, der Mediziner Robert Cefalo, formulieren: Anspruch auf vollen moralischen Schutz, und d.h. wesentlich auch Schutz vor physischen Übergriffen, genießen demnach nur solche Entitäten, die über Gehirnstrukturen als biologisches Substrat der Empfindungsfähigkeit (sentience) verfügen. Empfindungsfähigkeit ist in dieser Perspektive die Grundlage eines personalen Daseins – schutzwürdig sind also nur (potentielle) *Personen*. Unabhängig davon, ob noch vegetatives, d.i. hier vom Hirnstamm integriertes biologisches Leben existiert (zum Beispiel Atmung), markiert der Verlust aller relevanten Großhirnstrukturen demnach den Tod der Person.[31] Dies gilt in ganz eigener Weise auch für anenzephale Neugeborene, auf die eine wie immer formulierte Hirntod-Feststellung kaum angewandt werden kann: »Wenn ein menschlicher Körper niemals so organisiert war, daß er zu einem fühlenden, empfänglichen Ganzen wurde, dann ist dieser Körper niemals zum Körper einer Person geworden. Er ist niemals als eine Person lebendig geworden, wie eine Person lebendig ist in der Welt. Er entspricht vielmehr dem Körper eines hirntoten, ansonsten aber lebendigen menschlichen Wesens. Daher sollte es, analog der Erklärung über den Hirntod, eine formale Erklärung über das Nichtvorhandensein eines Gehirns geben, wenn festgestellt wird, daß ein anenzephales Kind geboren wurde.«[32] Nur konsequent, daß der Fötus nach einer Empfehlung von Beller/Reeve vor dem 36. Schwangerschaftstag nicht in die »menschliche Gemeinschaft« aufgenommen werden sollte – wobei die AutorInnen wie auch Sass, Engelhardt und andere gern auf die judaisch-christliche Religionstradition verweisen: So sei im Talmud erst ab dem 50. Tag (nach der Empfängnis?) vom Menschen die Rede, und Thomas von Aquin habe in Anlehnung an Aristoteles die Beseelung männlicher Föten auf den 40. Tag, die weiblicher Föten auf den 80. Tag nach der Empfängnis datiert.[33]

Ein – oft noch spontan-atmendes – anenzephales Neugeborenes wird in der hier dargestellten Logik für nie-gelebt-habend erklärt – und aus bioethischer Sicht umstandslos zum legitimen Objekt transplantationsmedizinischer Begehrlichkeit gemacht. Dabei wird der Zusammenhang zwischen einem »Organmangel« und dieser pragmatischen Umdefinierung gar nicht geleugnet. Die Autorin Mary Ann Cutter beispielsweise schreibt mit erschreckender Deutlichkeit: »In der gegenwärtigen gesetzlichen Situation muß ein Individuum vor der Entnahme von Organen aber für tot erklärt werden [...]. Der Organ-Bedarf wird jedoch immer drängender. Rasch zunehmendes technisches Wissen in der Transplantation fetaler Organe [...] bietet die Möglichkeit, das Leben einer bedeutenden Anzahl von Kindern zu retten. Daher sehen wir uns mit dem Problem konfrontiert, das gespannte Verhältnis zwischen dem gegenwärtigen Umgang mit Anenzephalen und dem Bedarf an Organen in Einklang zu bringen − in Verbindung mit dem Wunsch mancher Eltern, die Organe ihrer anenzephalen Kinder zu spenden.«[34]

Es kann kaum verwundern, daß die Menschenwürde anenzephaler Neugeborener angesichts derart »starker Argumente« − wie der Möglichkeit ihres Einsatzes zur Lebensrettung anderer unter Verwendung ihrer Organe − schweren Schaden nimmt; mit der Abwesenheit von Gehirnstrukturen geht im bioethischen Diskurs offenbar die Aberkennung jeglicher menschlichen Rechte einher. Nur so ist zu erklären, daß Beller und Reeve in offensichtlicher Pervertierung der Idee des Kategorischen Imperativs behaupten können: »In einem philosophischen Sinne ist der Anenzephale keine Person, kein Zweck in sich selbst, sondern nur ein Mittel.«[35] Hieß es bei Kant noch: »Handle so, daß du die Menschheit, sowohl in deiner eigenen Person, als in der Person eines jeden anderen, jederzeit zugleich als Zweck, niemals bloß als Mittel gebrauchst«[36], so verliert die utilitaristisch geprägte und fixierte Bioethik vollkommen aus dem Blick, daß Menschen (bzw. alle Lebewesen überhaupt) keine Schachfiguren sind, die nach Belieben eingesetzt und geschlagen werden können. In ihrem Versuch, den Menschenrechtsgedanken auf »vollwertige« Menschen einzugrenzen, übersieht sie jedoch nicht nur, daß eine Ethik sich gerade durch die Solidarität mit dem hilfsbedürftigen Anderen auszeichnen könnte, wie Ludger Honnefelder bemerkt,[37] sondern liefert gar noch Indizien dafür, daß es ihr nicht einmal mit einer Einschränkung des unbedingten Lebensrechts auf »vollwertige« Menschen = Personen wirklich ernst ist.

Nur *bioethisch* folgerichtig ist es, daß der nordamerikanische Medizin-Ethiker Richard Zaner meint, selbst die im Kontext einer geplanten Explantation notwendige invasive »Spenderkonditionierung« könne den Interessen Anenzephaler zuwiderlaufen – sie hätten schlicht keine.[38] Wenn der Autor an anderer Stelle betont, die Aberkennung des Person-Status habe keinesfalls eine inhumane Behandlung des Anenzephalen zur Folge, dann scheint dies angesichts seiner eigenen Ausführungen wenig glaubwürdig und nachgerade obszön, denn immerhin schützt nichts und niemand das anenzephale Kind vor seiner eigenen Zerlegung. Wie berechtigt eine solche Interpretation ist, zeigt beispielhaft eine Bemerkung des Kardiologen Bailey aus Loma Linda/USA, der Anenzephale als ein »nonpersonales menschliches Derivat« bezeichnet, als eine »Ressource, die wir kapitalisieren sollten«.[39]

Noch eine letzte Bemerkung zur Fragwürdigkeit der hier referierten Haltung auch angesichts möglicher Zukunftsszenarien: Zwar unterscheidet sich die Anenzephalie durch die Schwere der Schädigung grundsätzlich von allen anderen Fehlbildungen mit begrenzter Lebenszeit. Doch übersehen Beller, Zaner und all jene, die für eine umstandslose Vernutzung Anenzephaler eintreten, daß das Krankheitsbild ›Anenzephalie‹ keineswegs einheitlich ist.[40] Der Mediziner und Medizin-Ethiker Alexander Capron nennt Beispiele der Erscheinungsformen von An- und Exenzephalie und weist dabei auf die Gefahr von Fehldiagnosen hin, da andere schwere neurologische Schädigungen des Neugeborenen konzeptuell *nicht* von der Anenzephalie zu unterscheiden seien. Gleichwohl ist nicht die beabsichtigte »Verwendung« anenzephaler Neugeborener zu Transplantationszwecken in der Folge ihrer Für-tot-Erklärung der Grund für Caprons Zurückweisung der Explantation solcher Kinder, sondern vielmehr die Gefahr bzw. logische Notwendigkeit der Ausweitung der Kategorie ›nicht lebensfähig‹ auf andere schwerstkranke und sterbende Neugeborene: Weiter entwickelte Kinder, so ein mehrere Wochen alter Säugling mit Hydrozephalus, wären für die Transplanteure aufgrund der ausdifferenzierten Organe als »Organressource« nämlich deutlich attraktiver.

Bemerkenswert ist schließlich das Gewicht, das die oben beispielhaft zitierten AutorInnen den Interessen der betroffenen Eltern bzw. Mütter beimessen. Dabei wird immer wieder ein Zusammenhang hergestellt zwischen dem Schicksal der Eltern und dem Bedürfnis, der Schwangerschaft einen Sinn abzugewinnen. Beller/Reeve halten es für einen massiven Eingriff in die Autonomie und Integrität der Frau und Mutter, ihr das Recht auf Entbindung und Organspende des Anenzephalen (im übrigen eine Spende der *Mutter*, die etwaige Interessen des Säuglings in keiner Weise berücksichtigt!) streitig zu machen. Und auch Zaner sieht in der Verweigerung der Möglichkeit der Spende (der Organe des Anenzephalen) im Grundsatz einen Angriff auf die Interessen der Eltern.

Ganz anders dagegen Cefalo/Engelhardt, die in diesem Kontext der Möglichkeit zur Rettung von Menschenleben Priorität eingeräumt wissen wollen und dabei die Schwangere offensichtlich als eine Art »Superintensivstation« betrachten, wenn sie schreiben: »Eine Schwangerschaft mit einen anenzephalen Fötus in der Absicht aufrechtzuerhalten, das Kind auszutragen, so daß seine Organe entnommen [»harvest«] werden können, entspricht in etwa dem, den Tod eines tief komatösen Erwachsenen zum Zweck der [späteren] Nutzung seiner Organe hinauszuzögern.«[41]

Die Befürchtung Alexander Caprons, daß sich vor dem Hintergrund eines strukturellen Organmangels der Druck auf die Frauen verstärken werde, anenzephale Föten auszutragen – hier steht eine ganz eigentümliche Nutzung pränataler Diagnostik ins Haus, an deren Ende lebensfähige Behinderung verhindert, lebensunfähige Behinderung hingegen ausdrücklich befördert wird –, scheint durchaus plausibel, vergegenwärtigt man sich, daß zum Beispiel Cefalo/Engelhardt über Möglichkeiten nachdenken, auch weniger an Sinnfindung interessierte Frauen zum Austragen einer solchen Schwangerschaft zu bewegen: »[...] es scheint, daß die juristische Grundlage gering ist, die Abtreibung bei Frauen mit dem Ziel zu verhindern, daß sie ein anenzephales Kind als Organspender zur Welt bringen. Abtreibungsgegnern sollte das Interesse, nicht das Abtreibungsübel zu ermutigen, ein Argument für die Austragung des Fötus liefern, selbst wenn der Zweck die Gewinnung von Organen ist.«[42] Hier wird nicht nur sehr ernsthaft über rechtliche Schritte nachgedacht, einer Frau die Entbindung eines anenzephalen Kindes aufzunötigen. Darüber hinaus werden die Gegner der Abtreibung – die sich so gerne Lebensschützer nennen – mit Argumenten versorgt, eine Schwangere unter zusätzlichen moralischen Druck zu setzen, ein schwerstbehindertes und ganz sicher sterbendes Kind auszutragen, ungeachtet der emotionalen Beschädigungen, die diese Frau davontragen könnte.

Auf der Folie wachsenden Organmangels und einer immer wieder aufgenommenen Diskussion um Beginn und Ende des Lebens auch hierzulande und schließlich unter Berücksichtigung der von Befürwortern einer Explantation bei lebenden Anenzephalen immer wieder ins Feld geführten Kostenersparnis bleibt abzuwarten, wie lange die von der Arbeitsgemeinschaft der Transplantationszentren in der Bundesrepublik 1991 verabschiedete Resolution Bestand haben wird, in der es heißt:

»1. Nur bei toten Neugeborenen kommt eine Organentnahme in Betracht.
2. Ein anenzephales Neugeborenes kann nicht schon aufgrund seiner Fehlbildung als tot angesehen werden.
3. Der Hirntod im Sinne des vollständigen und irreversiblen Ausfalls aller Hirnfunktionen muß zweifelsfrei festgestellt werden. Dafür gelten dieselben Kriterien wie bei jeder anderen Organentnahme. [...]
4. Die Arbeitsgemeinschaft der Transplantationszentren hält es trotz des wachsenden Bedarfs an verfügbaren Spendernieren nicht für erstrebenswert, Organe toter Neugeborener zu transplantieren. Sie hält es für ethisch unvertretbar, anenzephale Foeten nur zum Zwecke der Organgewinnung [sic!] von der Mutter austragen zu lassen.«[43]

Wie wichtig ein Festhalten an diesen Prämissen wäre, illustriert schlaglichtartig der Bericht eines Vaters über sein anenzephales Kind: »Ich weiß, daß er Schmerzen empfinden konnte. Er entwickelte eine klare Persönlichkeit, zeigte Freude durch Lächeln, Unmut bei Aufregung. [...] Nur ein einziges Mal schrie er, – nämlich als er starb – ein wahrlich herzzerbrechender Laut, der klar sein Leiden zeigt. Ich würde krank werden beim Gedanken daran, daß Babies wie mein Sohn unter dem Messer eines Chirurgen sterben.«[44]

1.3. Ungeborene Körperteile – die Verwendung von Fetalgewebe

Die Verfügbarmachung anenzephaler Neugeborener zum Zweck der Explantation ist nach Ansicht der Hamburger Politologin Ingrid Schneider nur der logische Zwischenschritt auf dem Weg zur Nutzung einer Gewebe- und Organ»ressource«, der manche Forscher geradezu phantastische Eigenschaften zuschreiben – dem Gewebe von (abgetriebenen) Embryonen bzw. Föten.* Erst im

---

*Zur Terminologie: Der Unterschied zwischen Embryonen und Föten liegt in ihrem Alter – und daher in ihrer Entwickeltheit: Embryonen sind jünger als drei Schwangerschaftsmonate, Föten hingegen älter. In der Literatur firmieren beide »Gewebearten« unter dem Begriff Fötal- bzw. Fetalgewebe. Was sich angesichts der in vielen Staaten geübten Abtreibungspraxis bis zur 12. Schwangerschaftswoche

Kontext der Explantation Anenzephaler seien jene Begründungsmuster entwickelt worden, die nun auch der Nutzung von Fötalgewebe Anerkennung verschaffen sollen.

Die Fötalgewebsforschung verknüpft Transplantationsmedizin, Gen- und Reproduktionstechnologie und Pränataldiagnostik und wird nach Ansicht – nicht nur – ihrer Befürworter in Zukunft außerordentliches Gewicht erhalten. Prognosen der UNESCO beispielsweise deuten darauf hin, daß nach dem Jahr 2000 jeder zweite chirurgische Eingriff eine Transplantation von Organen, Zellen oder Geweben sein wird.[45] Und der US-amerikanische Ökonom Emmanuel Thorne ist der Überzeugung, daß die quasi-industrielle Vernutzung von Fötalgewebe die Wachstumsraten konventioneller Transplantationsmedizin weit übertreffen wird; fetale Organe und Gewebe könnten zu einer der wertvollsten Waren der Bioindustrie werden.[46] Manche Mediziner halten die Zellen und Organe von Embryonen bzw. Föten für »nahezu universelle Ersatzteile«,[47] deren Verwendung die Praktiker im Vergleich mit konventionellen Geweben, d.h. solchen von geborenen Lebewesen, gravierende Vorteile zuschreiben: Da Fötalgewebe noch undifferenziert ist und erst im Entwicklungsverlauf Gestalt annimmt, scheint es besser geeignet, beschädigtes Gewebe zu ersetzen und biochemische Funktionen zu übernehmen; es läßt sich leichter kultivieren, vermehren und transplantieren. Darüber hinaus besitzt es ein größeres Wachstumspotential als konventionelles Gewebe, paßt sich leichter an eine »neue Umgebung« an, ist recht unempfindlich gegen Sauerstoffmangel und ruft schließlich in weitaus selteneren Fällen immunologische Reaktionen (= Abstoßung) hervor.

Diese miniaturisierte Transplantationsmedizin soll mit embryonalen und fötalen Zellen Krankheiten heilen helfen, deren Behandlung noch vor wenigen Jahren vollkommen aussichtslos erschien, – so jedenfalls die Vision von Medizinern. Das gilt in erster Linie für die Parkinson-Erkrankung oder auch Schüttellähmung, hervor-

---

(soziale Indikation) wie ein terminologischer Mißgriff ausnimmt, erweist sich bei näherem Zusehen als durchaus zutreffend. So scheinen in einer Vielzahl von Fällen nur höherentwickelte Gewebe bzw. differenzierte Organe für eine Transplantation geeignet (zum Beispiel Pankreas), was einen Rückgriff auf Föten notwendig macht. Die Möglichkeiten der Nutzung werden insofern perspektivisch auch für diese 2-10 Prozent aller Abtreibungen infolge medizinischer oder eugenischer Indikation neue Abtreibungstechniken mit sich bringen, die allein dem Interesse der Gewinnung »zweckmäßigen Materials« dienen.

gerufen durch die Zerstörung L-Dopamin produzierender Zellen im Gehirn des Betroffenen mit der Folge unkontrollierter Bewegungen der Gliedmaßen sowie Sprechstörungen. Von der seit 1982 in mehr als 200 Fällen praktizierten Implantation fötaler Hirngewebszellen in die Gehirne Parkinson-Kranker erhoffen sich Mediziner wie Kranke eine deutliche Symptomlinderung oder gar Heilung. Auch zur Behandlung von Diabetes wird fetales Gewebe verwendet.[48] Weltweit wurden bis 1990 über 600 fetale Bauchspeicheldrüsen in die Körper von Zuckerkranken implantiert und sollen dort helfen, körpereigenes Insulin zu produzieren. Während Abstoßungsreaktionen bei dieser Methode immer wieder vorkommen, wird die Implantation fetaler Lebern, bisher ca. 300fach praktiziert, vom Körper der Empfänger offenbar eher toleriert. Schließlich tauchen neben der Behandlung von Stoffwechselerkrankungen, Leukämien u.ä. am Horizont der »Fötalmedizin« noch ganz andere Möglichkeiten auf. So sollen selbst kosmetische und Wiederherstellungseingriffe durch die Verwendung von Fetalgewebe eine neue Qualität bekommen.[49] Kimbrell zufolge wird dem Leistungssport in diesem Kontext möglicherweise eine gewisse Katalysatorfunktion zukommen. Dort nämlich könnte die Implantation fetaler Zellen Heilungsprozesse beschleunigen oder auch die Produktion körpereigener Hormone anregen. Angesichts der lockenden Gewinne auf diesem Sektor blieben moralische Bedenken wohl auf der Strecke.[50]

Der Nutzen all dieser noch im Stadium klinischer Forschung stehenden Praktiken ist allerdings durchaus umstritten. Auch hartnäckige Vertreter dieses Verfahrens gestehen zuweilen, daß es für die Wirksamkeit der bisher noch hochexperimentellen Behandlung kaum Beweise gibt. Hinsichtlich der Parkinson-Erkrankung etwa scheint die Implantation von Hirngewebszellen nicht erfolgreicher als andere Methoden. Gleichwohl gehen die Zukunftsvisionen von Forschenden und Praktikern über die hier beschriebenen Transplantationsmöglichkeiten längst hinaus: Von Alzheimer-Erkrankung und Chorea-Huntington über Schlaganfall, Epilepsie und Querschnittlähmung bis hin zur Unfruchtbarkeit* reichen

---

*Die Tatsache, daß ein wenige Wochen alter weiblicher Fötus etwa fünf Millionen unreife Eizellen in sich trägt, ist von der Fortpflanzungsmedizin schon als unbegrenztes Reservoir künstlicher Befruchtung erkannt worden, weshalb es zukünftig möglich sein könnte, daß die Eizellen- oder Eierstockempfängerin ein Kind zur Welt bringt, dessen genetische Mutter nie geboren wurde.

die Behandlungs-Perspektiven dieses Transplantationssektors, der im Gegensatz zur »klassischen« Organtransplantation jedenfalls nicht unter »Materialmangel« leidet. Denn die Hauptquelle von Forschung und Implantation sind Embryonen resp. Föten aus Abtreibungen, seltener aus Fehlgeburten oder Eileiterschwangerschaften, ein Sachverhalt, der den Wissenschaftler Antonin Scommenga zu folgender Aussage veranlaßte: »Wir stehen kurz davor, uns selbst zu verändern. Es ist mir klar, daß wir dabei sind, die Büchse der Pandora zu öffnen, oder eine Dose mit Würmern, was immer Sie wollen, aber ich denke, daß es in Zukunft Feten geben wird, die als Ersatzteillager heranwachsen werden.«[51] (Wenn zukünftig gentechnische und fortpflanzungsmedizinische Verfahren zumindest technisch das Klonen identischer Embryonen ermöglichen, die bei Bedarf zu explantationsfähigen Organismen herangezogen werden könnten, so ist das allerdings eine nicht weniger erschreckende Aussicht.)

1.3.1. Die Rolle der Frauen

Andrew Kimbrell berichtet über Fälle aus den USA, in denen – schon Ende der 80er Jahre – Frauen ein Kind zeugen und im Schwangerschaftsverlauf abtreiben lassen wollten, um durch die Transplantation von Fetalzellen bei sich selbst oder ihren Angehörigen Linderung oder Heilung zu erzielen: 1991 war zum Beispiel einem 14 Monate alten Mädchen Knochenmark entnommen worden, um damit die 18jährige Schwester gegen Leukämie behandeln zu können. Die Mutter hatte das Kind, wie sie selbst mitteilte, allein zu dem Zweck empfangen, einen passenden Spender zu finden – was im übrigen die Frage aufwirft, was geschehen wäre, hätten pränatale Tests die »Untauglichkeit« des Fötus ergeben.[52]

Die Gefahr, daß ein Un- oder Neugeborenes zukünftig als Gewebelieferant oder Organ-Ersatzteillager dienen könnte, sahen bereits 1984 einige Abgeordnete des Europa-Parlaments, deren Entschließungsantrag forderte, jede Möglichkeit zu verhindern, »daß eine Frau ermuntert wird, schwanger zu werden mit dem erklärten Ziel, die Schwangerschaft zu unterbrechen, um den Fötus oder sein Gewebe für Untersuchungen, Forschungen oder Verwendungen gleich welcher Art zur Verfügung zu stellen«.[53] Daß dieser Antrag den Begriff Frau verwendet, ist keineswegs so selbstverständlich, wie es zunächst scheinen mag, und wahrscheinlich wesentlich der Notwendigkeit eines Adressaten für diese Forderung geschuldet.

Obwohl Frauen ja erkennbar die »Produzentinnen« des neuen medizinischen Rohstoffs Fetalgewebe sind, kommen sie in der einschlägigen Diskussion der Fachleute nämlich schlicht nicht vor,[54] an ihrem Wohlergehen hat offenbar kein Transplanteur ein Interesse: Unabhängig davon, ob die Initiative der »Vernutzung« von den Frauen ausgeht oder, wahrscheinlich weitaus häufiger, von den Praktikern der Fetalmedizin, wird sich das gesamte Abtreibungsgeschehen mehr und mehr an der Gewinnung »optimalen Materials« zu Implantationszwecken orientieren. Dazu bedarf es aber nicht nur einer liberalen Abtreibungspraxis (pro Implantation werden etwa 8 Embryonen oder Föten benötigt), sondern auch veränderter Techniken, die das Geschehen sowohl auf bis zu 30 Minuten verlängern wie auch zusätzliche Gesundheitsrisiken für die betroffenen Frauen mit sich bringen. Kimbrell erwähnt in diesem Kontext den vermehrten Einsatz von Ultraschall, die Verminderung des Abtreibungssogs, die Verwendung größerer Küretten und die Technik der Gewebeentnahme vor der eigentlichen Absaugung; alle diese Techniken können vermehrt Krämpfe, Infektionen oder Verletzungen des Geburtskanals sowie weitere physische und psychische Komplikationen verursachen. Drastischer noch scheinen die Veränderungen der Abtreibungspraxis im zweiten Schwangerschaftsdrittel, wie sie Ingrid Schneider beschreibt. Die bisher geübte Praxis der Gabe weheneinleitender Medikamente führt hier zu einer »schlechten Ausbeute«, weshalb der Kürettage (Ausschabung) oder auch der Hysterotomie der Vorzug gegeben wird. Die Hysterotomie ist eine Art Kaiserschnitt, ein schwerwiegender und für die betroffene Frau riskanter Eingriff, bei der die Gebärmutter aufgeschnitten wird, um so den Fötus in toto zu entnehmen. Zuweilen wird auch konzentrierte Kochsalzlösung in den Uterus gespült, um auf diese Weise einen Spontanabort herbeizuführen.[55]

In der »Herstellbarkeit« von Fetalgewebe durch Zeugung liegt schließlich, was im Bereich der konventionellen Transplantation längst massenhafte Realität geworden ist – die Möglichkeit der Kommerzialisierung. Sind erst einmal entsprechende Gefrier- und Lagertechniken entwickelt, steht dem weltweiten Transport von Geweben nichts mehr im Wege. Wer oder was könnte Frauen – vornehmlich aus ärmeren Regionen der Erde – wohl davon abhalten, sich als eine Art Auftragsproduzentinnen für transplantierbares Gewebe zu betätigen?[56] In jedem Fall werden auch hier die Grenzen zwischen Altruismus, Nötigung und Existenzsicherung schnell verwischen.

1.3.2. Tot oder lebendig – zum moralischen Status von Ungeborenen

An dieser Stelle soll nicht der Frage nachgegangen werden, ob bzw. wie die Praxis der Abtreibung zu legitimieren ist - wir setzen sie als eine gesellschaftliche Tatsache voraus. (Im übrigen wird diese Frage auch von Medizin-Ethikern bemerkenswert schnell erledigt: Weil – und sofern – die Abtreibung ohnehin stattfindet, mache sich der Fetalgewebe nutzende Transplanteur nicht der Tötung oder auch nur der Beihilfe zur ihr schuldig, wie Tristram Engelhardt ausführt.[57]) Angesichts der Brisanz der Problematik wird die Frage nach dem moralischen Status der derart zu vernutzenden Embryonen und Föten selten thematisiert. Immerhin werden sie ja auf eine Weise aus dem Uterus entfernt, die sie oder Teile von ihnen »am Leben« läßt; totes Gewebe wäre für den angestrebten Zweck ja vollkommen sinn- und nutzlos. Ganz unbeantwortet ist jedoch die Frage, was denn dieses vorgeburtliche Leben ist und wie der Tod eines Fötus, der Hirntod zumal, festgestellt werden kann. (Diese Diagnose ist nicht einmal bei Neugeborenen sicher möglich.) Kimbrell zufolge zeigen Mediziner wenig Interesse, sich mit dieser Frage und der damit zwangsläufig wohl praktizierten Vivisektion von Föten zu befassen – oder plädieren wegen der »ohnehin nicht gegebenen Lebensfähigkeit« einfach für deren gesetzliche Freigabe, was angesichts der von Ingrid Schneider berichteten »Zwischenfälle« bei indizierten Aborten doch bemerkenswert ist: Manche der erst recht spät im Schwangerschaftsverlauf ausgetriebenen Föten sind nämlich außerordentlich lebensfähig und müßten als Frühgeburten am Leben erhalten werden – wären da nicht die Fetalmediziner. Schneider referiert einen Fall aus Ungarn, in dem wenigstens sieben in dieser Weise frühgeborenen Säuglingen mit schwersten Behinderungen (!) die Bauchspeicheldrüsen explantiert wurden.[58] Vermutlich beruht eine derartige Praxis zuweilen auch auf Argumenten, wie sie aus der Debatte um Hirntod und Explantation bei anenzephalen Neugeborenen vertraut sind: Ein Vorschlag lautet beispielsweise, Föten als »noch nicht lebende« bzw. »nicht-menschliche« Organismen – und d.h. zugleich als tot – anzusehen, wobei einmal das Kriterium organismischer Einheit als Kriterium der Für-tot-Erklärung gilt, das anderemal die Entwicklung personaler Qualitäten.[59]

1.3.3. Implantation von Personalität? Zum Problem der Hirngewebstransplantation

Den Lebensbegriff problematisiert auch der Bonner Neurophysiologe Linke, wenn er fragt, wie es möglich sei, *lebendes* Gewebe *nicht*-lebender Föten in die Hirne von Parkinson-Kranken zu implantieren. In der Konfrontation der vermeintlich handlungsleitenden Hirntod-Konvention mit der Praxis der Hirngewebs-Transplantation zeigt sich seiner Ansicht nach ein eklatanter Widerspruch, der jedoch weder im Rahmen der neuen Forschungsrichtung noch innerhalb der konventionellen Transplantationsmedizin thematisiert werde:[60] Die erste fordert zwingend den Tod, die zweite das Leben des Gehirn(gewebe)s. Bestimmt man den Fötus nach den Kriterien des Hirntodes als tot, so wird kaum plausibel, wie aus ihm lebendes Hirn-Gewebe entnommen werden könnte. Die Implantation von funktionstüchtigem Hirn-Gewebe setzt vielmehr unabdingbar Leben voraus. Dieser bemerkenswerte Unterschied zu »klassischen« Transplantationen – und zugleich der gravierendste Verstoß gegen das Hirntod-Kriterium – wurde jedoch bisher noch von keiner Ethik-Kommission thematisiert.

Ein weiteres kommt hinzu. Bestimmt man nämlich das Wesen des Menschen (d.h. auch »menschliches Leben«) ausschließlich oder vorrangig an dessen geistiger Leistung(sfähigkeit), so könnten letztlich geistig defizitäre Menschen (Anenzephale, Apalliker, Demente) kurzerhand für tot erklärt werden. Das aber wirft neue und nicht minder gewichtige Probleme auf: »Wenn die Entscheidung über Leben und Tod eines Menschen [...] am Gehirn oder gar am Großhirn festgemacht wird, dann müßte es doch ein vollkommenes Tabu sein, aus dem Großhirn, dem Träger der Persönlichkeit also, Hirngewebe zu entnehmen, um es anderen Personen einzupflanzen.«[61]

Obgleich Linke hier etwas unscharf argumentiert – im bioethischen Diskurs zeichnet sich eine Person ja gerade durch die *Aktualität* von Bewußtsein und seinen Leistungen aus und auch der Autor verwechselt das Substrat des Geistes mit dessen Korrelaten –, ist der Grundgedanke doch klar. Linke kritisiert den gedankenlosen Umgang der Transplanteure mit dem Problem personaler Identität und deren immerhin mögliche Beeinflussung durch die Überpflanzung von Fremdgewebe. Wo mit der Übertragung von Gewebe auch der »Wesenskern der Persönlichkeit« berührt werde, komme es zu einer neuen Unübersichtlichkeit in Fragen der

Selbstvergewisserung – die Implantation von Fremdgewebe bewirkt unter Umständen eine »Fremdherrschaft« eigener Art. Linke schreibt: »Lächeln kann unserem Willen unterworfen werden, aber es ist auch Ausdruck einer kleinen Seele, die sich im dritten Lebensmonat entwickelt und die sich in der Ausbildung eines Lustzentrums verwirklicht. Was wäre, wenn man feststellen müßte, daß das Zentrum für das Lächeln dieser kleinen Seele beim Austausch der Nervenzellen mit ausgewechselt wurde? Werden wir lange Gesichter, saure Mienen machen, wenn wir gewahr werden, daß eine Lust in uns Platz gegriffen hat, die gar nicht die unsere ist? Wir sind gewohnt, unsere Identität an der Unversehrtheit unserer Sphäre festzumachen, was aber, wenn in die Kugel unseres Hirnes Fremdes implantiert wird? Müssen dann nicht alle Vorstellungen von Eigenem und Innerstem zusammenbrechen, die wir so sorgfältig in der Abgrenzung gegen unsere Umwelt und Mitwelt entwickelt haben?«[62]

Am Ende sieht der Hirnforscher Linke auch den ewigen Traum menschlicher Unsterblichkeit am Horizont der Fetalmedizin aufleuchten. Wenn nach den Kriterien der WHO Alter als Krankheit definiert würde, so der Autor, lägen in der Implantation fetalen Gewebes »gute Chancen«, die Frage nach der Unsterblichkeit im Diesseits zu erledigen: nicht mehr Vererbung, sondern »Frischzellen« wären dann die kollektive Antwort auf Alter und Tod.[63]

Die Skepsis gegenüber der Hirngewebsübertragung als einer Art »metaphysisches Risiko« wird von europäischen Fetalforschern gewissermaßen mit einem Federstrich vom Tisch gewischt. So meint Prof. Walter, Neuropathologe an der Medizinischen Hochschule Hannover: »Letztlich herrscht Konsensus [sic!] darüber, daß die Nervenzellen, die mit übertragen werden, [...] ein genetisches Grundprogramm haben, daß aber die eigentliche Software [...] auf diesen Zellen noch nicht aufgeladen ist.«[64] Wir werden auf mögliche Intentionen und Implikationen dieser und ähnlicher Bemerkungen noch zurückkommen. Hier sei nur der Hinweis angebracht, daß Walter und seine Kollegen Mitglied eines europäischen Verbundes sind, dem es um die intensive Erforschung des Fetalgewebes und seiner medizinischen Möglichkeiten geht und der sich NECTAR nennt (Network of European Central Nervous System Transplantation and Restoration). Nektar gilt in der griechischen Mythologie als Wundertrank der Götter, der diesen ewiges Leben verleiht!

1.4. Das »Pittsburgher Modell« – der kontrollierte Herztod[65]

Das Pittsburgh Medical Center der dortigen Universität bildet gemeinsam mit den ihm angeschlossenen Instituten das weltgrößte Transplantationszentrum, in dem Anfang der 90er Jahre alle 18 Stunden ein Organ transplantiert wurde. Rund 20.000 Menschen sind dort unmittelbar oder mittelbar auf dem Transplantationssektor tätig, in Kliniken, Forschungslabors, Vor- und Nachsorgeeinrichtungen etc.

Auch in Pittsburgh dachte man bereits in den 80er Jahren über die Erschließung neuer »Spenderkategorien« nach, u.a. über die Möglichkeit der Organentnahme bei Menschen nach deren infolge eines Behandlungsabbruchs eingetretenem *Herz*tod.[66] Die Pittsburgher Transplanteure Michael DeVıta und James Snyder berichten über 4 Fälle aus den Jahren zwischen 1987 und 1991, in denen eine Organentnahme zumindest diskutiert, in zwei Fällen auch ausgeführt wurde.[67] Dabei hatte es sich entweder um Menschen im finalen Stadium einer Krankheit gehandelt oder um Patienten, die mit schwersten Verletzungen und ohne Aussicht auf Wiedererlangung »kognitiver Fähigkeiten« (DeVıta/Snyder) eingeliefert worden waren; in keinem Fall wäre jedenfalls die Anwendung von Hirntod-Kriterien zureichend gewesen:

Der erste Patient (schwere Herzerkrankung) atmete noch längere Zeit nach der »Entwöhnung« vom Beatmungsgerät, was seine Organe aufgrund des anhaltenden relativen Sauerstoffmangels unbrauchbar machte. (Infolge abnehmender Atemfrequenz sinkt der Sauerstoffgehalt des Blutes sukzessive, parallel verringert sich auch die Herzfrequenz. Hält dieser Zustand längere Zeit an, werden die Organe ischämisch, d.h. sauerstoffunterversorgt – die Folge ist ein langsames Absterben.)

Die zweite Patientin (48 Jahre, schwere Multiple Sklerose) atmete nach Abbruch der Behandlung ebenfalls für längere Zeit selbständig, weshalb der zuständige Transplanteur auch hier die Organe für untauglich erklärte; später erklärte er, daß nur der *wenige Minuten* nach Beatmungseinstellung eintretende und diagnostizierte Herztod eine Verwendung der Organe sichergestellt hätte. Das Ergebnis war eine raschere Entwöhnung späterer PatientInnen vom Beatmungsgerät.

Im dritten Fall (schwerste Hirnschädigung) konnte der Hirntod des Patienten aufgrund eines hohen Blutalkoholspiegels nicht verifiziert werden; nach 20minütigem Atemstillstand erklärte der behandelnde Arzt den Patienten trotz eines weiterhin schwach fühlbaren Pulses für tot. Die folgende »Organbeschaffung« verlief ohne Zwischenfälle.[68]

Der vierte Patient (Koma seit Wiederbelebung nach Herzstillstand) war wegen eines absehbaren Hirntodes und möglicher Explantation in das Pittsburgher Transplantationszentrum überstellt worden. Mehrere Tage später, sein Zustand war unverändert, baten die Angehörigen, so DeVita/Snyder, um Abbruch der Behandlung und um die Organentnahme nach Herztod, da der Betroffene nie wieder kognitive Kompetenzen erwerben würde. Nach erfolgter Entwöhnung vom Atemgerät kam es zum Herzstillstand; die spätere Explantation verlief »problemlos«.[69]

Wie DeVita/Snyder mehrfach betonen, hätten in allen Fällen die Patienten selbst bzw. deren Angehörige (»surrogates«) um die Organspende nach Herztod nachgesucht.

Die hier geschilderte Praxis der Organentnahme bei – offenbar noch nicht einmal – Herztoten stieß zumindest im Hinblick auf die letzten beiden Fälle auch innerhalb des Pittsburgher Zentrums auf eine gewisse Ablehnung, so daß die beteiligten Mediziner sich zu einer ihrer Meinung nach intensiven medizin-ethischen Auseinandersetzung genötigt sahen. Parallel zu der skizzierten Praxis waren mehr als 100 Ärzte, Ethiker und Pflegekräfte über mehrere Jahre damit beschäftigt, dem Modell des »kontrollierten Herztodes« ein medizin-ethisches Fundament zu legen; ein *Moratorium* hätten die Kritiker wegen der – nach Auskunft von DeVita/Snyder – immer wieder von Angehörigen nachgefragten Explantation nicht durchsetzen können. Eines der Ziele bestand darin, das Verfahren des kontrollierten Herztodes vor Angriffen zu schützen, insbesondere vor dem Vorwurf aktiver Euthanasie – die Organentnahme bei reanimierbaren Patienten kommt unter den Kautelen der Hirntod-Konvention auch in den USA einer gezielten vorzeitigen Beendigung des Lebens der Betroffenen gleich. Das Ergebnis ist das 1992 erschienene und seither mehrfach modifizierte »Pittsburgh Protokoll«, das den Ablauf einer Organentnahme bei NHBCDs (»Non-Heart-Beating Cadaver Donors«) minutiös regelt.

Das zentrale Element dieses Regelwerks, nach dem mittlerweile in den USA bereits mehr als 60 Kliniken arbeiten, ist die *Feststellung des Herztodes nach zwei*(!) *Minuten Pulslosigkeit*; nur die zügige Intervention sichert nämlich die Qualität der zu entnehmenden Organe. »*Auf der Grundlage der wenigen verfügbaren wissenschaftlichen Belege* wählte eine Gruppe von Intensivmedizinern mit klinischer und wissenschaftlicher Erfahrung auf dem Gebiet der Wiederbelebung einen Zeitraum von zwei Minuten Pulslosigkeit, um den Tod erklären zu können.«[70]

Das Procedere von Behandlungsabbruch, Vorbereitung zur Organentnahme und Todesfeststellung wird im Protokoll detailliert geregelt; auch werden die Verantwortlichkeiten genau definiert. Besonderes Gewicht legen die Pittsburgher Kliniker bei alledem auf den sogenannten *informed consent* der Patienten, der sich neben der Kenntnis des allgemeinen Verfahrens insbesondere auf die Zustimmung der Betroffenen zu den an ihnen *noch vor ihrem Tod* zu vollziehenden Maßnahmen bezieht. Bei DeVıta und Snyder heißt es dazu lapidar: »Solche Verfahren beinhalten alle Maßnahmen vor dem Tod, die allein zum Nutzen des Empfängers eingeführt wurden, zum Beispiel die Maximierung der Organ-Konservierung durch den Transport [des Sterbenden] in den Operationssaal oder das Legen von Gefäß-Kanülen vor [dessen] Tod. Solche Verfahren könnten die Trennung der sterbenden Patienten von ihren Lieben notwendig machen, was eindeutig nicht zum Nutzen dieser Patienten oder ihrer Familien ist.«[71] Von großer Wıchtigkeit ist den Autoren zudem, daß die Initiative zur Organspende immer vom Patienten ausgehen solle; eine umfangreiche Dokumentation dient darüber hinaus dazu, den Ablauf transparent und nachvollziehbar zu machen.

Kritiker weisen nun darauf hin, daß bereits die erste am Pittsburgher Protokoll orientierte Organentnahme gegen dessen elementare Grundsätze verstoßen habe. So sei die Familie der 38jährigen Patientin mit schwersten Hirnverletzungen von den Medizinern zunächst um die Organentnahme nach Hirntod gebeten worden. Als dieser wider Erwarten nicht eintrat und auch nicht mehr absehbar schien, habe die Familie die Beendigung lebenserhaltender Maßnahmen erbeten, woraufhin die Ärzte erneut um die Einwilligung zur Organentnahme ersuchten, nunmehr nach den Kriterien des kontrollierten Herztodes. Der Verlauf des Todes der Patientin gestaltete sich wie folgt:

»*Noch auf der Intensivstation wurden dafür die ersten Vorbereitungen getroffen, dann durfte die Familie Abschied nehmen. Um 13.30 Uhr verließ sie den Raum. Schon eine halbe Stunde später lag [die Patientin] auf dem Operationstisch.*

Sie hatte einen stabilen Blutdruck von 120/56 und 88 Pulsschläge in der Minute. Um 14.30 Uhr wurde die Sauerstoffkonzentration der

Beatmungsluft von 50 auf 21 Prozent herabgefahren, Bauch und Brust für die Organentnahme präpariert. Um 14.42 Uhr entfernten die Ärzte den Beatmungsschlauch. Im OP-Protokoll wird vermerkt: Die Patientin unternimmt keine eigenen Atmungsanstrengungen. Um 14.46 Uhr gab der Monitor unregelmäßige Herzfunktionen wieder. Der Blutdruck fiel rapide, der Puls war nicht mehr tastbar. Um 14.51 Uhr waren mit dem Stethoskop keine Herztöne mehr wahrnehmbar. Und um 14.52 Uhr ortete auch die Elektronik keinen Pulsschlag mehr. Die Patientin war ohne Reaktionen: Die Ärzte diagnostizierten Herzstillstand. Von diesem Moment an schreibt das ›Pittsburgh Protokoll‹ zwei Minuten [ohne Wahrnehmung von Herztätigkeit] vor, um den Tod erklären zu dürfen. Das geschah um 14.54 Uhr. 15 Sekunden später wurde das Transplantationsteam in den Operationssal gerufen.«[72]

Während DeVıta das beschriebene Verfahren mit dem Verzicht auf eine Autoreparatur gleichsetzt (»Das ist wie bei einem Auto, das einen irreversiblen Motorschaden hat und deshalb nicht von selbst innerhalb von zwei Minuten gestartet werden kann, und man beschließt, es nicht in die Werkstatt zu bringen«[73]) und sich davon eine Steigerung des Organaufkommens um bis zu 25 Prozent verspricht, nennen andere wie die US-amerikanische Medizinsoziologin Renée Fox von der Universität Pennsylvania das Vorgehen eine »schändliche Form des medizinischen Kannibalismus« und fordern dessen Verbot.[74]

Das Pittsburgher Modell des kontrollierten Herztodes nährt einmal mehr den Verdacht des Schweizer Soziologen Jean Ziegler, Ärzte würden mehr und mehr zu »Thanatokraten«, die den Tod nicht allein *fest-* sondern sogar *her*stellten.[75] Diese Befürchtung Zieglers, noch mit Blick auf die Hirntod-Konvention formuliert, wird angesichts der Entwicklungen auf dem Transplantationssektor immer virulenter, treibt mit dem Pittsburgher Modell neue Blüten. Die Transplantationsmedizin braucht das Sterben der einen, um die Heilungswünsche (die gelegentlich auch schon mal als Heilungsansprüche auftreten) jener anderen zu befriedigen, die nicht mehr an ihren Krankheiten, sondern an und auf der Warteliste sterben. Es mangelt eben an Organen, um »Überleben zu machen« (Michel Foucault). Deutlicher als im vermeintlich ethisch fundierten Pittsburgher Modell können Verwertungsinteressen wohl kaum formuliert werden, auch wenn dessen Befürworter geradezu mit dem Gegenteil argumentieren; DeVıta/Snyder beispielsweise begründen die Ablehnung eines Moratoriums der Explantation bei Herztoten mit drei vordergründig am Patientenwillen orientierten Argumenten:[76]

1. Wenn Menschen am Organmangel sterben und andere Menschen die »Abgabe ihrer Organe wünschen«, sei die Ablehnung dieser Spende unethisch.
2. Sofern geltendes Recht eine Spende erlaubt, könnte die Untersagung einer Spende Regresspflichten der Klinik nach sich ziehen.
3. Einem Patienten, der die Spende seiner Organe nach Herztod wünscht, dies zu verbieten, bedeute einen Eingriff in dessen Autonomie.

Der Rekurs auf die Patientenautonomie, wie wir ihn schon von der Diskussion um die Explantation Anenzephaler kennen (dort waren es die *Mütter*, denen generell ein Wunsch nach Sinnfindung unterstellt worden war), verkennt, daß von Autonomie spätestens dann nicht die Rede sein kann, wenn Dritte, hier: Angehörige über eine mögliche Organentnahme (nach Herztod) entscheiden oder wenn der Wunsch nach Beendigung lebenserhaltender Maßnahmen dem Wissen geschuldet ist, sich selbst und insbesondere *anderen* (!) mit einer schweren Krankheit nur zur Last zu fallen. Und geradezu scheinheilig muß der Verweis auf die Patientenautonomie genannt werden, betrachtet man ihn im Kontext jener Veränderungen im US-amerikanischen Transplantationswesen, wie sie seit 1991 etabliert wurden:

1991 wurde in den USA die nationale Verteilung von Organen dahingehend modifiziert, daß diese zunächst lokal und/oder regional vergeben werden sollten, um auf diese Weise kleinere Krankenhäuser auch auf dem Sektor der Überpflanzung von Körperorganen gegenüber den größeren Zentren konkurrenzfähig zu machen. Diese Praxis bedeutete für die großen Transplantationszentren eine drastische Einbuße an verpflanzbarem »Material«, so auch für das Pittsburgh Medical Center. Rückläufiges Organaufkommen bedeutet geringere Auslastung der Kapazitäten, schlechte Bedarfsprognosen, weniger Forschungsmittel etc. In Pittsburgh, so der dort tätige Transplantationsmediziner Joel Frader, reagiere man darauf sozusagen mit der Rekrutierung potentieller Spender aus den eigenen Reihen,[77] eine Praxis, die zu schwerwiegenden Interessenkonflikten führen werde. Konfliktpotential sieht Frader zunächst dort, wo Angehörige potentieller »NHBCDs« gedrängt werden könnten, auf weitere lebenserhaltende Maßnahmen zu verzichten mit dem moralisierenden Hinweis darauf, anderen Menschen auf diese Weise ein Weiterleben zu ermöglichen. Potentielle »Spender« (und hier kann redlicherweise nur mehr von potentiellen Organ»ressourcen« geredet werden) wären in diesem Sinne all jene Menschen, die infolge schwerster Verletzungen auch des Gehirns dauerhaft im Koma liegen – jedoch durchaus auch solche, die sich »freiwillig« für die Beendigung ihres Lebens entscheiden. Daß auch der Schritt nicht weit ist, Menschen im apallischen Syndrom (oder im »persistent vegetative state«, wie US-amerikanische Neurologen mittlerweile menschliche Qualitäten sprachlich eliminierend und die Komplexität pflanzlicher Organismen zugleich pauschal diskreditierend zu sagen pflegen) in diese Überlegungen mit einzubeziehen, liegt nach dem bisher Gesagten auf der Hand.

Doch Joel Frader, der gewiß als Experte bezeichnet werden darf, macht in durchaus kritischer Absicht noch auf eine weitere, bislang von den Begehrlichkeiten der Transplantationsmediziner unbehelligte Personengruppe aufmerksam: die potentiellen Organempfänger selbst. Warum wohl, so fragt er, sollte ein Mensch mit krankem Herzen unter den Bedingungen eines allgemeinen Organmangels am Leben gehalten werden, wenn seine sonstigen Organe intakt sind und Kranken helfen könnten – eine Frage, die um so virulenter wird, je mehr schwerstkranke Menschen dank modernster und umfassendster technischer Mittel in der Hoffnung auf ein neues, rettendes Organ am Leben erhalten werden können.[78] Wie naheliegend diese Überlegung ist, zeigt ein einfaches Rechenexempel: Wenn *ein* Herzkranker mit dem Ziel einer Herztransplantation am Leben erhalten wird, derweil aber zum Beispiel *vier* Menschen wegen Leberschäden, Nierenversagen, Mukoviszidose und schwerer Diabetes in Lebensgefahr sind, wäre es da nicht außerordentlich sinnvoll – nach vulgär-utilitaristischen Prinzipien sogar geboten –, das Leben des einen zu beenden, um vier anderen (plus den vielen anderen, die von weiteren Organen und Geweben profitieren würden) neues Leben zu geben?!

Wo der Existenzerhalt einer Klinik auf dem Spiel steht, so Frader, laufe der Patient Gefahr, dem ökonomischen Nutzenkalkül geopfert zu werden, insbesondere in großen Zentren, in denen Ex- und Implantation nahe beieinander liegen und Interessenkonflikte um so wahrscheinlicher werden. Hatte Gisela Wuttke noch Anfang der 90er Jahre davon gesprochen, daß die Hoffnung des potentiellen Organempfängers an eben jenem seidenen Faden hängt, der auch den potentiellen Organspender am Leben erhält und dies als antagonistischen Interessengegensatz interpretiert,[79] scheint die Dialektik des kapitalistischen Warenmarktes auch diesen Gegensatz auf ihre Weise sukzessive aufzuheben.

Zum Abschluß dieses Blicks in die neueren Entwicklungen auf dem Sektor der Organgewinnung noch ein letztes Beispiel einer Praxis, die durch kein Regelwerk ethisch verbrämt wird: Die regionale Organbank in Chicago/Illinois bemächtigt sich der Organe herztoter Menschen nach deren »unkontrolliertem« Tod, indem auf den Notfallabteilungen einiger Kliniken Verstorbene unverzüglich nach Herzstillstand »stückweise« gekühlt werden. Ohne Einwilligung von Betroffenen oder deren Angehörigen (die erst nach Abschluß der »Behandlung« um ihre Zustimmung zur Organentnahme gebeten werden) werden Katheder in Nieren und Bauchraum gelegt, so daß Nieren etc. zum Zweck späterer Entnahme »in situ« konserviert werden können. Derart vor vollendete Tatsachen gestellt, lehnt im übrigen nur ein Bruchteil der Angehörigen die Entnahme ab.[80] – Und im holländischen Maastricht hält man den Kreislauf herztoter (!) Patienten mittels Herzmassage und Beatmung mal eben über einen gewissen Zeitraum aufrecht, um die Angehörigen zur Möglichkeit der Explantation zu befragen.[81]

2. Psychosoziale Folgen – »Was kann man einem Menschen zumuten, ohne ihn zu zerstören?«[82]

In der folgenden Darstellung der psychischen und in einem gewissen Sinne sozialen Folgen des Transplantationsgeschehens für die Beteiligten sollen nicht so sehr die im weitesten Sinne positiven Auswirkungen herausgestellt werden; diese sind – zuweilen unangenehm propagandistisch gefärbt – vielfach dokumentiert.[83]

Ganz unbestritten ist, dies sei vorab ganz deutlich gesagt, daß der Empfang eines Organs von vielen Menschen als ein Segen empfunden wird. Wo aber die Darstellung der Transplantationsfolgen erkennbar – oder gar explizit – dem Zweck dient, die Bereitschaft zur Organspende zu erhöhen, da werden andere Erfahrungen, kritische Stimmen, skeptische Untertöne, vehementer Widerspruch marginalisiert, diskreditiert und im Extrem unterdrückt. Daß hieran oft Transplantationsmediziner selbst beteiligt sind, denen im Interesse öffentlicher Akzeptanz doch an einer fairen bzw. vertrauensfördernden Auseinandersetzung gelegen sein sollte, wird in einem anderen Zusammenhang noch zur Sprache kommen. An dieser Stelle geht es vielmehr darum, die psycho-sozialen Schattenseiten der Transplantationsmedizin zumindest ein wenig zu erhellen. Zugleich soll gezeigt werden, daß dem von Angstwurm formulierten Ziel: »Routine-Therapie Organspende« (und Transplantation) ein wenig mehr entgegensteht als nur einige »ungeklärte Fragen«, wie der Arbeitskreis Organspende in seinen Broschüren immer wieder abwiegelnd formuliert.

2.1. Der hirntote Mensch und dessen Angehörige

2.1.1. Der hirntote Mensch

Wenn im Rahmen der Betrachtung der psychischen Folgen der Transplantations-Praxis in einem ersten Ansatz vom hirntoten *Patienten* die Rede ist, so hat dies einen verhältnismäßig simplen Grund: Begreift man einen Menschen ohne nachweisbare Hirnfunktionen als *sterbend* und nicht, wie es Mediziner in der Logik des Hirntodes beständig tun, als *tot*, dann darf wohl angenommen werden, daß auch *seine* Psyche von dem Geschehen nicht unberührt bleiben kann (daß dies für die Physis gilt, ist evident). Allerdings ergibt sich hierbei das Problem, daß diese Annahme bzw. Vermutung aus naheliegenden Gründen nicht verifizierbar ist – jedoch ebensowenig zu falsifizieren. Nun herrscht auch unter Kritikern eines hirnorientierten Todesverständnisses keineswegs Einvernehmen über den möglichen psychischen Status hirntoter Menschen; im allgemeinen wird, betrachtet man die einschlägige Literatur, hierüber nicht einmal spekuliert. Insofern und weil – schon aus forschungslogischen Gründen – von einer hirnorientierten Sterbeforschung wenig Aufschluß in dieser Frage zu erwarten ist, verstehen sich die nachfolgenden Ausführungen gewissermaßen als ein Gedankenfragment.

Aussagen über die Erfahrung des Sterbens sind naturgemäß recht selten und stammen in den meisten Fällen von Personen, die infolge von Krankheit oder schwerer Verletzung an der Schwelle des Todes gestanden haben. Der amerikanische Psychiater Raymond A. Moody beispielsweise publizierte in den 70er Jahren etwa 150 Berichte über Todeserlebnisse von Menschen, die für (klinisch) tot erklärt, aber reanimiert worden waren.[84] Bemerkenswert an den von Moody zusammengetragenen Erinnerungen von der Todesgrenze – die nicht als Aussagen über »den Tod« interpretiert werden sollten – ist ihre relative Übereinstimmung: Die Erfahrungen scheinen jeweils »unbeschreibbar«, d.h. mit Worten im Grunde nicht zu erfassen; sie sind mit tiefen und zumeist positiven Gefühlen verbunden. Im einzelnen berichten die Betroffenen Eindrücke von Zeit- und Schwerelosigkeit, vielfach in Verbindung mit einem Verlassen des Körpers, Visionen von menschlichen Gestalten, oft Verstorbenen, auffällig häufig auch ein Vorübergleiten des Lebenspanoramas und der Rückbesinnung auf das eigene Leben. In den meisten aller berichteten Fälle nicht nur bei Moody[85] kommt es im Zuge des Sterbens oft zu einer »Ausweitung des Ich«; Ausweitung, Erlösung, ein »Sog von der anderen Seite« werden nahezu ebenso häufig beschrieben wie strahlendes Licht am Ende eines zu durchwandernden Tunnels. Der Psychiater Bernhard Bron bemerkt dazu, daß diese Erlebnisse als außerordentlich beglückend erlebt werden, so sehr, daß manche der reanimierten Menschen in der Folge zu Depressionen neigten oder jedenfalls einsam und introvertiert blieben.[86]

Grenzerfahrungen wie die hier nur andeutungsweise beschriebenen, von denen letztlich niemand mit Sicherheit sagen kann, an welchem Punkt auf dem Kontinuum von Sterben und Tod sie sich jeweils ereignen, haben im Rahmen naturwissenschaftlicher Erklärungsansätze erwartungsgemäß wenig Bestand. Wahrnehmungen wie der Austritt aus dem Körper, Lichter, nie gesehene Farben, Tunneleindrücke und schließlich die Vision menschlicher Gestalten schnurren unter dem Blick positivistischer Neurowissenschaften gleichsam zusammen – und werden von diesen zu Halluzinationen, Phantomerfahrungen oder sogenannten entoptischen = innervisuellen Prozessen eines dahinschwindenden und seiner selbst nicht mehr Herr werdenden Gehirns umdefiniert.[87] In dieser Sicht markiert der Tod des Gehirns als vermeintliches Substrat der hier skizzierten Vorgänge denn auch deren gewissermaßen natürliches Ende.

Es kann kaum verwundern, daß Wissenschaftler wie der US-amerikanische Psychopharmakologe Ronald Siegel auf der Folie neurophysiologisch fixierter Lebenswahrnehmung zu dem Ergebnis kommen, ein Leben nach dem Tode sei wissenschaftlich nicht nachweisbar – wobei bemerkenswert ist, daß von einem wie immer gearteten Leben *nach* dem Tode in der von Siegel kritisch kommentierten Literatur und Perspektive *nie* die Rede ist.[88] Welche Hybris aber, welche Vermessenheit, von der Nichtwahrnehmung von

»Bewußtseins«zuständen, über die redlicherweise ja nicht einmal angegeben werden könnte, auf welche Weise sie »wissenschaftlich« zu erfassen wären, gerade *weil* sie, wenigstens *nach* dem Tode, jeder Wahrnehmung herkömmlichen Typs notwendig verschlossen wären, welche Überhöhung menschlichen Wissens also, von einem Nicht-Wissen dieser Art auf Nicht-Vorhandensein zu schließen? Ohne in esoterische Dimensionen abgleiten zu wollen: Die nähere Betrachtung von Sterbevorgängen zeigt einmal mehr, daß die Aggressivität des Eingriffs Explantation in keiner Weise auf sicheren Fundamenten ruht. Niemand kann mit Gewißheit sagen, wann und warum bzw. wodurch Prozesse der hier beschriebenen Art zustande kommen noch, wann sie ihr Ende finden, wann mithin das Sterben dem Tod gewichen ist.

2.1.2. Die Angehörigen

In der in regelmäßiger Neuauflage erscheinenden Broschüre »Organspende rettet Leben!« des Arbeitskreises Organspende heißt es auf die Frage »Was sollen Angehörige tun, wenn um eine Organspende gebeten wird?«: »Liegt keine 'Erklärung zur Organspende' vor, so werden die nächsten Angehörigen um die Zustimmung zur Organentnahme gebeten [...]. Der nächste Angehörige kann die Zustimmung schriftlich oder mündlich erteilen. Alles weitere wird durch die Organisationszentrale eines Transplantationszentrums veranlaßt.«[89] Gewiß ist der Arbeitskreis an einer Vergrößerung des Spendenaufkommens interessiert, doch ist es legitim, jeden Zweifel, jedes Bedenken, jede Angst oder gar den Widerspruch bereits sprachlich zu eliminieren? Die einseitig auf Zustimmung hin formulierten Veröffentlichungen der Transplantations»branche« werten implizit Menschen ab, die sich aus verschiedenen Gründen *gegen* ihre eigene Explantation oder die ihrer Angehörigen entscheiden. Zugunsten eines absolut gesetzten Ziels »Organgewinnung« wird die alltägliche Realität vieler seelisch zumeist unvorbereiteter Menschen auf den Intensivstationen der Krankenhäuser nicht nur ignoriert, sondern sogar regelmäßig negiert, was in der Forderung mancher Transplanteure gipfelt, man möge die zweifellos stark beanspruchten Angehörigen von einer Entscheidung durch die Einführung einer engen juristischen Widerspruchslösung entlasten, die jede Organentnahme erlaubt, sofern der Betreffende *selbst* dem nicht zu Lebzeiten widersprochen hat. Auch im Falle der hierzulande über lange Zeit diskutierten »erweiterten Informationslösung« war eine der Begründungen, die Trauernden von der expliziten *Zustimmung* entlasten zu wollen — ein *Widerspruch* sollte weiterhin ausdrücklich formuliert werden müssen. Da eine solche Praxis erwartungsgemäß mit einem Mehr an Organen verbunden ist, scheint die Orientierung an den Bedürfnissen der Angehörigen mehr als vordergründig zu sein. Die »freie Entscheidung« jedenfalls kennt längst kein nein mehr.

An anderer Stelle war bereits die Rede davon, daß es Angehörigen hirntoter Menschen meist unmöglich ist, diese atmenden, schwitzenden Menschen als tot anzuerkennen. Beteiligte Ärzte, die unter solchen Umständen um die Einwilligung zur Explantation bitten, können der Skepsis schon aufgrund ihrer *Funktion* nur in *eine* Richtung begegnen — sie müssen die Zweifel und Ängste als unbegründet zerstreuen. In der Regel geschieht das in Form einer »vernünftigen« Belehrung, häufig wird aber offenbar auch auf mehr oder weniger sanften Druck auf die Angehörigen nicht verzichtet.[90] Im Ergebnis werden manchmal selbst Menschen, die zuvor von der Richtigkeit ihrer Einwilligung überzeugt waren, von Zweifeln befallen — und zwar beim Anblick des nach der Explantation nun *endgültig* Verstorbenen: Renate Greinert berichtet über diesen Augenblick: »Ein schockierendes Erlebnis war der Zustand, in dem ich Christian [ihren Sohn — M.S.] nach der Organentnahme wiederfand. Er erinnerte mich an ein ausgeschlachtetes Auto, dessen unbrauchbare Teile lieblos auf den Müll geworfen wurden. Kanülen steckten noch in seinen Armen und Händen. Ein Schnitt zog sich von seiner Kinnspitze bis tief in den Ausschnitt seines Hemdes. Die Augen fehlten.«[91] Kaum realistisch scheint der »emotionale und ethische Brückenschlag« zwischen Information und Anerkennung der Trauer, wie ihn der Tübinger Transplantations-Koordinator Heiner Smit für möglich hält, dessen Tätigkeit — nach seiner eigenen Beschreibung — doch ein wenig an die Funktion eines Notars bei der »Ziehung der Lottozahlen« erinnert: »Es ist die wichtigste Aufgabe des Transplantations-Koordinators, alle intraoperativen Schritte zu ›moderieren‹ und sich nach Beendigung des Eingriffs vom einwandfreien chirurgischen Verschluß des Abdomens und dem Gesamterscheinungsbild des Verstorbenen zu überzeugen.«[92]

Ein Indiz dafür, daß die Realität weit davon entfernt ist, die Interessen Trauernder und Kranker miteinander zu vermitteln, ist der von Smit selbst vorgelegte Verhaltenskatalog zum Umgang des medizinischen und pflegerischen Personals sowohl mit den hirntoten Patienten selbst wie auch mit dessen Angehörigen. Dort betont der Autor immer wieder die Notwendigkeit bindender Zusagen über den Umgang mit dem »Verstorbenen« und die Unangemessenheit jeder Art von (moralischem) Druck – und zeigt damit doch nur, wie berechtigt Kritik und Ängste sind: »Ein gedankenloses Verlassen des Operationssaals durch das Explantationsteam ›wie die Sau vom Trog‹, ohne jede Rücksicht auf den Verstorbenen wie auf das verbleibende Personal, läßt den berechtigten Verdacht aufkommen, daß der Verstorbene eben doch nur ein ›Ersatzteillager‹ war.«[93] Allerdings wäre es ein Irrtum zu meinen, Smit lasse angesichts eines solchermaßen berechtigten Verdachts ein spontanes Nein zur Organspende ohne Einwände zu. Abschließend heißt es nämlich: »Eine *nach reiflicher Überlegung* formulierte Ablehnung ist kommentarlos zu akzeptieren, ebenso eine Beschränkung der Organspende auf bestimmte Organe.«[94]

So sehr Menschen wie Heiner Smit sich bemühen mögen, den Angehörigen hirntoter Menschen die Situation zu erleichtern, ist es doch eben die Sache selbst, die dieses Ziel erschwert. Alle »Beratung« und »Information« hat nicht nur das erklärte Ziel ›Organgewinnung‹, sondern findet ja gerade statt, *weil* dieser künstlich herbeigeführte und aufrechterhaltene Zustand ›Hirntod‹ etwas anderes möglich macht als die Unterlassung aller weiteren Maßnahmen – *weil* er das Ziel ›Explantation‹ bereits in sich trägt. Es *ist* eben dieser Hirntod, der, weil er nicht umstandslos zum endgültigen Tod führt, sondern zur Verlängerung des Sterbens unter dem Primat der Organgewinnung, das Leid der Angehörigen vergrößert.

Schon aufgrund der von ihnen selbst hergestellten Situation und insbesondere infolge ihres beruflichen Interesses an den Organen potentieller *Spender* sind die beratenden Mediziner und Transplantations-Koordinatoren nicht neutral, sondern interessierte *Partei*, und sie sind es um so mehr, wenn sie die Interessen potentieller *Empfänger* und deren Angehöriger mit ins Spiel bringen, wie dies auch Smit tut: »Wie kann oder darf man sich verhalten, will man Trauer, Achtung vor dem Toten und Lebensrettung in ein akzeptables Gleichgewicht bringen?«[95] Mit dem Argument, die Einwilligung zur Explantation sei ein Akt tätiger Nächstenliebe an einem anderen, schwerkranken Menschen, wird den unerwartet mit dem Sterben konfrontierten Angehörigen in jeder Beratungssituation eine Beziehung, gar eine Verantwortung suggeriert, die aus einer moralischen Perspektive letztlich gar nicht existiert. Das fühlen oft auch die Betroffenen. Doch »verohnmachtet durch das erfahrene Schicksal« werden manche dieser schwer traumatisierten Menschen fügsam und manipulierbar und willigen – allzuoft gegen ihre Wahrnehmung und ihre Überzeugungen – in die Explantation ein, so die Hannoveraner Psychologin Elisabeth Wellendorf, die auch Angehörige explantierter Menschen betreut.[96]

Gewiß ist die Organspende, wie Heiner Smit schreibt, für viele Angehörige ein Trost, für jene zumal, die damit den Gedanken verbinden, ihr Mensch lebe in einem anderen »ein Stück« weiter. Während sich aber in der Literatur kein Fall findet, in dem Menschen die *Verweigerung* einer Organspende später bereuten oder über Schuldgefühle klagten (wie auch, möchte man fragen: Es ist ja niemand da, dem gegenüber konkrete Schuld empfunden werden könnte), häufen sich die Schilderungen von Müttern, Vätern, Ehegatten etc. über schwere, oft noch lange nach der Explantation nicht bewältigte Schuld- und Versagensgefühle. Dabei hilft auch die Überzeugung nicht, das Leid eines anderen verringert zu haben. Schuldgefühle, zu früh aufgegeben zu haben, den sterbenden Menschen nicht wirklich geschützt zu haben (die Unversehrtheit des Leichnams wird oft als ein Zeichen letzter Fürsorge begriffen), sind die zentralen und quälenden Vorwürfe, mit denen Menschen sich über Jahre hinaus plagen müssen und bei deren Bewältigung auch die Ärzte nicht helfen können: »Niemand kann den Angehörigen aus diesem Alptraum helfen, weil keiner leugnen kann, daß die Angehörigen, die Mütter, tatsächlich warme, lebende Körper zurückgelassen haben.«[97] (Die hier beschriebenen Sachverhalte werfen überhaupt die Frage auf, ob die von Medizinern immer wieder positiv hervorgehobene Akzeptanz der Bevölkerung gegenüber dem Hirntod und der Praxis der Explantation tatsächlich in diesem Maße besteht. Viele Darstellungen von Betroffenen sprechen jedenfalls eine andere Sprache.)

Wenn Transplantationsmediziner zuweilen auf Jesus als ihren Vorgänger verweisen, der Blinde sehend machte und Taube hörend, wenn die christlichen Kirchen die Organspende als Akt tätiger Nächstenliebe preisen oder gar als Bringeschuld jedes verantwortungsbewußten Christen darzustellen suchen, dann ist das zynisch und bigott – sowohl gegenüber dem sterbenden Menschen, der in seiner verletzlichsten Lebenssituation zum ausbeutbaren Objekt fremder Interessen umdefiniert wird, als auch gegenüber den Angehörigen, denen die alleinige Last dieser »Spende« aufgebürdet wird. Ganz offenbar macht die Angst vor dem Tod die »Gesellschaft der Transplantationsmedizin« blind dafür, daß das (kurze) Glück des einen wohl unentrinnbar dem Leid der anderen geschuldet ist. Die Mutter eines bei einem Verkehrsunfall ums (Hirn-)Leben gekommenen fünfjährigen Jungen, die in eine Explantation eingewilligt hatte, berichtet über ihre Träume: »Ich wache jede Nacht schweißgebadet auf [...]. Ich hätte ihn schützen müssen, ich hätte aufpassen müssen, daß ihm nichts geschah. Er lebte ja noch: er atmete, er war warm [...]. Aber der Arzt sagte, er sei tot, hirntot, nie würde er aufwachen, nie mehr, aber mit seinen Organen könnten andere Kinder leben [...] Ich habe nur ›leben‹ gehört. Was hätte ich darum gegeben, wenn mein Kind hätte leben können! Ich stimmte dem Leben zu, alles Leben stand für sein Leben. Ich konnte nicht denken. Wie trifft man Entscheidungen in so einem Augenblick? Ich nahm Abschied von ihm, er atmete, er schwitzte, als ich ging. Jetzt sehe ich ihn im Traum, aufgeschnitten, ausgeweidet, mit den Händen, die er mir entgegenstreckt, und ich schreie vor Verzweiflung, daß ich ihn nicht geschützt habe.«[98]

2.2. Das Klinikpersonal

2.2.1. Psychische Belastungen

Auch in den Kliniken hat die Praxis von Hirntod-Feststellung, »Spenderkonditionierung« und Explantation zu völlig neuen arbeitsorganisatorischen und emotionalen Belastungen geführt. Zwar fallen die Entscheidung über den Behandlungsabbruch, die Diagnose des Hirntodes und die Explantation in den Kompetenzbereich von Intensivmedizinern, Neurologen und Chirurgen, doch werden diese vom Geschehen offenbar kaum berührt. Das mag daran liegen, daß sie sich den psychisch belastenden Tätigkeiten am hirntoten Patienten weitgehend entziehen können oder, wie die Kieler Transplantationschirurgin Doris Henne-Bruns meint, auf dem Transplantationssektor für sich noch die Möglichkeit der beruflichen Profilierung sehen und folglich eine entsprechende Haltung pflegen.[99] Eine gewisse Ausnahme bilden hier regelmäßig manche Anästhesisten, die es als problematisch und mit ihrer eigentlichen Aufgabe kaum vereinbar empfinden, einen hirntoten Menschen während seiner Explantation zu betreuen – neben der Beatmung erhält der Patient zum Beispiel Muskelrelaxantien und eine gewisse Narkose (!) – und die nach der Entnahme des Herzens oder spätestens nach Abstellen der Geräte oft fluchtartig den Raum verlassen.[100] Im wesentlichen sind es Intensiv- und OP-Schwestern und -Pfleger, die aufgrund ihres Arbeitsschwerpunktes (ständige Präsenz am Bett des potentiellen Spenders oder stundenlange Assistenz bei Explantationen etc.) mit Problemen konfrontiert sind, die manchmal kaum bewältigbar scheinen. Das beginnt bereits damit, daß die Pflege hirntoter Menschen mit dem Beruf und Wesen der Krankenpflege in einem – unauflöslichen? – Widerspruch steht: Lautet das Pflegeziel im allgemeinen Ermöglichung der physischen, psychischen und sozialen Rehabilitierung des Patienten, ändern sich die pflegerischen Schwerpunkte während der »Spenderkonditionierung« ganz erheblich. Hierbei geht es vorrangig um die reine Überwachung von Vital-Funktionen, um Bilanzkontrolle und Apparateobservation; hinzu kommt in manchen Fällen sogar noch die Betreuung von Angehörigen.[101] Diese Tätigkeiten, die mit den grundlegenden Aufgaben der Krankenpflege nur bedingt und im Falle der Explantations-Assistenz wohl gar nicht mehr zu vereinbaren sind, ziehen Belastungen nach sich, die nicht nur nicht vermieden werden können, solange weiter ex- und transplantiert wird, sondern die in ihren Dimensionen im Klinik-Alltag auch weitgehend unberücksichtigt bleiben. Während im Rahmen der *Intensivpflege* die Wahrnehmung des hirntoten Patienten als eines Lebenden, Unsicherheit im Bezug auf Hirntod-Konzept und -Diagnose und schließlich das Empfinden unterlassener Hilfeleistung gegenüber anderen schwerkranken Intensivpatienten als die dominierenden Problemkomplexe angesehen werden müssen, sind es auf der Ebene des *Explantationsgeschehens* insbesondere die starke physische und psychische Beanspruchung gerade bei Multiorganentnahmen (eine solche Explantation kann bis zu sieben Stunden dauern), die immer wieder berichtete Wahrnehmung des Geschehens als eines »Schlachtfeldes« (»Wie die Sau am Trog«) – und schließlich das Gefühl, der Mensch, mit dem die Betroffenen am Ende alleine bleiben, sei nur als »Ersatzteillager« benutzt worden, so Volker Pache resümierend.[102] Alle Beteiligten beklagen darüber hinaus, daß sie selten bis nie eine (positive) Rückmeldung erhielten, zum Beispiel Informationen darüber, ob die Transplantationen mit den Organen der von ihnen Betreuten gelungen sind. Das Erleben des Pflegepersonals war zudem bisher so gut wie nie Gegenstand intensiver Untersuchungen. Zwar stützt Volker Pache seine Ausführungen auf eine von ihm nicht näher bezeichnete Studie über die emotionalen Belastungen von Intensivpflege-

Personal; wie aber OP-Personal mit den zum Teil wohl noch gravierenderen Belastungen fertig wird, darüber gibt es bisher offenbar nur Einzelfall-Schilderungen.

So unterschiedlich wie die beteiligten Menschen sind deren Verarbeitungsstrategien. Es ist sicherlich zutreffend, daß ein Teil des Pflegepersonals aufgrund einer festen Überzeugung, mit dem eigenen Handeln dem Wohl anderer, fremder Menschen zu dienen, die Eindrücke und Belastungen relativ unproblematisch und gut bewältigt.[103] Sehr oft allerdings kommt es auch zu anderen, der »Sache« wohl kaum angemessenen Verhaltensweisen und Strategien: Verleugnung, Aktivismus, gepaart mit einem zynischen Ton, Versachlichung, Suchtverhalten und »Verdünnung der Kontaktdichte« zu belastenden Patienten.[104] Gerade der letztgenannte Punkt als eine Möglichkeit des Selbstschutzes (»Psychohygiene«) steht jedoch weit eher den beteiligten Ärzten zur Verfügung als dem Pflegepersonal, dessen arbeitsintensive Aufgabe es ja ist, den zumeist instabilen hirntoten Patienten rund um die Uhr zu beobachten. Emotionale Abschottung durch räumliche Distanz ist kaum möglich. Das Ergebnis sind Erlebnisse wie die, von denen OP-Schwester Monika Grosser berichtet: »Ich werde nach Hause gehen, mich schlafen legen, und dann werde ich im Traum noch einmal das Ganze erleben. Ich werde diesen Toten sehen, der erst sein eigenes, dann das Gesicht eines mir nahestehenden Menschen und schließlich mein Gesicht tragen wird. Alles Verdrängte, Verschluckte, ein Hexenkessel voller Gefühle wird aufbrechen. Sie werden ihr grausames Spiel mit mir treiben – ungehindert, ungebremst, sich austoben bis zum Exzeß. Erst danach wird diese Entnahme für mich beendet sein.«[105] Ausführungen wie diese und eine Reihe kritischer Anmerkungen des betroffenen Pflege- und OP-Personals lassen Zweifel an der Auffassung Waltraut Haucks aufkommen, die in einer unverkennbar im Umkreis von KfH und DSO entstandenen Publikation zum Thema ›Organspende‹ notiert, daß die Pflegekräfte zwar psychologische Unterstützung benötigten, jedoch *alle* Pflegekräfte, die Hirntote pflegten, von der Sinnhaftigkeit ihres Tuns überzeugt seien, da sie damit Menschen vor dem Tod bewahrten.[106] Folgt man hingegen der Darstellung von Braun/Feuerstein/Grote-Janz, so gehen die Bemühungen der Transplantationspraktiker gerade in die Richtung, dem Pflegepersonal die Betreuung eines hirntoten Menschen als »legitime vorweggenommene Intensivbehandlung« des potentiellen Organempfängers* näherzubringen und damit die Akzeptanz dieses Tuns und auch die Bereitschaft hierzu zu erhöhen.[107] Waren bis vor wenigen Jahren noch vorrangig Schwestern und Pfleger aus Transplantationszentren und Universitätskliniken mit den Problemen der Spenderkonditionierung und Explantation konfrontiert, sieht sich mittlerweile durchaus auch das Pflegepersonal kleinerer Krankenhäuser diesen Schwierigkeiten gegenüberstehen. Schon 1988 hatten die Transplantations-Praktiker Angstwurm und Land für eine Dezentralisierung der Explantation plädiert. Wurden hirntote Menschen seinerzeit in der Regel in ein Transplantationszentrum verlegt, sollte der potentielle Spender nach dem »Münchner Modell« nunmehr im »Spenderkrankenhaus« verbleiben und dort explantiert werden.[108] Eine Verlegung sei inzwischen anachronistisch, weil mittlerweile in praktisch jedem Krankenhaus unschwer auch mehrere Organe explantiert werden könnten. Neben dem damit verbundenen praktischen Nutzen ist es nach Auffassung von Angstwurm/Land auch aus »ideellen Gründen an[zu]streben, daß jedes Krankenhaus jede postmortale Organspende verwirklicht: Sie wird auf diese Weise eine menschlich wie sachlich selbstverständliche Routine-Therapie«.[109] Einmal ganz abgesehen davon, daß keine Behandlungsform, die das Sterben und den Tod des einen zum Überleben des anderen benötigt, je zur »Routine« werden sollte, übersehen Angstwurm und Land schlicht eines: »Therapie« wird eine *Ex*plantation, wenn überhaupt, immer erst in Verbindung mit einer *Im*plantation. Für sich gesehen, ist sie ein unzulässiger Eingriff am hirntoten Menschen und durch keine Indikation zu rechtfertigen.

2.2.2. Fachliche Kenntnisse

Von seiner *prinzipiellen* Fragwürdigkeit einmal ganz abgesehen, scheint das von Angstwurm und Land anvisierte Ziel allerdings noch in weiter Ferne zu liegen. Ob nämlich medizinisches und pflegerisches Personal der in die Hirntod-Feststellung und Explantation involvierten Kliniken auf die damit verbundenen Anforde-

---

*Obwohl es in derartigen Empfehlungen deutlich zutage tritt, bleibt doch seltsam unbedacht, daß ein Schwerkranker auf diese Weise wenigstens für kurze Zeit zwei Betten belegt (seines und das seines potentiellen Spenders), während andere Kranke aufgrund mangelnder Kapazitäten oft frühzeitig verlegt oder gar entlassen werden.

rungen hinreichend vorbereitet sind, muß angesichts der Ergebnisse einer Untersuchung, die der Mediziner Stuart Youngner und seine Mitarbeiter 1989 in vier Kliniken Clevelands durchführten, doch sehr bezweifelt werden.[110] In diesen vier an die dortige Universität angeschlossenen Kliniken war ein beachtlicher Teil (37 Prozent) der befragten, mit der Materie befaßten Ärzte und Pflegekräfte nicht in der Lage, die richtige Antwort auf die Frage zu geben, welche Voraussetzungen erfüllt sein müssen, um einen Menschen für tot erklären zu können; 19 Prozent gaben hier Großhirntod-Kriterien an, obwohl zumindest offiziell in allen Bundesstaaten der USA noch der vollständige Ausfall aller Hirnfunktionen einschließlich des Stammhirns als Kriterium des Hirntodes gilt. Massive Defizite zeigten sich auch bei der Aussage über den Zustand zweier fiktiver Patienten. Hier beantworteten nur zwei Drittel derer, die zur Hirntod-Feststellung kompetent sein sollten (Neurologen, Neurophysiologen, Neurochirurgen), die gestellten Fragen korrekt; auch hier wurde vielfach der Großhirntod als Tod interpretiert, was die Autoren übrigens als Indiz bzw. Rechtfertigung für ihre an anderer Stelle explizierte Idee vom Tod als Großhirntod nehmen.[111] Unscharf und uneinheitlich waren schließlich die Angaben zum je zugrundegelegten Todeskonzept: 19 Prozent vertraten eine Vorstellung von Großhirntod, 18 Prozent formulierten ein Ganz- oder Stammhirntod-Modell; 58 Prozent aller Befragten nannten kein kohärentes Todeskonzept und immerhin 33 Prozent waren der Ansicht, Personen im »persistent vegetative state« seien tot oder irreversibel sterbend bzw. lebten »ohne akzeptable Lebensqualität«![112]

Bemerkenswert sind allemal die Schlußfolgerungen der Forschungsgruppe um Youngner. Zur Erhöhung des Spendenaufkommens sei es notwendig, erst einmal Aufklärungsarbeit unter dem Klinikpersonal zu betreiben, um damit die Akzeptanz in der Bevölkerung zu stärken. An keiner Stelle wird hingegen die Möglichkeit eventueller Fehldiagnosen infolge unzureichender oder unsystematischer Kenntnis der Hirntod-Kriterien thematisiert. Und auch die von einer großen Zahl von Befragten implizit immerhin angedachte Möglichkeit der Organentnahme bei Apallikern (»PVS«) – obwohl dies Syndrom noch nicht einmal hinreichend diagnostizierbar ist – ist den Autoren kein kritisches Wort wert. Angesichts der Ergebnisse der Studie können Einschätzungen wie die einer ZEIT-Leserin als beinahe naiv bezeichnet werden: »Ich werde mich für eine uneingeschränkte Organentnahme nach meinem Tod entscheiden, aus ganz egoistischen Gründen: Um meine Organe entnehmen zu können, müssen zwei Ärzte meinen Tod nach genau festgelegten Kriterien feststellen und in einem Protokoll dokumentieren, das von meinen Angehörigen eingesehen werden darf. Dieser Aufwand wird nur bei Hirntoddiagnostik betrieben.«[113]

2.3. (Potentielle) Empfänger und ihre Umwelt

Im Gegensatz zur psychosozialen Situation intensivmedizinischer Pflegekräfte und besonders auch der Angehörigen von Menschen, die nach diagnostiziertem Hirntod explantiert wurden, sind die medizinischen, psychischen und nicht zuletzt sozialökonomischen Folgen chronischer Erkrankung und Transplantation in den letzten Jahren vergleichsweise gut dokumentiert und überdies sogar sozialwissenschaftlich erforscht worden; sogenannte Spenderforschung stellt dabei vorrangig auf Maßnahmen zur gezielten Erhöhung des Transplantat-Aufkommens ab und muß in ihrer Gerichtetheit aus sozialwissenschaftlicher Perspektive kritisch betrachtet werden. Im Blickpunkt des Interesses stehen offenbar vorrangig die Empfänger von Körperorganen:* *medizinisch* neben der Frage nach der Funktionsfähigkeit des Organs u.a. deshalb, weil durchaus eine Interdependenz vermutet werden kann zwischen der psychischen und lebensweltlichen Situation des Patienten und der Bewältigung von Krankheit und Transplantation bis hin zur Abstoßung des Organs, *psychologisch* mit Blick zum Beispiel auf mögliche Identitätsprobleme durch die Implantation eines fremden Organs und die Notwendigkeit, dieses in das Körper- und Selbstbewußtsein zu integrieren, *soziologisch* schließlich etwa hin-

---

*Vgl. dazu beispielhaft die empirische Studie der Gießener Medizinsoziologin Uta Gerhardt (Patientenkarrieren, 1986), die Ende der 70er Jahre in Südengland 68 Patienten (männlich, verheiratet, zw. 20 und 50 Jahren) mit terminalem Nierenversagen befragte. Dabei ging es im wesentlichen um die Frage nach unterschiedlichen Bewältigungsstrategien sozio-ökonomischer und psychischer Probleme im Kontext der Erkrankung, je nachdem, ob der Patient konservativ (= Dialyse) behandelt wurde oder aber eine neue Niere erhalten hatte. Für unseren Zusammenhang von Bedeutung sind allerdings überwiegend die theoretischen Überlegungen, da die (heim-)dialysierten Patienten das Sample deutlich dominierten (N=45) – letztlich die Folge a.) eines insgesamt eher restriktiven Zugangs zu Transplantationen in Großbritannien und b.) einer zum damaligen Zeitpunkt noch kaum elaborierten Tranplantations-Praxis.

sichtlich des Wissens darum, daß Krankheit und Heilung immer auch in komplexen gesellschaftlichen Kontexten »stattfinden«. Erkenntnisse einer wie immer motivierten Betroffenenforschung werden dabei unmittelbar systemfunktional, wenn sie als Orientierungs- und Legitimationshilfen für gezielte Rehabilitationsmaßnahmen oder den Ausbau eines sozialpflegerischen Netzes für die Nachsorge transplantierter Menschen dienen. Sie können bereits im Vorfeld der Transplantation Anteil daran haben, die Effizienz von Entscheidungsprozessen und Handlungsabläufen zu erhöhen – gelegentlich allerdings auch an den Betroffenen vorbei. Als *ein* Indiz hierfür kann bereits die Auswahl potentieller Empfänger nach psychosozialen Kriterien gelten.

2.3.1. Auswahlkriterien und Begrenzungen

An anderer Stelle wurde ausgeführt, welche *medizinischen* Kriterien für die Auswahl eines Organempfängers herangezogen werden und wie sich das endgültige Auswahlverfahren gestaltet.[114] In der öffentlichen Darstellung gelten das Procedere und seine Orientierung an rein medizinischen (»harten«) Daten als neutral und objektiv. Dabei wird jedoch oft übersehen, daß nicht erst der Erhalt eines »Leichentransplantats«, sondern bereits der Zugang zur jeweiligen Warteliste wie auch die Einstufung auf ihr im je konkreten Fall von anderen, insbesondere psychosozialen (»weichen«) Kriterien abhängt. Mit dem schrittweisen Relevanzverlust medizinischer Kriterien aufgrund einer insgesamt verbesserten Immunsuppression, die vorgeschaltete medizinische Auswahlprozesse wenn nicht obsolet werden läßt, so doch quantitativ wie qualitativ reduziert, wird derartigen psychosozialen Kriterien höchste Bedeutung zukommen.[115] Speziell im Falle der Nierentransplantation müssen überdies ganz andere Aspekte, nämlich »harte ökonomische Interessen«, als limitierende Einflußgrößen genannt werden, über deren Bedeutung allerdings nur spekuliert werden kann: Die *Dialyse* scheint für die beteiligten Dialyseärzte in der Bundesrepublik ein derart einträgliches Geschäft zu sein, daß aus dem Kreis der Patienten nur ein geringer Teil (10-30 Prozent) zur Transplantation gemeldet wird – eine höhere Transplantationsquote zöge deutliche Einkommenseinbußen der Ärzte nach sich.

»Behandlungserfolg«* und »Verteilungsgerechtigkeit«

Sofern dieser Aspekt der Organvergabe-Praxis in der einschlägigen Literatur *überhaupt* Erwähnung findet, begründen die AutorInnen ihn mit der dadurch vermeintlich erheblich verbesserten Erfolgsaussicht einer Organüberpflanzung, aber auch ganz allgemein mit der Forderung nach »Fairness« bzw. »Verteilungsgerechtigkeit«:[116] Angesichts der Zunahme von Indikationen für eine Transplantation und den im Verhältnis dazu auch auf längere Sicht kaum ausreichenden Behandlungsmöglichkeiten in den Transplantationszentren (Mangel an Intensivbehandlungskapazitäten; Defizit an ärztlichem und Pflegepersonal; begrenzte Ressourcen im Gesundheitswesen allgemein) komme es verstärkt auf eine sachlich begründete und ethisch vertretbare Verteilung der knappen Organe an, so etwa Nagel/Pichlmayr. Allerdings führen sie diesen Aspekt nicht weiter aus, sondern beschränken sich auf die Formulierung zweier Prinzipien der Verteilung: 1) »Prinzip der medizinischen Dringlichkeit« und 2) »Prinzip der Kompatibilität bzw. des größtmöglichen Nutzens«.[117] Worin dieser Nutzen besteht, darüber schweigen sich die Autoren allerdings aus.

Den wohl deutlichsten Hinweis darauf, daß neben medizinischen Kriterien auch psychosoziale Faktoren es sind, die schon die grundsätzliche ärztliche Entscheidung für eine Transplantation maßgeblich beeinflussen und zwar längst vor einem konkreten computergesteuerten Auswahlverfahren, liefert die Wiener Kardiologin Brigitta Bunzel. Sie spricht mit Blick auf die Frage, ob ein Patient als möglicher Empfänger geeignet ist, von einem »Prozeß der ärztlichen und psychologischen Entscheidungsfindung«.[118] Obwohl Bunzel sich mit dem Entscheidungskontext der Herztransplantation befaßt, scheint doch recht plausibel, daß die von ihr genannten und als Stanford-Kriterien bekanntgewordenen Einflußgrößen aufgrund ihres allgemeinen Charakters – mutatis mu-

---

*Hier sei erneut darauf aufmerksam gemacht, daß im Falle einer terminalen Erkrankung nicht allein eine Verschlechterung des Zustands zu erwarten ist, sondern in aller Regel in absehbarer Zeit der Tod des Patienten. Insofern ist die Rede von der Zunahme der Erfolgsaussichten aus einer *individuellen* Perspektive kaum sinnvoll, wird vielmehr erst plausibel, wenn man die *Gesamtheit* aller Transplantationen (eines Zentrums) betrachtet – mithin die Erfolgs*bilanz*. An der aber hängen zum Beispiel Forschungsmittel! Im übrigen speisen sich die unter IV.1. verhandelten neuen Wege der »Organgewinnung« u.a. aus dem gerade von Nierenkranken immer wieder formulierten Unwillen, sich einem derartigen Verteilungsprocedere zu unterwerfen, sofern es mit längeren Wartezeiten verbunden ist.

tandis – wohl auch im Zusammenhang der Überpflanzung anderer Vitalorgane eine Rolle spielen.

Gegenanzeigen

Die Patientenauswahl aus psychosozialer Sicht, eine Aufgabe klinischer Psychologen im Transplantationsteam, hat ihren Grund laut Bunzel darin, daß der einmal (herz-)transplantierte Mensch nicht einfach, wie vielleicht noch der Nierentransplantierte nach einer chronischen Abstoßung, gewissermaßen in seinen Ausgangszustand zurückkehren kann – mit Abstoßungsreaktionen ist hier zugleich immer auch akute Lebensgefahr verbunden. So versteht sich eine Reihe absoluter und relativer Kontraindikationen (zum Beispiel Infektionen, Embolien oder Systemerkrankungen, aber auch schwere Diabetes, Nierenschäden etc.) als der Versuch, negative Effekte auf eine postoperative Rehabilitation zu minimieren. Als eine letzte relative Gegenanzeige nennt Bunzel »psychosoziale Instabilität« und faßt darunter die folgenden Faktoren:

»– Noncompliance v.a. hinsichtlich medizinischer Belange (= Nichtbefolgung)
– Abhängigkeiten (Alkohol, Drogen, Medikamente)
– Keine, mangelnde oder hinderliche familiäre Unterstützung
– Persönlichkeitsstörungen (vor allem mit narzißtischer und antisozialer Komponente)
– Längerdauernde Geschichte psychiatrischer Erkrankungen
– Deutliche Instabilität im Berufsleben
– Hirnorganische Störungen und mentale Retardation.«[119]

Der Ermittlung möglicher Kontraindikationen dient in manchen Transplantationszentren wie etwa in Heidelberg ein den kranken Patienten in jeder Hinsicht belastendes sogenanntes präoperatives screening, in dem per Interview und Untersuchung erhobene Daten zum Beispiel zu Entstehung und Verlauf der Krankheit, Einsicht und Compliance bezüglich notwendiger therapeutischer Maßnahmen, Schulbildung, sozialer Unterstützung, evtl. vorhandener Abhängigkeiten oder psychischer Erkrankungen, Krisenbewältigungsstrategien in der Vergangenheit, Berufstätigkeit und ökonomischem Status zu einem detaillierten Patienten-Profil zusammengefügt werden. Darüber hinaus findet auch eine Testung der geistigen Leistungen statt – Patienten mit »hirnorganischen Störungen« und »floriden Psychosen« werden laut Bunzel von einer Transplantation grundsätzlich ausgeschlossen.[120] Während stabile und »geordnete« psychische, familiäre und sozialökonomische Verhältnisse als günstig für einen Transplantationserfolg angesehen werden, gelten insbesondere Alkoholabhängigkeit, mangelnde soziale Unterstützung sowie eine mögliche Nichtbefolgung (Noncompliance) therapeutisch notwendiger und aus dieser Perspektive sinnhafter Maßnahmen als besonders problematisch. Dabei handelt es sich laut Bunzel um Faktoren, die vielfach auch gemeinsam auftreten. Insbesondere Alkoholmißbrauch könne soziale Isolation, Persönlichkeitsstörungen und – suchtbedingt – eine gewisse Gleichgültigkeit gegenüber medizinischen Notwendigkeiten mit sich bringen. Obschon bei »trockenen« Alkoholikern zuweilen Ausnahmen gemacht werden (so heißt es dort in klassisch paternalistischem Ton etwa: »Einem Patienten mit gutem sozialem Umfeld, der seit drei Jahren eigenen Angaben und den Angaben des Hausarztes gemäß keinen Alkohol mehr zu sich nimmt und der auf Anordnung der Ärzte in Selbstdisziplin sein Übergewicht um 10 Kilo reduziert hatte, kann man mit einiger Wahrscheinlichkeit auch zutrauen, mit den Belastungen der Herztransplantation fertigzuwerden. Ihm sollte diese Chance nicht vorenthalten werden.«[121]), scheinen ein akuter Alkoholismus oder dessen Vorformen durchaus ein Ausschlußkriterium zu sein. *Eine Begründung hierfür ist eine spezifische Form von Verteilungsgerechtigkeit*, wie sie der Mediziner P.A. Shapiro in Worte faßt: »Der Grund hierfür ist der Versuch, Ressourcen (Spenderherzen ebenso wie Finanzmittel) für jene Patienten mit den besten Überlebenschancen zurückzuhalten.«[122]

Aus einer oberflächlichen medizinischen Perspektive zunächst durchaus plausibel – wo notwendige Bedingungen einer Maßnahme nicht gegeben sind, macht deren Durchführung wenig Sinn –, zeigt die hier skizzierte Auffassung unter soziologischen Aspekten deutliche Zeichen extremer sozialer Kontrolle: Abweichendes und das ist hier unerwünschtes Verhalten wie exzessiver Alkoholkonsum wird negativ und durch Ausschluß von der Teilhabe an spezifischen Behandlungschancen sanktioniert. Begründet wird eine solche (soziale) Triage wenigstens implizit mit dem Lebensrecht *anderer* Menschen: »Das Herz, das einem alkoholabhängigen Patienten mit schlechter Prognose gegeben wird, könnte auch ein nicht abhängiger Patient mit guter Prognose zum Leben brauchen.«[123] (Wie sähe es wohl bei gleich schlechter Prognose aus?) Unberücksichtigt bleiben im übrigen Lebensumstände, soziale

Verhältnisse und andere mehr oder weniger kontingente Faktoren im Lebenslauf der Individuen, die deren Biographien mit all ihren Möglichkeiten und Chancen, aber auch mit ihren Behinderungen und Begrenzungen vermutlich nicht unwesentlich prägen.* Unberücksichtigt bleibt auch ein Nachdenken darüber, in welchem Maße Normalitätsvorstellungen die Auswahl jener bestimmen, denen »Heilung« ermöglicht werden soll.

Ähnliches gilt ebenso für das Fehlen eines guten sozialen, sprich: familiären Rückhalts. Fehlt ein festes Netz tragfähiger (außer-)familiärer Beziehungen, kann auch postoperativ auf keine zureichende emotionale und soziale Unterstützung zurückgegriffen werden. Diese aber gilt in den Augen der Transplanteure als erster und wichtigster Prädikator eines guten klinischen Operationserfolges.[124] Alleinstehende Menschen jeden Alters, die über kein ausgeprägtes soziales Umfeld verfügen, gar nur wenige und oberflächliche soziale Kontakte haben, verlieren im Extrem die Möglichkeit zur Lebensverlängerung, während Personen in einem familiären Umfeld – völlig unabhängig davon, welche Belastung die Therapie für *alle* Beteiligten bedeuten kann – gleichsam automatisch größere Chancen haben.

(Non-)Compliance

Besonders problematisch scheint der Einflußfaktor 'Noncompliance', also die Unfähigkeit oder Unwilligkeit, sich für einen mehr oder weniger langen Zeitraum ärztlicher Anweisung gemäß zu verhalten. Compliance, im engeren Sinne die Mitarbeit des Patienten an der Therapie, gilt als der wohl wichtigste Faktor in der Patientenauswahl und zugleich als der am schwierigsten zu ermittelnde, wie Bunzel mitteilt; eine Vorhersage zum postoperativen Verlauf ist in der Regel nur auf dem Wege der Annäherung über andere Faktoren und auch da nur sehr bedingt möglich. Hier sind es

---

*Das Problem einer medizinischen Sanktionierung ungleich verteilter Sozialisationseffekte durch psychosoziale Patientenauswahl sehen auch Braun/Feuerstein/Grote-Janz (1991a:29) – um das Verfahren dann dennoch als verbindliche Regel einzufordern. Ihre alles andere als plausible Erklärung: Auf der Basis gesicherter psychologischer Wissensbestände gewonnene »kritikfeste Kriterien« (welche wären das wohl?) für die Patientenauswahl könnten neben einer Erhöhung der Erfolgsquote und damit einhergehender Verringerung von »Organverlusten« auch »ein Vordringen nicht-medizinischer Kriterien in der Rezipientenauswahl verhindern helfen«. Vgl. zur Bedeutung kontingenter Einflußgrößen auch Gerhardt 1986:Kap. I.1.5.2.

offenbar einmal mehr die bereits bekannten spezifischen Größen, die Compliance eher behindern: Suchtpersönlichkeit, jüngeres Lebensalter, ungenügende familiäre Stützung und große räumliche Entfernung vom zuständigen Transplantationszentrum. Angesichts der schwer zu ermittelnden *tatsächlichen* Mitarbeit im späteren Transplantationsfall ist es doch bemerkenswert, daß *antizipierte* Noncompliance Bunzel zufolge den häufigsten Ablehnungsgrund aus psychologischer Sicht darstellt.[125] Sie führt weiter aus: »Besonders bei der Compliance wird deutlich, wie eng verwoben die Kontraindikationen sind und daß ihre Häufung im Hinblick auf die begrenzte Organverfügbarkeit doch eine klare Kontraindikation zur Herztransplantation darstellen sollte. Shapiro konnte nachweisen, daß es einen engen Zusammenhang gibt zwischen schweren Persönlichkeitsstörungen, mangelnder Compliance und kurzer Überlebenszeit. Patienten mit diesen Störungen zeigten Selbstüberschätzung (»grandiosity«), geringe Frustrationstoleranz, Impulsivität, sie neigen dazu, anderen die Schuld zuzuschieben. Alle diese Charakterzüge prädisponieren die Patienten zur postoperativen mangelnden Mitarbeit am ärztlichen Regime und verursachen dadurch oftmals den frühzeitigen Tod.«[126]

Die MedizinsoziologInnen Mergner, Mönkeberg-Tun und Ziegeler vertreten die These, daß *Compliance*, von ihnen als »Verfügbarkeit« interpretiert und d.h. als faktische »Einordnung in die bestehenden Herrschaftsverhältnisse«, durch die ein Patient Funktionsfähigkeit und -willigkeit zeige, nur dort entsteht, wo materielle Notlagen darauf drängen und soziale Verhaltenserwartungen mit individuellen Bedürfnissen und Interessen wenigstens ansatzweise korrespondieren.[127] (Dabei beziehen sich die AutorInnen in ihren Ausführungen zwar vorwiegend auf das allgemeine Gesundheitsverhalten der Individuen, setzen mit ihrer Analyse also noch eine Ebene tiefer an, nämlich beim »gesellschaftlichen Zwang Gesundheit«. Gerade deswegen aber scheinen ihre Überlegungen besonders für den hier diskutierten Problemkomplex von Bedeutung.) Neben verhältnismäßig subtilen materiellen und immateriellen Zwängen (materielle Reproduktionsbedingungen, Sanktionsdrohungen, verbunden mit der Gefahr sozio-ökonomischer Ausgrenzung etc.) vermuten sie im Falle gelungener »Mitarbeit« auch ein gewisses Maß an fundamentaler ideologischer Übereinstimmung zwischen Medizinern und Patienten. Wo ein Konsens über die mit *Gesundheit* verbundenen Interessen und die *Krankheit* verursachenden Gründe besteht, wo also der *kollektive*

Umgang mit Gesundheit und Krankheit auf gemeinsamen Auffassungen beruht, erscheint auch ein entsprechendes *individuelles* Verhalten im Hinblick auf Erhaltung und Wiederherstellung von Gesundheit als rational und gewissermaßen intrinsisch motiviert. Abweichungen von kollektiven Verhaltenserwartungen werden hingegen als irrational interpretiert — wobei es die Interdependenzen zwischen medizinischer Autorität und kollektiven Erwartungen sind, die in hohem Maße gegenüber Kritik immunisieren.[128] Als ein spezifisches Problem enttraditionalisierter Gesellschaften und den damit verbundenen Lebensformen sieht der Münchener Soziologe Ulrich Beck eine neue Unmittelbarkeit von Individuum und Gesellschaft.[129] Dabei wird das Individuum mit divergenten Anforderungen konfrontiert, die es individuell in konkretes Verhalten übersetzen muß. Die Situation des Transplantations-Patienten, der neben einer von ihm geforderten sozialen Anpassung die Verantwortung für seine Gesundung *zugleich* abgeben *und* behalten soll (»*Mitarbeit am ärztlichen Regime*«), illustriert dies in vorzüglicher Weise. Im Spannungsfeld von Selbstwahrnehmung und Fremdzuschreibung ist es dabei immer wieder der Patient selbst, der herausfinden muß, was gut und richtig für ihn ist oder auch nur, was er zu leisten vermag — gegebenenfalls allerdings um den Preis der Behandlung.[130]

Gleichwohl kann auch die rigideste medizinische und psychologische Auswahl potentieller Organempfänger den Erfolg der Behandlung nicht (auf Dauer) sicherstellen, wie die folgenden Ausführungen u.a. zeigen sollen.

2.3.2. Patientenkarrieren

Obwohl zahlreiche Fälle dokumentiert sind, in denen eine Transplantation Ergebnis akuter Erkrankung und damit einhergehender gravierender Organschädigung ist, zum Beispiel beim Leberversagen infolge toxischer Einwirkungen, kann in der Regel doch von einer langjährigen Krankengeschichte der Patienten ausgegangen werden. Die Überpflanzung eines Körperorgans stellt in der Mehrzahl aller Fälle die letzte Behandlungsmöglichkeit einer schweren, oft chronischen Erkrankung dar. (Ob ein anderer kritischer Einwand gegen die Transplantations-Praxis zutrifft, daß nämlich nicht selten andere, konservative und weniger aggressive Therapieformen gleichermaßen sinnvoll und »erfolgreich« seien wie eine Organverpflanzung, kann an dieser Stelle nicht entschieden werden.)

Nicht erst Betroffene im Erwachsenenalter verfügen im allge-

meinen über das, was MedizinsoziologInnen wie Uta Gerhardt –
in Anlehnung an Goffman – eine ›Patientenkarriere‹ nennen, deren einzelne Phasen ihren Sinn – zumindest im Falle schwerer Erkrankung – wesentlich durch die Perspektive des Todes erhalten.*
Eine solche Erkrankung zieht regelmäßig auch eine sukzessive
Kompetenzreduktion in vielen Lebensbereichen nach sich, zum
Beispiel im Beruf, und stellt damit ebenso den sozioökonomischen
und materiellen Status der Betroffenen wenigstens längerfristig in
Frage. Mit einer solchen Krankheit werden möglicherweise zugleich tiefgreifende Umstellungen des (familiären) Lebens notwendig; Lebenspläne werden ungültig, Perspektiven obsolet. Herausgerissen aus antizipierten oder gelebten Strukturen wie dem
Arbeitsleben oder der bisherigen familiären Rolle, bedeutet chronische Erkrankung für die Betroffenen sehr oft ein Stück »Vernichtung gesellschaftlicher Existenz«, wie Uta Gerhardt bemerkt – das
Überleben der *Krankheit* ist in diesem Sinne ebenso ein letztes

---

*Inhaltlich entlehnt Gerhardt den Begriff der Patientenkarriere von Erving Goffman, der damit die dilemmatische Situation eines kranken Menschen zwischen individuell erlebter Identitätsfindung und strukturell aufgezwungener Identifikation mit spezifischen Stereotypen zu charakterisieren suchte, dabei aber im wesentlichen auf den individuellen und kollektiven Umgang mit *psychischer Erkrankung im Anstaltskontext* abhob. Wie Goffman differenziert auch Uta Gerhardt die Patientenkarriere in drei Phasen (Präpatienten-, Patienten- und Postpatientenphase), weist allerdings darauf hin, daß dieser Ablauf und im besonderen die letzte Phase von Transplantationspatienten im Grunde nicht erreicht werden kann. Des weiteren nimmt sie auch die Skepsis gegenüber dem Karriere-Konzept Goffmans auf, wie sie beispielsweise Fritz Schütze formuliert. Demzufolge *handelt* der Patient nicht eigentlich, sondern *erleidet* vielmehr seine Krankheit und die damit notwendige Behandlung. Die Relevanz von Krankheitsverläufen liegt Schütze zufolge ganz eindeutig in dem durch Krankheit verursachten und vom Patienten nur reaktiv zu beantwortenden Bruch des gewohnten Ordnungsrahmens. Einen Kompromiß und d.h. eine Vermittlung zwischen beiden Polen versucht Martin Kohli, wenn er schreibt: »Es kommt für ihn [den Patienten – M.S.] darauf an, ›aus seiner Situation das Beste zu machen‹, d.h. nur soviel von seinen Plänen fallenzulassen, wie unbedingt nötig ist, und soviel von ihnen zu verwirklichen, wie möglich ist. Anders gesagt: in einer Situation, die er (nur) partiell kontrolliert, geht es für ihn darum, den Spielraum für sein Handeln optimal auszuschöpfen, d.h. soviel zu ›handeln‹ wie möglich und sowenig zu ›erleiden‹ wie nötig.« Handeln und Erleiden im Rahmen einer Patientenkarriere wären demnach nicht notwendig antagonistische, sondern im Grunde komplementäre Begriffe – was letztlich auch die Goffmansche Idee vom Dilemma zwischen individuellem Wollen und institutionellem Sollen aufnimmt und aufhebt. Vgl. im übrigen zum folgenden Gerhardt 1986:bes. Kap. I.

gesellschaftliches Überleben.* Mit dem Zusammenbruch von Lebenswelten, wie er insbesondere bei Patienten meist mittleren Alters zu verzeichnen ist, die bereits eine berufliche und familiäre Existenz aufgebaut haben, sind in aller Regel auch die Familien überfordert. In dem Versuch, eine wenigstens eingeschränkte soziale Normalität zu erhalten bzw. wiederherzustellen (»*coping*«), werden die familiären Beziehungen und Ressourcen auf unabsehbare Zeit und über Gebühr strapaziert und brechen darüber nicht selten auseinander; emotionale Überlastung, Depressivität der Angehörigen, Verlustangst und gelegentlich sogar der Wunsch, der Partner möge dem gemeinsamen Leiden durch Selbstmord ein Ende bereiten, sind häufige Begleiterscheinungen schwerer chronischer Erkrankung. Bedenkt man, daß die jeweiligen Partner und evtl. Kinder dauerhafter, physisch wie psychisch erschöpfender Mehrfachbelastung ausgesetzt sind, kann dies alles kaum verwundern.

Im Falle chronisch kranker Kinder und Jugendlicher liegen die Dinge freilich ein wenig anders als bisher beschrieben. Hier sind es weniger statusorientierte und sozioökonomische als vielmehr individuationshemmende Aspekte, die das Bild prägen.[131] Chronisch kranke junge Menschen haben meist recht früh eine tiefgreifende Störung ihres physischen Reifungsprozesses erfahren; sie sind, bedingt durch ihre Erkrankung, in vielen Fällen an Verselbständigung und Individuierung nachhaltig gehindert. Lebenspläne und Perspektiven sind – keineswegs immer negativ! – gezeichnet von den Möglichkeiten, die die Krankheit läßt.

---

*Uta Gerhardt zufolge ist das Empfinden von partieller sozialer und/oder ökonomischer Vernichtung, wie es hier beschreiben wird, insbesondere typisch für berufstätige Männer, die mit ihrer Rolle als Kranker kaum zurechtkommen, da dies weder ihrem Selbstverständnis als unabhängiger Mann noch als (alleiniger) Familienernährer entspricht. Für Gerhardt ist diese Problematik derart zentral, daß sie sie in den Mittelpunkt ihrer Untersuchung rückt, in der Frauen nur als Ehefrauen kranker Männer vorkommen und damit immer nur als sekundär Betroffene. Ein Ansatz wie der von Gerhardt gewählte entheb sie bereits im Vorwege der Möglichkeit, geschlechtstypische Differenzen (bzw. Übereinstimmungen) hinsichtlich der individuellen Bewältigung chronischer Erkrankung zu ermitteln und setzt darüber hinaus das männliche Muster und die männliche Erwerbstätigkeit absolut. Wenn die Erkrankung einer »Hausfrau« als weniger problematisch, weil familiär und sozialökonomisch weniger ins Gewicht fallend interpretiert wird, wie Gerhardt dies tut (mit dieser Auffassung begründet sie u.a. ihre Forschungsorientierung auf den kranken Ehemann hin), werden die individuellen Folgen (weiterhin erwartete Leistungen im Haushalt – »nicht so anstrengend« – und besonders Verlassenwerden etc.) schlicht marginalisiert.

Auch die Eltern kranker Kinder und Jugendlicher sind schließlich in überdurchschnittlichem Maße und auf unabsehbare Zeit physisch wie psychisch durch die Betreuung des Kindes belastet; ihre eigenen Interessen bleiben nachrangig (was im übrigen auch für Geschwisterkinder gilt). Wie Elisabeth Wellendorf schreibt, sind es besonders die Mütter, die zu Spezialistinnen werden: »Die Krankheit ihres Kindes wird zu ihrem Beruf«,[132] sie sind es, die dem Kind das Leben erträglich zu machen suchen – und dabei manchmal doch das genaue Gegenteil erreichen.

Bei alledem ist nicht erst die mentale, soziale oder ökonomische *Rehabilitation* eines Kranken von der Unterstützung durch das familiäre Umfeld wesentlich abhängig, sondern bereits die *Gesundung* im engeren Sinne: Gerhardt berichtet über Untersuchungen, die einen Zusammenhang herstellen zwischen der Sterberate transplantierter Patienten und dem Ausmaß der Betreuung, die sie von ihrer Familie erfahren. Danach starben vorrangig jene Patienten, die keine oder nur eine geringe Zuwendung seitens der Familie erfahren hatten.[133]

Obschon Rehabilitation im Ergebnis auch abhängig ist sowohl von kontingenten wie auch von im allgemeinen Sinne strukturellen Faktoren, muß das Coping einer Erkrankung, also jenes soziale Handeln der Beteiligten, welches auf die (Wieder-) Herstellung der Leistungsfähigkeit des Betroffenen in allen relevanten Lebensbereichen geht, letztlich als eine individuelle *und* kollektive Leistung interpretiert werden – als ein Familienprozeß gewissermaßen – wenngleich die damit verbundenen Belastungen der Familie und besonders der Partner dabei allzuoft übersehen bzw. als selbstverständlich aufgefaßt werden.[134]

2.3.3. Existentielle Fragen – im Umkreis der Transplantation

Vor diesem Hintergrund darf die Entscheidung eines Menschen für oder gegen eine Transplantation generell nicht als die eines »monologisch reflektierenden Subjekts« (Kant) aufgefaßt werden (wie überhaupt die in der Folge einer – lebensbedrohlichen – Erkrankung auftretenden Probleme und Nöte nur sehr bedingt rational bewältigbar scheinen). In den individuellen Entscheidungsprozeß, sei er explizit oder, gleichsam unter der Hand, auch nur implizit geführt, fließen immer auch Emotionen und Gedanken widersprüchlichster Art ein, die in erster Linie Personen des sozialen Nahraums betreffen und von Zuneigung und Dankbarkeit, aber auch von Verpflichtung und Abhängigkeit geprägt sein könnten. Im Gegensatz etwa zur Untersuchung Uta Gerhardts, die die »Überlebensentscheidung« als bereits getroffen voraussetzt (»Zunächst entscheidet sich das Ehepaar für das Überleben des Patienten, anschließend wird geklärt, ob eine Lebendspender-Transplantation [...] möglich ist, dann wird Heimdialyse geprüft, und nur diejenigen, die dann noch übrig bleiben, werden zur Transplantation [eines »Leichenspender«-Transplantats – M.S.] vorgesehen.«[135]), soll hier nach dem Verlauf eben jenes infolge des Krankheitsverlaufs zuweilen recht kurzfristigen Prozesses gefragt werden, an dessen Ende eine gelegentlich auch nur vorläufige Entscheidung für oder gegen die Überpflanzung eines fremden Organs steht. Daß die Frage nach dem Überleben selbstverständlich bejaht wird, wäre ein voreiliger Schluß. Von daher sind bereits hier solche Einschätzungen strikt zurückzuweisen, die die Verweigerung einer Transplantation mit einer möglicherweise beschränkten Einsichtsfähigkeit des Patienten in Verbindung bringen, wie dies zum Beispiel die beiden Münchener Rechtsmediziner Liebhardt und Wilske tun: Mit Hinweis darauf, daß ein Eingriff dann rechtens sein kann, wenn der Patient nicht einsichtsfähig ist, bemerken sie: »Generell kann sich die Beurteilung der Einsichtsfähigkeit nicht allein auf die Tatsache der Verweigerung stützen.« Daß die Entscheidung eines Menschen, nicht unter allen Umständen am Leben bleiben zu wollen, in der Sicht von Medizinern den Ruch geistiger Umnachtung an sich trägt, ist unverkennbar.[136] Elisabeth Wellendorf weist darauf hin, daß manche Mediziner, würden sie unter Heilen mehr verstehen als die reine Lebensverlängerung, sehen könnten, »daß auch ein kurzes Leben Ausdruck vollendeter Biographie sein kann«.[137]

»Informed consent«
Die moderne Medizin und darin ganz besonders die High-Tech-Therapie ›Transplantation‹ stellt die Individuen in ganz neue psychische Notlagen und traumatische Situationen, deren psychologische und soziale Verantwortungsdimension noch weitgehend unerforscht ist.[138] Aus der medialen Darstellung des Transplantations-Sektors durch die Praktiker – und, wie man den vielfältigen Berichten entnehmen kann, auch aus dem Umgang mit den individuellen Patienten – bleibt diese Einsicht jedoch ausgeklammert. Angesichts der im Umfeld einer Organverpflanzung von schwerkranken Menschen zu leistenden physischen und insbesondere psychischen Anpassungsleistungen muß die Forderung Angst-

wurms nach einer »Routine-Therapie« Transplantation einmal mehr als geradezu fahrlässig und ignorant betrachtet werden, ignorant gegenüber der seelischen Not der Beteiligten. Natürlich gibt es auch Menschen, die sich zu keinem Zeitpunkt der Behandlung »einen Kopf machen« und die medizinische Perspektive annehmen, derzufolge eine Transplantation im Grunde nichts weiter ist als der Austausch eines defekten Körperteils durch ein funktionierendes – vergleichbar etwa einer Autoreparatur. Ob es sich dabei tatsächlich um Unempfindlichkeit gegenüber einer Reihe enormer psychischer Probleme handelt oder um mehr oder weniger gelungene Verdrängungsleistungen, soll an dieser Stelle gar nicht entschieden werden. Allerdings legen die Ausführungen des Theologen Gerhardt Hoffmann zur Nachsorge transplantierter Menschen den Gedanken nahe, daß wohl keiner der Betroffenen von dem Geschehen vollkommen unberührt bleibt.[139] Transplantationsmediziner sollten sich insofern mit Bemerkungen zurückhalten, die die Transplantation banalisieren – die doch in keinem Fall weniger ist als *geschenktes Leben*, für das auch Verantwortung zu übernehmen ist; die Zustimmung, sich ein fremdes Körperorgan implantieren zu lassen, ist eben keine »rationalchoice«-Entscheidung. Darüber kann auch die Rede vom »informed consent« nicht hinwegtäuschen. *Informierte* Zustimmung zum jeweiligen Eingriff ist zwar ein von Medizinern immer wieder propagiertes Ziel, scheint aber von der klinischen Realität in vielen Fällen weit entfernt zu sein: Selbstverständlich müssen die Betroffenen (bzw. bei Kindern oder im Falle von Bewußtlosigkeit die nächsten Angehörigen) dem Eingriff *formal* durch ihre Unterschrift zustimmen. Ob dem jedoch immer ein angemessener Entscheidungsprozeß auf der Grundlage umfassender Aufklärung vorausgeht, muß angesichts der Berichte mancher Transplantations-«Opfer» bezweifelt werden.[140] Das mag zunächst daran liegen, daß mitgeteilte mögliche – unerwünschte – Konsequenzen und Nebenwirkungen einer Organtransplantation von den Betroffenen zuweilen nicht angemessen aufgenommen werden, weil das Bewußtsein von der Vorstellung der Leidensverringerung vollkommen absorbiert ist. Doch ganz offenbar hat auch die Mitteilsamkeit der behandelnden Ärzte manchmal recht enge Grenzen und scheint dabei vorrangig an einer Zustimmung zum für sie und das Transplantationszentrum immerhin auch ökonomisch bedeutsamen Eingriff geleitet zu sein;[141] überhaupt geht es in dieser »mikropolitischen Situation« (Manfred Pflanz) ja nicht nur um reine Informationsübermittlung, sondern in hohem Maße daneben auch um Informationskontrolle mit dem Ziel, Muster von Dominanz und Subordination zu stabilisieren.[142] So berichtet die Ehefrau eines zweifach lebertransplantierten Patienten, der zwei Wochen nach der Retransplantation verstarb, verbittert, »daß eine Lebertransplantation ein entsetzliches Martyrium ist, das Alleinstehende in der Regel nicht überleben. Gelingt die Transplantation, so tritt nicht, wie die Ärzte unzutreffenderweise immer ihren Patienten versprechen, ›Gesundheit‹ ein, sondern weiteres Leiden mit neuen Krankheiten und neuen Todesängsten. Den Patienten wird wohlweislich verschwiegen, daß ihre Partnerschaften auseinanderbrechen, und daß ihre Familienangehörigen schwer krank werden und sogar selbstmordgefährdet sein können. [...] Wüßten die Patienten dies alles, so könnten sich manche, wie zum Beispiel mein Mann es mit Sicherheit getan hätte, entschließen, in Ruhe und Frieden ohne eine Transplantation zu sterben«.[143]

Daß am Ende selbst die *dezidierte* Ablehnung einer Implantation nicht notwendig respektiert wird, darauf macht Elisabeth Wellendorf aufmerksam, wenn sie den Fall einer jungen Frau beschreibt, die formal wohl der Möglichkeit einer Transplantation zugestimmt hatte, jedoch voller Zweifel war. Als ein passendes Organ avisiert wurde, verweigerte sie die Maßnahmen zur Vorbereitung mit einem deutlichen »Nein« – was allerdings als Angstreaktion eingestuft und nicht mehr berücksichtigt wurde.[144]

So spekulativ – und gelegentlich problematisch – derartige Äußerungen und Interpretationen auch sein mögen, machen sie doch zweierlei deutlich:

1. *Informationen* zu den Chancen und Risiken des Eingriffs und zu den damit verbundenen ethischen Implikationen beziehen die Betroffenen offenbar überwiegend oder ausschließlich von den behandelnden Ärzten. Wo aber Mediziner selbst eine Transplantation für die adäquate Therapieform halten – oder gerade *nicht*, wie das Beispiel vieler Dialyse-Ärzte zeigt, die ihre Einkommensgrundlage behalten wollen –, sind sie Partei, zumindest dann, wenn es um die Existenzerhaltung eines Transplantationszentrums geht bzw. um die Auslastung der Kapazitäten.[145] Wenig hilfreich sind da die Informationsbroschüren zum Beispiel des Arbeitskreises Organspende, die die mit einer Organübertragung verbundenen *sicheren* und *möglichen* Folgen (lebenslange medikamentöse Immunsuppression und damit verbundene Nierenfunktionsstörungen, Abhängigkeit vom behandelnden Transplantations-

zentrum, mögliche Retransplantation infolge chronischer Abstoßung, häufige Klinikaufenthalte wegen der notwendigen Kontrolluntersuchungen, psychische Probleme und überdurchschnittliche Beanspruchung des sozialen Umfeldes, der Familie und des Partners, physische Beeinträchtigung und relativ starke körperliche Verunstaltung durch Narben etc.) marginalisieren oder gar nicht erst erwähnen: Der Arbeitskreis widmet dem eigentlichen Grund der Organspende, der Transplantation, von 35 Seiten gerade einmal zweieinhalb![146] Was Transplanteure unter Aufklärung verstehen, demonstrierte in nachgerade idealtypischer Form der Hamburger Chirurg Christoph Broelsch im Rahmen eines Medizin-Forums des Hamburger Abendblatts. Gefragt, wer über die Organspende aufklärt, antwortete der als experimentierfreudig bekannte Lebertransplanteur: »Aufklärung kann an vielen Stellen erfolgen. In allen Arztpraxen, öffentlichen Gebäuden, Einwohnermeldeämtern sind in der Regel Organspendeausweise ausgelegt. Wer mehr Informationen haben möchte, kann beim Transplantations-Zentrum des UKE [Universitätskrankenhaus Eppendorf in Hamburg – M.S.] praktisch rund um die Uhr anrufen.«[147] Daß auch die in vielen Kliniken tätigen *Psychologen* zu Information und Beratung nur bedingt geeignet sind, macht die im Hannoveraner Klinikum tätige Psychologin Elisabeth Wellendorf deutlich, die von der Konfrontation mit einem Transplanteur berichtet, der einen erst wenige Tage zuvor transplantierten Patienten entlassen wollte, weil eine neue Transplantation anstand (»wir brauchen das Bett«). Angesichts des darüber vollkommen verstörten Patienten und des davon offensichtlich unbeeindruckten Mediziners wurde ihr klar, »daß die Hoffnung, daß die High-Tech-Medizin und die Psychologie sich ergänzen könnten, eine Illusion war, und daß sich die Menschenbilder beider Disziplinen [...] unversöhnlich gegenüberstehen«.[148] Ganz offenbar gibt es keine im besten Sinne neutrale Anlaufstelle, die unvoreingenommen und ergebnisoffen beraten könnte.

2. In die *Entscheidung/Zustimmung* zu einer Transplantation fließen ganz offensichtlich vielfältigste Überlegungen, Ängste und Befürchtungen, aber auch Hoffnungen ein, die, zumindest in einem gewissen Rahmen, durchaus *gegeneinander abgewogen* werden, und zwar sowohl vom Betroffenen selbst wie auch von seinen nächsten Angehörigen; Gerhardt beispielsweise berichtet über einen Fall, in dem ein Patient die *grundsätzliche* Entscheidung seiner Frau überließ. Dabei scheint es weniger um Fragen reiner Lebens-

verlängerung zu gehen als vielmehr um das, was man im weitesten Sinne als Lebensqualität bezeichnet. Insofern ist der unter Medizinern verbreitete Rekurs auf »x Jahre Überleben« oft zu kurz gegriffen und setzt nicht unbedingt bei den vorrangigen Bedürfnissen der Betroffenen an. Auch die Abhängigkeit vom Tode eines anderen Menschen wird von vielen Patienten als außerordentlich belastend erlebt. Daß das Sterben der einen mehr und mehr zum integralen Bestandteil der Behandlung der anderen wird, scheint jedoch ein von Transplantationsmedizinern marginalisierter Problem-Komplex zu sein.

»Ambivalente Gefühle« – Klärungsprozesse in einem kranken Körper[149]

Die chronische Erkrankung eines Menschen bringt es mit sich, daß das kranke Organ eine besondere Beachtung erfährt, zwingt es doch häufig zu einer drastischen Einschränkung alltags- und lebensweltlicher Vollzüge, zu Verzicht und Abhängigkeit und zur Auseinandersetzung mit der damit oft verbundenen Perspektive eines möglichen Todes. Ein solches Dasein wird von den Betroffenen jedoch nicht notwendig als weniger- bzw. nicht-lebenswert aufgefaßt. Wellendorf berichtet beispielsweise von PatientInnen, denen die erkrankte Lunge regelrechte Glücksgefühle vermitteln konnte, wenn und weil sie ihnen einige freie Atemzüge gewährte, und die ihr Dasein mit jedem Atemzug genossen. Der Hinweis auf eine mögliche und vermeintlich unverzichtbare Transplantation wird von manchen Patienten sogar als Angriff auf ihr Selbst interpretiert; die Identifikation mit dem von der Erkrankung angegriffenen Körperorgan ist so stark, daß mit seinem Austausch auch die Identität der Person in Frage gestellt wäre. Die mit der Einschätzung des jeweiligen Organs als »unzureichend« einhergehende Entwertung des eigenen Selbst kann insofern durchaus zur Ablehnung einer Transplantation führen – und sei es, um der in der Transplantationsmedizin handlungsleitenden Vorstellung zu begegnen, ein krankes Leben sei kein wertvolles Leben oder von minderer Qualität.

Während diese Menschen erschrocken sind und leiden, wenn ihnen von ärztlicher Seite attestiert wird, daß ihre Lunge »nichts mehr wert« sei und »das Herz, na ja, ist auch Schrott, machen wir alles neu«,[150] zeigen andere Patienten eine deutlich distanzierte Haltung, in der das nicht mehr funktionsfähige Herz schon mal zu einem »alte[n], ausgeleierte[n] Klumpen« wird, der schleunigst gegen eine neue, funktionierende Pumpe ausgetauscht werden sollte.[151] Zwar handelt es sich hier gewiß um eine extreme Formulierung, doch es scheint, daß Menschen, die ihre Körperteile in dieser oder ähnlicher Weise charakterisieren, eine eher funktionalistische oder sogar mechanistische Einstellung gegenüber ihren Organ und Körperfunktionen insgesamt haben.[152] Im Gegensatz dazu machen sich viele der von Wellendorf beschriebenen PatientInnen Gedanken darüber, was es für ihr Dasein bedeutet, wenn ein Teil von ihnen »früher stirbt« – und ob die entnommenen Organe (bei Lungenerkrankungen wird regelmäßig auch das Herz ausgetauscht, das infolge der notwendig stärkeren Beanspruchung geschädigt ist) angemessen behandelt und nicht einfach »entsorgt« werden.

Auch Gedanken über den potentiellen Spender treten nicht erst *nach* einer Implantation auf, sondern können bereits einen Klärungsprozeß begleiten. Dabei scheint nicht unerheblich zu sein, ob der Erhalt eines neuen Organs als Raub begriffen wird oder als ein Geschenk, das auch mit einer Verpflichtung zum Leben verbunden ist. Wenn Hoffmann davon spricht, daß viele Organempfänger möglichst wenig vom »Vorbesitzer« des neuen Organs wissen wollen, so liege das auch daran, daß sich damit nur Schuldgefühle vergrößern würden, die die Betroffenen auch vor sich selbst tunlichst verbergen möchten, Schuldgefühle gegenüber dem anderen, auf dessen Unglück und Tod sie sehnlichst gewartet haben.[153] Daß die Abhängigkeit vom Tod eines anderen ebenso zur *Ablehnung* einer Transplantation führen kann, zeigt Elisabeth Wellendorf am Beispiel eines 15jährigen Mädchens, die sich bereits lange mit ihrem Sterben auseinandergesetzt hatte, als erstmals die Möglichkeit einer Transplantation diskutiert wurde. Ohnehin skeptisch gegenüber den mit einer Implantation unumgänglich verbundenen medizinischen Maßnahmen, war die Einsicht in die Abhängigkeit vom Tod eines Menschen der entscheidende Gedanke in einem Klärungsprozeß, in dessen Verlauf auch die folgenden Bilder entstanden. Während sie in den ersten Bildern die notwendigen Maßnahmen antizipierte und über deren Nutzen nachdachte bzw. über ihre Bereitschaft, sich ihnen auszusetzen, wußte sie das letzte Bild längere Zeit nicht einzuordnen. Dann aber wurde ihr klar, daß sie hier den Unfalltod eines anderen Mädchens (ihrer potentiellen Spenderin, wie sie meinte) darstellte – woraufhin sie eine Transplantation für sich kategorisch ablehnte. Sie starb kurze Zeit später.[154]

Soziale und psychische Implikationen der Transplantionsmedizin 145

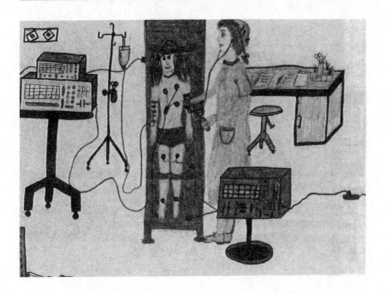

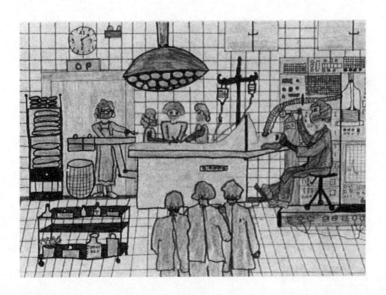

146 Soziale und psychische Implikationen der Transplantationsmedizin

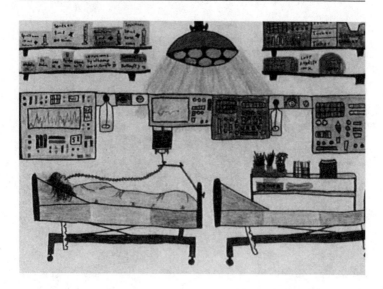

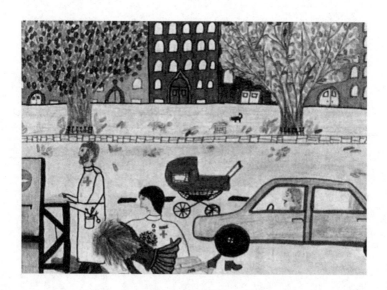

Nur selten allerdings scheint die Entscheidung für oder gegen eine Transplantation so frei und unabhängig zu verlaufen wie in diesem Beispiel. In der Regel bestimmen neben Ängsten und/oder Hoffnungen auch Gefühle der Verpflichtung gegenüber den Angehörigen, oft den Eltern, Partnern oder Kindern, die Einstellung zu dem in Aussicht genommenen Eingriff: Welchen Raum hat der eigene Zweifel des Betroffenen und seine Angst, nicht mehr er selbst zu sein, wenn die, die ihn lieben, sein Weiterleben sehnlichst wünschen? Kann man ihnen zumuten, mit einem verhinderbaren Verlust zu leben? Haben Eltern überhaupt die Freiheit, eine Transplantation abzulehnen, die ihrem Kind das Leben retten könnte? Und können schließlich Ärzte auch unterlassen, was technisch möglich ist?[155]

Alle diese Fragen illustrieren einmal mehr, daß die Therapieform 'Transplantation' Menschen mit schweren und scheinbar unlösbaren moralischen Dilemmata konfrontiert – und sie oft damit allein läßt. Überdies zeigen sie, daß die *Entscheidung für das Leben* keine selbstverständliche ist. Dabei darf nicht übersehen werden, daß die Orientierung auf eine Transplantation eine gänzlich andere Entwicklungsdynamik in sich trägt, als wenn der Betroffene seine Krankheit und seinen absehbaren Tod zu akzeptieren sucht und damit beginnt, seine Todesangst zu »bearbeiten«. Vor dem Hintergrund einer Transplantations-Hoffnung geht es vielmehr darum, Zukunft zu visualisieren, durchzuhalten und die Tage zu überleben – statt, wie Wellendorf bemerkt, sie zu *leben*. Nach ihrer Erfahrung raubt das Warten nicht nur alle Energie, sondern kann auch bedeuten, daß ein mühevoll aufgebauter »Spannungsbogen der Hoffnung und des Lebens« plötzlich und unvorbereitet zusammenbricht, wenn der Gesundheitszustand des Menschen sich in dieser Wartezeit so sehr verschlechtert, daß nur noch der Tod zu erwarten ist.[156] Die Erkenntnis, daß auch die Verweigerung einer Transplantation und mit ihr der absehbare Tod ein intensives Gefühl der eigenen Existenz vermitteln kann und daß die Qualität eines Lebens nicht allein von dessen Länge abhängt, läßt Elisabeth Wellendorf sogar vom Sterben als einer wirklichen Alternative zur Transplantation sprechen.[157]

Ein »neues Leben«? – Nach der Transplantation
Vielfach wird die Zeit nach der Implantation als »neues Leben« für den Patienten dargestellt, dessen Krankheit nun überwunden sei und der sich ohne Beschränkungen wieder dem Leben zuwenden

könne; so in den Broschüren des Arbeitskreises Organspende, in der Publikation Waltraut Haucks, aber durchaus auch in wissenschaftlichen Veröffentlichungen von Transplantations-Praktikern. Zuweilen wird dieser Eindruck erweckt, indem man die physischen und psychischen Folgen einer Transplantation schlicht verschweigt und den Aspekt des Überlebens in den Vordergrund rückt.[158] Daß, gemessen an den vorangegangenen Belastungen, in sehr vielen Fällen tatsächlich gravierende Verbesserungen für die Betroffenen eintreten, soll hier gewiß nicht bestritten werden. Doch einmal ganz abgesehen davon, daß es oft nur die *Folgen* einer Krankheit sind, die mit dem nicht mehr funktionsfähigen Organ entfernt werden, und daß das neue Organ dann eher Aufschub ist als Heilung, darf nicht übersehen werden, daß selbst dies keineswegs selbstverständlich ist *und* daß die Betroffenen sich im Anschluß an eine Transplantation mit physischen, psychischen und sozialen Problemen konfrontiert sehen, die sie in dieser Form kaum zu antizipieren vermögen – und die ganz offenbar selten Gegenstand von Aufklärungsgesprächen sind. Das beginnt bereits mit der Zeit direkt nach dem Eingriff, wenn Patienten sich einer extensiven Therapie ungeschützt ausgeliefert sehen: Für die Betroffenen ist es nämlich keineswegs unerheblich, daß sie sich im Anschluß an die Operation völlig ungeschützt und hilflos zwischen Apparaten wiederfinden, die zum Beispiel ihren Atemrhythmus bestimmen, und daß die behandelnden Ärzte mehr *über* sie und die Funktion des neuen Organs reden als *mit* ihnen. Auch die von Medizinern offenbar marginalisierten, für Patienten vielfach jedoch unerwarteten körperlichen Verunstaltungen (Schnitte über Brust- und Bauchraum, bei Retransplantationen entsprechend mehr und gröber) werden von vielen, insbesondere von jungen Menschen auch lange Zeit danach noch als außerordentlich belastend erlebt. Ebenfalls schwer zu ertragen ist es, wenn die erhoffte Zustandsverbesserung (zunächst) nicht eintritt. Und wenn alles gutgegangen ist, bleibt am Ende immer noch die von nun an das Leben bestimmende mehr oder weniger latente Furcht vor der Abstoßung des Organs. Von dieser Angst bleiben auch die Angehörigen nur selten verschont. Aufwendige Untersuchungen (Biopsien etc.) und die tägliche Einnahme starker Immunsuppressiva, die sowohl den Körper belasten als auch das Aussehen stark verändern können, sind zwingende Maßnahmen, das immer vorhandene Abstoßungsrisiko zu minimieren – wobei im übrigen die faktische Abstoßung durchaus auch Ergebnis einer insgesamt skeptischen

Haltung gegenüber der Transplantation sein könnte, wie manche Mediziner vermuten. Nachdenklich stimmt hier etwa eine Bemerkung Brigitta Bunzels, wonach Noncompliance, besonders in Form unregelmäßiger Medikamenteneinnahme mit der Folge der Transplantatabstoßung, nach Ansicht mancher Mediziner eindeutig als »passiver Suizid« zu deuten sei. Möglicherweise ist dies ja ein »Ausweg« von Menschen, die sich genötigt sahen, einer Organüberpflanzung zuzustimmen, ohne sie tatsächlich zu wollen.[159]

Doch selbst wenn die Transplantation das Ergebnis freier Wahl war, ist damit weder der medizinische Erfolg gesichert noch dessen psychische Bewältigung. So zeigen sich gravierende Compliance-Probleme[160] erst einige Zeit nach dem Eingriff, wenn der Patient realisiert, welche Entsagungen ihm seine Krankheit abverlangt hatte, die nun vielleicht nicht mehr nötig sind. Exzessives Leben und heftige Ablösungsbestrebungen insbesondere bei jüngeren Menschen sind die häufige Folge. Dieser »Hunger nach Leben« kann allerdings fatale Konsequenzen haben, wie Elisabeth Wellendorf am Beispiel eines herztransplantierten jungen Mannes zeigt, der in der Folgezeit der Transplantation mehrere schwere, selbst verursachte Autounfälle überlebte. Der behandelnde Arzt lieferte *eine* mögliche Erklärung für diese Risikobereitschaft: Bei einer Herztransplantation werden die Nervenbahnen zum Gehirn durchtrennt. Das bedeutet, daß das Gehirn eine Gefahr wohl erkennt, die ausgesandten Impulse am Herzen jedoch nicht ankommen. Bei tatsächlicher Gefahr fehlt also ein wichtiges verhaltenskorrigierendes Signal. Ob das Rasen ein Versuch des jungen Mannes war, sich selbst zu »spüren«, läßt die Autorin offen, erwähnt an anderer Stelle allerdings, daß alle ihr bekannten Transplantierten versteckte Todeswünsche hätten und sich regelmäßig in gefährliche Situationen begäben. Sie fragt: »Waren sie in ihrem eigentlichen Weg unterbrochen worden, und gab es eine innere, unbewußte Dynamik, ihn zu Ende zu gehen?«[161]

All das macht deutlich, daß die Transplantation auch das labile, auf die Krankheit eines ihrer Mitglieder hin orientierte familiale Gleichgewicht nachhaltig zu erschüttern vermag, wovon bei jüngeren Patienten in hohem Maße die im Laufe der Jahre zu Spezialistinnen gewordenen Mütter betroffen sind, denen nun ein beträchtlicher Teil ihrer Daseinsgrundlage entzogen scheint. Sowohl die Belastung durch chronische Krankheit als auch durch die Transplantation und ihre Folgen können bedeutenden Einfluß auf grundlegende familiale Konstellationen haben und diese sogar sprengen. (Beispiele aus der Familientherapie zeigen, daß die Bedürfnisse der übrigen Familienmitglieder häufig nur am Rande wahrgenommen und offenbar selten befriedigt werden, was notgedrungen auch zu ambivalenten Gefühlen gegenüber dem soviel Aufmerksamkeit beanspruchenden kranken Familienmitglied führen muß. Nach einer Überpflanzung sind es dann allerdings nicht selten die transplantierten Menschen selbst, die mit ihrer neuen, »gesunden« Rolle nicht fertig werden.[162])

Tiefgreifende psychische Störungen der Betroffenen schließlich beruhen in einer Reihe von Fällen auf nicht bewältigten Identitätskonflikten, verursacht durch den mit der Transplantation entstandenen Bruch der Persönlichkeit. Das fremde Organ kann dann nicht wirklich in das eigene Körperbild und Selbstbewußtsein integriert werden. In beeindruckender Weise illustriert diesen Zustand eine von Elisabeth Wellendorf betreute junge Frau, die »kein Spiegelbild mehr hatte«.[163]

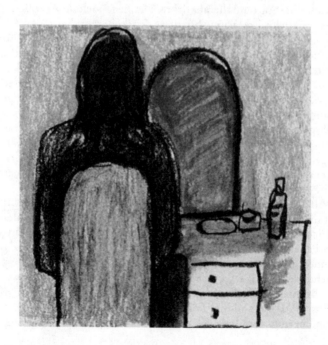

Hinsichtlich der Integration des Organs ist offenbar auch die *geschlechtliche* Zuordnung von Belang, was zu nachhaltigen Identitätsproblemen führen kann. Darüber hinaus scheinen es vorrangig Schuldgefühle zu sein, die es dem Empfänger erschweren, das Organ anzunehmen. Aus diesen Gefühlen resultiert vielfach eine besondere Besorgnis und eine Verantwortung, mit der Erhaltung des Organs auch einen Teil des Spenders am Leben zu erhalten, dem der Transplantierte sich als Lebensretter verbunden fühlt. Das kommt auch darin zum Ausdruck, daß viele – nicht alle(!) – Transplantierte den Tag der Überpflanzung als »zweiten Geburtstag« feiern.

Eine wohl typische Haltung beschreibt ein von Renée Fox zitierter Organempfänger, der das Verhältnis zu seinem neuen Organ anschaulich schildert: »Egal, was du sagst, es ist ein fremder Körper, und da gibt es Momente, wo es schmerzt, es bei sich zu behalten. ... Ich habe eine Theorie, daß es zu Abstoßungsreaktionen kommt, wenn du dein Organ nicht magst. ... Aber was uns angeht (er zeigt auf seine transplantierte Niere), wir haben dieses Problem nicht. Wir verstehen uns bereits seit vier Jahren sehr gut miteinander.«[164]

Transplantationen bei Kleinkindern – Von der Auflösung eines kleinen Wesens

Waltraut Hauck befaßt sich im Rahmen ihrer Gesamtdarstellung der Transplantationsmedizin auch mit der Möglichkeit der Organtransplantation bei Säuglingen und Kleinkindern und kommt nach einer Abwägung medizinischer und ethischer Argumente zu dem Ergebnis, daß die Transplantation in diesen Fällen – aufgrund geringerer Abstoßungsreaktionen – eine gute Überlebenschance bieten kann und von daher grundsätzlich zu befürworten sei, zumal dem Kind damit langfristig eine höhere Lebensqualität geboten werde.[165] Dieser Einschätzung soll unkommentiert die kurze Geschichte des kleinen Jungen Nick gegenübergestellt werden, die Elisabeth Wellendorf Anlaß zur Reflexion gibt.

»Auf der Station ist ein kleiner dreijähriger Junge. Er lebt mehr oder weniger seit seiner Geburt wegen eines schweren Lungenleidens in der Klinik. Abgemagert, von der Größe eines einjährigen Kindes, sitzt er meist in einer Kinderkarre auf dem Flur.

Er bekommt Sauerstoff über einen Schlauch. Seine Lippen sind blau, sein viel zu großes Herz pumpt das Blut schnell durch seinen

Körper. Seine großen schwarzen Augen schauen jeden Vorübergehenden freundlich an.
Immer wieder einmal bleibt jemand stehen und spielt mit ihm. Wenn Nick besonders um Atem ringt, gehen die meisten schnell, manchmal verlegen lächelnd weiter. Ein Kind, das um sein nacktes Überleben so kämpfen muß, macht angst. Da muß etwas geschehen, da muß es Hilfe geben, oder es soll schnell zu Ende gehen. Rettung oder Tod!
Dieses Bild gehörte zu meinem Klinikalltag. Eines Tages war es nicht mehr da. Nick war transplantiert worden. In der Nacht war ein Organangebot gekommen, und man hatte sein Herz und seine zerstörte Lunge entfernt und hatte ihm die neuen Organe eingepflanzt.
Auf der Intensivstation lag sein kleiner Körper auf einem hohen Bett, umgeben von piependen Apparaten, die seine Körperfunktionen aufzeigten, mit einem Tubus im Mund, durch den er beatmet wurde, und mit vier Drainageschläuchen in seinem kleinen Körper, durch die das Wundwasser ablaufen konnte. Umgeben war er von vermummten Gestalten, die er nicht kannte. Seine großen schwarzen Augen schauten angstvoll auf die Helfer. Zuerst ging alles gut, dann tauchte eine Komplikation nach der anderen auf, die Abstoßung war nicht in den Griff zu bekommen. Die Helfer in ihrer grünen Vermummung führten einen immer erregteren Disput über den kleinen Nick hinweg. Er verstand sie ja sowieso nicht, und sagen konnte er auch nichts. Seine Existenz stellte sich in Zahlen und Kurven dar. Längst bevor er nach vier Wochen starb, in einem Schlachtfeld von Strategien und Disputen, hatte sich sein kleines Wesen aufgelöst. Sein Blick hatte sich weit hinter seine großen schwarzen Augen zurückgezogen. Es hatte kein Dialog mehr stattgefunden mit ihm als leidendem, zu Tode geängstigtem Kind. Die Behandler hatten alles getan. Sie hatten nichts außer acht gelassen an medizinischem, technischem und wissenschaftlichem Know-how. Nur eben das Kind hatten sie übersehen. So viel Not zu sehen macht angst. Es ist unerträglich. Es ist verständlich und richtig, daß alles getan wurde, um zu helfen. Die Frage ist nur: Was ist in diesem Fall alles?
Möglicherweise hätte moralischer Mut dazu gehört zu sagen: Bei so einem kleinen Wesen, das wir nicht auf das, was kommt, vorbereiten können, das also nicht zustimmen oder ablehnen kann, darf man so etwas nicht machen. Man kann sich mit dem Leid eines anderen nicht identifizieren, ohne das Leid in sich selber wahrzunehmen. Das Leid eines überforderten, tödlich bedrohten, verlassenen Kindes rührt an die tiefsten Ängste unserer Existenz. Deshalb sollten wir wissen, daß

wir in Gefahr sind, uns dagegen abzuschotten, um uns selber zu retten. Sicher gibt es kaum einen Menschen, der in seinem Leben nicht solche frühen Ängste erlebt hat, und sei es nur ansatzweise. Bei einem Säugling genügt ein längeres Ausbleiben der Mutter, um ihn in panische Angst zu versetzen. Solche Erlebnisse bleiben in unserem Erleben eingegraben, auch wenn wir uns nicht mehr an sie erinnern, aber sie kommen mit Sicherheit wieder zum Vorschein [...] Ein kleines Kind hat noch kein Gefühl für Zusammenhänge. Es versteht nicht, warum etwas Bedrohliches oder Schmerzvolles an ihm vollzogen werden muß. Außerdem hat es noch keine rechte Vorstellung von Zeit. Fünf Minuten Qual können, weil es sich fünf Minuten noch nicht vorstellen kann, eine Ewigkeit sein. In dieser Zeit bricht der Spannungsbogen der Hoffnung zusammen.

[...] Noch etwas Drittes kommt dazu:

Die Identität eines Menschen, das Gefühl für seine eigene Person, ist intensiv mit dem Körpererleben verbunden. [...] Je kleiner ein Kind ist, desto mehr empfindet es in Schmerz und Krankheit seine Person wie vernichtet. Daß die Eltern es nicht schützen können vor solchen Gefahren, zerstört seinen Glauben an ihre Allmacht, vor allem an ihre Fähigkeit, es vor Unheil bewahren zu können. Diesen Glauben braucht es aber zum Überleben. [...] Ein kleines Kind kann einen solchen Hoffnungsbogen, der aus der Erfahrung kommt, daß alles wieder gut wird, nicht aufrechterhalten. Seine zarte Person zerbricht.«[166]

3. Leben – Sterben – Tod: Die Verdrängung des Unabwendbaren

Ja, das Leben ist eine zu erfüllende Aufgabe.
Aber wer kann behaupten, seine Aufgabe erfüllt zu haben?
Diese Aufgabe bleibt immer unvollendet.
Die schwerste Aufgabe besteht darin, das Nichtvollendete,
das Unvollkommene anzunehmen.

Paul Tournier

Eine Behandlung, wie sie der kleine Nick erlebte und offenbar erlitt, könnte auf den ersten Blick durchaus als ein Ausdruck der Mitleidensfähigkeit der behandelnden Ärzte interpretiert werden – wie im übrigen *jede* Implantation. Möglicherweise beruht dieser an einem Kinderkörper nachgerade exerzierte »Heilungs«versuch jedoch viel eher auf einer Unfähigkeit der Augen-Zeugen, den Anblick und die Vorstellung von Leiden ertragen zu können. Vielleicht ist es ja die offenbar fundamentale Angst des (modernen?) Menschen vor Leiden und Tod, die zu immer waghalsigeren und zugleich ausgefeilteren Überlistungsversuchen motiviert, wie sie letztlich auch die gesamte Transplantationsmedizin darstellt. Das »Nicht sterben wollen!« ist dem Mediziner Linus Geißler zufolge geradezu ein Generalnenner der Gesellschaft.[167] Dieses Postulat, gewiß nicht erst mit der Möglichkeit der Überpflanzung von Körperorganen in die Welt gekommen, findet in der modernen Transplantationsmedizin, ihren Trends und ihren Negativ-Entwicklungen* seine bislang höchste Ausformung. Keinesfalls jedoch darf übersehen werden, daß das Leben der einen nur um den Preis des — wie immer fest- oder hergestellten — Todes der anderen zu erhalten, der Tod also nie endgültig zu eliminieren ist.

Nicks Geschichte, hier stellvertretend für eine nicht absehbar große Zahl von Menschen erzählt, und auch das geschilderte Schicksal hirntoter und zur Explantation vorgesehener Patienten verweisen auf einen Aspekt, der bisher nur am Rande behandelt wurde, nämlich auf die Frage nach Leben, Sterben und Tod unter den Bedingungen moderner Medizin. Dabei kann die Frage nach einem »humanen« Sterben schon aus pragmatischen Gründen nicht einfach als ein Gegensatz zur heutigen Medizin aufgefaßt werden, etwa als ein »Sterben *ohne* moderne Medizin«, sondern muß sich mit dem »Sterben an sich«, mit der Frage nach dem Sinn und den Bedingungen von Tod und Leben auseinandersetzen. Das kann hier freilich nur in einem begrenzten und zugleich eng am eigentlichen Thema orientierten Rahmen geschehen. *Verzichtbar* ist die Auseinandersetzung mit dem Todesverständnis moderner Gesellschaften jedoch nicht.

Das Besondere am Sterben des Menschen ist nach allem, was wir wissen, die Tatsache, daß wohl jeder *Mensch* — offenbar im Gegensatz zu anderen Lebewesen — längst vor seinem Tod um seine Endlichkeit weiß oder zumindest wissen könnte. Aus der Sicht der philosophischen Anthropologie ist es geradezu ein Spezifikum des

---

*Daß die mit einem unbedingten Lebenswillen einhergehenden oder sich wenigstens gelegentlich einstellenden Begierden und Begehrlichkeiten umstandslos auch außerordentlich inhumane, gewalttätige und grausame Züge annehmen können, hatten wir weiter oben bereits gesehen.

Säugetieres Mensch, mitten im Leben von einem Bewußtsein des Todes gekennzeichnet zu sein, einem Bewußtsein, das dem – prinzipiell und wohl unabänderlich endlichen – Leben Sinn und Bedeutung verleihen kann. Das »Grunddatum des Todesbewußtseins« (Georg Scherer) gilt im Sinne einer universalen anthropologischen Grundstuktur gemeinhin als *eine* Dimension des Selbstbewußtseins.[168] Dabei findet sich der Mensch in einer bereits in der Antike auf die bündige Formel 'mors certa, hora incerta' gebrachten Spannung, wohl ein Wissen vom Tod, nicht aber von der Todesstunde zu besitzen – eine Erkenntnis, der spätestens in modernen = komplexen = risikoreichen Gesellschaften noch ein »modus incertus« hinzuzufügen wäre.[169] Wie der Mensch dem (seinem) *Sterben* und *Tod* gegenübersteht, bestimmt nicht nur seine Selbstwahrnehmung, sondern letztlich seine gesamte Lebensauffassung und -gestaltung – und vice versa. Hinsichtlich der Frage nach der Sinnhaftigkeit des Todes steht das Individuum jedoch vor einem kaum lösbar scheinenden Dilemma: Wenn es zutrifft, daß nur sinnvoll erscheint, was zugleich *verstanden* und *bejaht* werden kann, wie der Philosoph Georg Scherer annimmt, dann muß der Tod in gewisser Weise immer ein absurdes Ereignis sein, da er sich – wie übrigens auch der *Beginn* des eigenen Lebens – menschlicher Einsicht und Erkenntnis schlicht widersetzt. Der Existenzphilosoph Maurice Merleau-Ponty formulierte diesen Gedanken folgendermaßen: »Weder meine Geburt noch mein Tod können mir erscheinen als Erfahrungen, die die meinen sind, da ich, sie also denkend, mich voraussetzte als mir präexistent und mich selbst überlebend, um sie erleben zu können, und so dächte ich also nicht wahrhaft meine Geburt und meinen Tod. So kann ich mich denn stets nur erfassen als 'schon geboren' und 'noch lebend', meine Geburt und meinen Tod immer nur als vorpersonale Horizonte; ich weiß, daß man geboren wird und stirbt, doch meine Geburt und meinen Tod vermag ich nicht zu erkennen.«[170]

3.1. Zum »katastrophischen Todesverständnis« des modernen Menschen

Obwohl nicht anzunehmen ist, daß die Menschen früherer Zeiten und Gesellschaften tatsächlich ruhiger oder gar *friedlicher* starben, wie der französische Historiker Philippe Ariès[171] mittelalterlichen und frühneuzeitlichen Quellen entnehmen zu können meint – folgt man den Darstellungen Michel Foucaults[172], waren die Tode, die viele Menschen früherer Epochen sterben mußten, alles andere als friedlich, und auch der Soziologe Norbert Elias[173] glaubt Ariès' These unter Verweis auf die »Schreckbilder des Todes« aus jener Zeit als Hoffnung und Illusion entlarven zu können –, war der Tod als solcher nach Ansicht vieler Autoren im gesellschaftlichen Bewußtsein doch durchaus positiv verankert. Das ergab sich offenbar nicht so sehr aus dessen intensiveren Präsenz im Lebensalltag der Menschen und der damit zugleich sichtbaren Unausweichlichkeit, sondern weitaus eher aus der Existenz »überweltlicher Glaubenssysteme« (Norbert Elias), die dem einzelnen eine gewisse Garantie von Unvergänglichkeit vermitteln konnten und zugleich die Idee transportierten, der Tod sei nur der »Durchgang von einem vorläufigen, leidvollen, irdischen zu einem leidlosen, ewigen Leben«, wie der Philosoph Wilhelm Kamlah es ausdrückt.[174] Mit der Moderne, d.h. mit Säkularisierung, Individualisierung und Rationalisierung im Sinne einer Entzauberung menschlichen Daseins, wurden überweltliche Glaubenssysteme offenbar nur notdürftig durch innerweltliche Glaubenssysteme ersetzt; da die Gefahren des Sterbens sukzessive geringer wurden, sank auch der Bedarf nach Glauben und Schutz, wie Elias meint. Mit der Abkehr von einem *metaphysischen* (hier: mittelalterlichen) Todesverständnis etablierte sich Kamlah zufolge sukzessive ein *katastrophisches* (hier: modernes) Todesverständnis, dem eine Gesellschaft der »kollektiven Todesverdrängung« entspricht, die durch das Fehlen einer angemessenen Sprache für das Sterben gekennzeichnet ist; der Tod gilt nur mehr als »eine Katastrophe, durch die ein Lebewesen, das eine Zeitlang gelebt hat, für alle Zukunft zu leben aufhört, und diese Katastrophe vernichtet irgendwann jedes Lebewesen, den Menschen nicht ausgenommen«.[175] Bedingt durch die derzeit gesellschaftlich dominierende Vorstellung, daß es kein Fortbestehen nach dem Tode gibt, wird der individuelle Tod zum »Realsymbol« (Franz Böckle) vollständiger Vernichtung – und zugleich bleibt es dem *Individuum* überlassen, mit der Last einer absurd gewordenen Todesgewißheit selbst fertig zu werden.* Dabei erweist sich als ein Pro-

---

*Hier haben wir es einmal mehr mit einem dialektischen Verhältnis zu tun, in dem individuelle und kollektiv geteilte, besonders gesellschaftlich vorherrschende Einstellungen und Haltungen sich wechselseitig bedingen und ineinander aufheben, aber eben auch interdependent fortentwickeln können. Die Einsicht, daß eine »individuelle« Einstellung per Sozialisation durchaus gruppenspezifisch erworben wird, ohne daß allerdings das Individuum bruchlos in der Gesellschaft aufginge, sei hier vorausgesetzt – woraus sich letztlich die gemeinsame »Zuständigkeit« von

blem, daß insbesondere der eigene Tod im Grunde eben nicht verstanden – und deshalb auch nicht bejaht werden könne, wie auch Kamlah meint; er wird zum »puren Widerfahrnis« (Kamlah), zur »narzißtischen Kränkung« par excellence (Freud). In einer Gesellschaft, die die Ideale von Autonomie und Freiheit als oberste Werte im Bewußtsein ihrer Mitglieder verankert, muß der Tod als äußerster Widerspruch zur Freiheit erscheinen. In eben diesem Sinne schreibt Sartre gegen Heidegger, der den Tod als einen »Schlußakkord« begreift, von dem her die Melodie (des Lebens) erst ihren Sinn erhalte, bündig und ernüchternd: »So ist der Tod nicht meine Möglichkeit, Anwesenheit in der Welt nicht mehr zu realisieren, sondern eine *jederzeit mögliche Nichtung meiner Möglichkeiten, die außerhalb meiner Möglichkeiten liegt.*«[176] Der Erhalt der Freiheit scheint in dieser Perspektive einzig der Frei-Tod zu sein – im Sinne einer Zurückweisung von Ohnmacht und Abhängigkeit.

Was bleibt, ist allemal der Tod, der uns überfällt, gegen den wir machtlos sind, und dem wir nur durch Verdrängung und sukzessive Bemächtigung begegnen können.[177]

3.2. Die Verdrängung des Todes qua Bemächtigung
Das Ideal reiner Selbstbestimmung, wie es für moderne Gesellschaften charakteristisch ist, bewirkt in einem ersten Schritt die Isolierung des Sterbenden, dessen Präsenz nur als ein Angriff auf »private Unsterblichkeitsphantasien« (Elias) aufgefaßt werden kann.[178] Hinzukommt, daß zum Umgang mit Sterben(den) und Toten geeignete Verhaltensroutinen in modernen, individualistischen und säkularen Gesellschaft immer seltener tradiert werden und dabei zugleich fragwürdig und entleert scheinen. Daß eine spezifische Einsamkeit den individuellen Tod immer begleitet, weil es ein unvertretbares Ereignis ist, ein Ereignis, das niemand

---

Psychologie, Soziologie und Philosophie auch in der Frage des menschlichen Todes und seiner individuellen wie kollektiven Bewältigung ergibt. Nassehi/Weber (1989:13 ff. u. III. Teil insgesamt) zum Beispiel diskutieren die »Unterbelichtung« des Todes in der Wirklichkeitsstruktur moderner Individuen und Gesellschaften unter Rückgriff auf Ansätze von Berger/Luckmann (Todesvorstellungen als gesellschaftliche Konstruktionen mit der Qualität sozialer Wirklichkeit) und Habermas (Verdrängung des Todes als genuin modernes Phänomen und dabei zugleich konstitutives Strukturelement moderner Gesellschaften sowie die These von der Kolonialisierung der Lebenswelten durch Systemrationalitäten).

dem Betroffenen abnehmen kann, soll nicht geleugnet werden. Eine solche Einsamkeit scheint sogar ein wesentlicher und von vielen Sterbenden gesuchter Teil des Sterbeprozesses zu sein, wie Günter Baust[179] in Anlehnung an die Forschungen von Elisabeth Kübler-Ross berichtet. Etwas ganz anderes ist aber die spezifisch »moderne« Vereinsamung des Sterbenden, der infolge des Mangels an kollektiven Sinnangeboten auf die vielleicht aussichtslose Suche nach *individuellem* Sinn zurückgeworfen wird und ob der Sinnlosigkeit seines Sterbens in unbewältigbare Einsamkeit und Verzweiflung gerät.[180]

Der Versuch, den individuellen, unvertretbaren Tod durch Ausgrenzung zu leugnen, ist allerdings nur der eine Pol moderner Thanatopraxis. Die moderne Medizin und mit ihr die Therapieform der Transplantation ist ein herausragendes Beispiel für den anderen Pol dieser Praxis, die den Tod *als solchen* zu verdrängen versucht, indem sie sich seiner bemächtigt: Medizin stellt der »Dauerpanik angesichts des Todes« (Adorno) zwar nicht Heil, wohl aber Heilungsversprechen entgegen, sie »ersetzt den Tod durch Krankheit« (Ariès). In ihrem Versuch, den Störfaktor Tod möglichst vollständig auszuschalten, wird die moderne Medizin Georg Scherer zufolge (der hier wiederum dem Phänomenologen Max Scheler folgt) sowohl durch die Tendenz zeitgenössischer Gesellschaften zu einer Operationalisierung und Funktionalisierung der Wirklichkeit bestärkt wie auch durch das gesellschaftlich anerkannte Leitbild durchgängiger Verfügung des Menschen über sich selbst. Mehr noch: Sie ist in ihrer naturwissenschaftlich-positivistischen Grundorientierung selbst Ursache *und* Folge jener instrumentellen Vernunft im Sinne einer verengten und dabei spezifischen gesellschaftlichen Interessen verpflichteten Form aufklärerischen Denkens, mittels derer der moderne Mensch sein Dasein vornehmlich gestaltet. *Eine* Dimension dieses Zusammenhangs hat Max Scheler so charakterisiert: »Was und wie dieser Typus im Durchschnitt schaut und denkt von den Dingen, das wird eine Folge von dem, was und wie er an ihnen herumhantiert.«[181] Hatte Scheler noch vornehmlich die ›Arbeit‹ der Individuen im Blick, so kann wohl mit einigem Recht behauptet werden, daß neben der Arbeitswelt mittlerweile auch eine Reihe anderer gesellschaftlich relevanter Bereiche an einem auf der Grundlage instrumenteller Vernunft technisch und positivistisch zu charakterisierenden Wissen partizipieren bzw. von ihm geprägt sind – darunter ganz eindeutig auch das Gesundheitswesen. Ein Ergebnis dieser instrumentellen Vernunft, wie sie Horkheimer/Adorno immer wieder beschrieben und kritisiert haben, ist offenbar die Leugnung jeglicher Abhängigkeit von naturhaften Zusammenhängen. Daß man an der Welt nur gelten läßt, was an ihr im Grundsatz veränderbar ist, beherrscht nicht nur die Optik derart positivistischer Wissenschaft, sondern auch das Selbstbild eines gleichsam metaphysik-verarmten Individuums, das von einem unbedingten Lebenswillen (besser wohl: von unbedingter Todesangst) getragen ist: »Der moderne Mensch stirbt in Unkenntnis seines Todes«.[182] Es ist eben dieser intersubjektiv geteilte Werthorizont, der die Compliance-Forderung sowohl legitim erscheinen läßt als auch faktische Compliance sicherstellen hilft.[183] Nicht selten konzentrieren sich dabei die Leben-machen-Wollenden wie die Lebenwollenden auf bloße *biologische* Lebensprozesse, d.h. Maßnahmen zur Lebenserhaltung und -verlängerung und verlieren die Qualität des Lebens aus den Augen.

Die hier nur angedeutete Problematik korrespondiert in gewisser Weise der Formulierung eines *rationalen*, dem nachmetaphysischen Dasein angemessenen Todesverständnisses, dem biologisch fundierten Begriff vom »natürlichen Tod«.[184]

3.3. Der »natürliche Tod«

Die Rede vom *natürlichen*, gar »gesunden« Tod, dem Alterstod im Gegensatz zum *vorzeitigen* Tod, etwa verursacht durch Krankheit, Unfall, Mord oder Krieg, findet sich dem Grunde nach bereits im 19. Jahrhundert. Als vielleicht frühestes und dabei eindeutig unter dem Eindruck aufkeimender Modernität am Beginn des Maschinenzeitalters stehendes Beispiel sei hier ein Gedanke Thomas Jeffersons von 1814 zitiert. »Die Maschinen unseres Körpers sind siebzig oder achtzig Jahre gelaufen. Verschlissen, wie sie sind, müssen wir damit rechnen, daß hier ein Zapfen, dort ein Rädchen, hier ein Ritzel, dort eine Feder den Dienst versagen. Und wenn sie auch nach einer Reparatur wieder für eine Weile laufen, über kurz oder lang werden sie doch einmal für immer stillstehen.«[185] Ein modernes Beispiel dieser Betrachtungsweise gibt der US-amerikanische Mediziner Sherwin B. Nuland, dessen Publikation (»Wie wir sterben«) in ihrer biologistischen Ausrichtung in geradezu ausgezeichneter Weise einem rationalen Todesverständnis entspricht: Der Autor unternimmt dort den Versuch, mittels minutiöser physiologisch orientierter Schilderungen von Sterbeverläufen bei verschiedenen Erkrankungen oder äußerer Gewalteinwirkung zu zeigen, daß ein individuelles »Ende in Würde« – so der Untertitel – aufgrund biologischer und biochemischer Vorgänge kaum zu erwarten ist. Dabei glaubt Nuland, selbst noch die Idee vom »Tod an Altersschwäche« ohne Sinnverlust auf bloße biologische Abläufe reduzieren zu können.

Mit der – endgültigen? – Abkehr von einem grundsätzlich metaphysischen und d.h. auch idealistischen Welt- und Seinsverständnis und der Hinwendung zu rationaler Weltsicht und Daseinsgestaltung konnte sich die Idee vom »natürlichen Tod« auch als ein soziales Interpretationsmuster durchsetzen. In diesem auf einer streng materialistischen Anthropologie beruhenden Begriff ist zweierlei aufgehoben und dialektisch verschränkt: Kamlahs Gedanke vom Tod als einer möglichst zu verhindernden Vernichtungskatastophe (als ein Antrieb für die Vielzahl von *Verdrängungsleistungen*, die die Vermeidung einer wie immer gearteten Konfrontation mit dem Tod fordert, die letztlich auch medizinischen Maßnahmen zugrundeliegt) *und* eine gesamtgesellschaftlich vorherrschende Orientierung an rationaler Erkenntnis und Lebensführung (als Ursache und Folge einer sukzessiven Entzauberung menschlichen Seins und der Abwendung von überweltlichen Glaubenssystemen). Der Philosoph Walter Schulz bemerkt dazu folgendes: »Von ihrem Erkenntnisideal her bestimmt sich die Dimension der Realität; die Welt der Natur, die mechanisch, physiologisch und biologisch erforscht werden kann, ist die wahre Welt. Und von diesem Ansatz her ist klar: Der Tod ist der natürliche Tod des Ablebens – nicht mehr und nicht weniger. [...] Die biologische Deutung des Menschen erscheint als wissenschaftlich gesicherte Tatsache, und von ihr her muß der Tod eben als rein natürlicher Vorgang betrachtet werden.«[186]

Indem der Tod in modernen Gesellschaften letztlich zum rein biologischen Phänomen umgedeutet wird, bleibt er zwar immer noch Katastrophe und narzißtische Kränkung für den individuell von ihm betroffenen Menschen, zugleich aber wird er im Grundsatz beherrschbar – jedenfalls bis zum nunmehr *natürlichen* Ende.

Hinter der Idee vom »natürlichen Tod« steckt im Grundsatz der bereits bei Jefferson anklingende Gedanke, daß dem Menschen ein gewisses Quantum an Lebenszeit – gleichsam ein biologisches Kapital – vor- und mitgegeben ist (von wem?), bestimmt durch die bei den Individuen in etwa gleichlaufende »biologische Uhr« – woraus Statistiker die durchschnittliche Lebenserwartung machten. Wir sehen hier einmal vollkommen davon ab, daß bereits die *globale* Perspektive die Idee des natürlichen Todes als ein soziales Konstrukt entlarven könnte, liegt doch diese durchschnittliche Lebenserwartung in vielen vermeintlich weniger »zivilisierten« Regionen der Erde mal deutlich niedriger, mal allerdings auch weit höher als die Lebenserwartung der westlichen Bevölkerung. Gänzlich absurd aber wird der Rekurs auf den »natürlichen« Tod, wenn man bedenkt, daß die Transplantationsmedizin, *weil* und *insofern* sie diesem Postulat Rechnung trägt, in hohem Maße auf individuell vorzeitige Tode angewiesen ist. Fragt sich also, *wessen* »genetisch gegebene Lebenszeit von 110 Jahren« per Transplantationsmedizin »in ihr Recht gesetzt und gewährleistet« wird, wie der Transplanteur Friedrich Wilhelm Eigler die Aufgabe der Medizin im allgemeinen und der Transplantationsmedizin im besonderen umschreibt.[187]

Die Idee des natürlichen Todes, die wie *jede* Idee ein soziales Konstrukt ist und insofern keineswegs mit naturwissenschaftlichen Argumenten letztbegründbar*, kann gleichwohl als ein bedeutendes und außerordentlich praxisrelevantes sozial- und gesundheitspolitisches Postulat verstanden werden. Nassehi/Weber erkennen das gesellschaftskritische Moment im Begriff vom natürlichen Tod, welches in der Aufforderung besteht, gesellschaftliche Verhältnisse zu schaffen, in denen ein solcher Tod für alle Menschen normativ ist, durchaus an.[188] Zugleich aber kritisieren sie das Konzept als einen hilflosen, der kollektiven Sinnfindung nicht zuträglichen Versuch, dem Tod – und der Angst vor ihm – durch die bloß medizinisch-technisch-naturwissenschaftliche Verlängerung des Lebens zu begegnen. Zudem verkehrt die Rede vom natürlichen Tod nach der Durchmessung einer mehr oder weniger durchschnittlichen Lebensspanne die Tatsachen in ihr Gegenteil: Wenn beispielsweise im Rahmen der Transplantationsmedizin von durchschnittlichen Lebenserwartungen die Rede ist, auf die ein Pa-

---

*Daß die Rede vom »natürlichen Tod« zwecks Legitimation ihrer selbst nicht bei biologischen Argumenten stehenbleiben kann, dazu vielmehr zwangsläufig auf eine Meta-Ebene wechseln müßte, die dann durchaus auch metaphysischen Charakter haben mag, bleibt manchen Vertretern positivistischer Wissenschaft gelegentlich verborgen.

tient gewissermaßen einen Anspruch erheben kann – einen *Anspruch*, aus dem sich dann ja erst eine Behandlungsforderung ableitet –, wird schlicht übersehen, daß der so ins Werk gesetzte *natürliche* Tod im Grunde genommen der *künstlichste* ist, er ist gleichsam »die Frucht der kunstvollsten Selbstmanipulation des Menschen und seiner Lebensumstände – aber auch er ist eben doch Tod, das ist das schlechthinnige *Ende* aller menschlichen Kunst«.[189] Diesen Widerspruch kann die Vorstellung vom natürlichen Tod des Menschen und alle Sorge um ihn zwar verdrängen, aber nicht wirklich lösen. Um es mit den Worten des Philosophen Odo Marquard zu sagen: »Die Mortalität beim Menschen ist auf längere Sicht 100 Prozent.«[190]

3.4. Leben, Sterben und Tod in der Transplantationsmedizin

Unter anderem mit Blick auf die Hospitalisierung des Sterbens – derzeit sterben zumindest in der westlichen Welt weit mehr als 70 Prozent der Menschen in Kliniken, Alten- und Pflegeheimen[191] – notierte der Philosoph Günther Anders in den 50er Jahren: »Einfache Sterbefälle sind bereits altertümliche Raritäten. Zumeist wird der Tod hergestellt. Gestorben wird. Nicht Sterbliche sind wir Heutigen, sondern vielmehr Ermordbare. Sofern wir nicht durch Napalm, Radioaktivität oder Gas umgebracht werden [...], werden wir in verchromte Sterbefabriken verlagert. In diesen werden wir zwar nicht umgebracht (umgekehrt wird ja unser Sterben durch bewundernswerte Manipulation hinausgezögert); aber während dieser Verzögerungszeit werden wir doch so fest in den Apparat eingeschaltet, daß wir zu dessen Teil, unser Sterben zum Teil der Apparatfunktionen und unser Tod zum momentanen Binnenereignis innerhalb des Apparats wird.«[192] In Fortschreibung dieses unter dem Eindruck von Auschwitz, Hiroshima und Korea-Krieg entstandenen Gedankens zum modernen Sterben, der zudem die Möglichkeiten der neueren Transplantationsmedizin zu antizipieren scheint, läßt sich inzwischen durchaus sagen, daß Sterben und Tod der *einen* nunmehr wohl endgültig zum integralen Bestandteil der Therapie der *anderen* geworden sind; Hirntote sind jene »Teile der Apparatfunktionen«, ohne die die Transplantationsmedizin eben nicht existieren könnte. Die Rede vom »natürlichen Tod« als gesundheitspolitischem Postulat kann die strukturelle, ja existentielle Angewiesenheit der Kranken auf das aus dieser Sicht vorzeitige

Sterben und den Tod anderer Lebewesen vielleicht immer wieder leugnen – aufzuheben ist sie nicht.*

Damit scheint auch noch auf lange Sicht wenigstens jener psychische Konflikt vorgezeichnet, den der (potentielle) Empfänger zu bewältigen hat, nämlich die Abhängigkeit des Lebens vom (gemachten?) Tod eines anderen. Im Gegensatz zu diesem Problem[193] konfrontiert die Praxis der Transplantation die Betroffenen mit zum Teil kaum bewältigbaren Anforderungen. Eine beabsichtigte Explantation bringt es beispielsweise notwendig mit sich, daß tradierte Abschieds- und Trauerrituale sukzessive aufgelöst werden: *Abschied* wird zum Abschied vom *atmenden* Menschen. (Dies gilt *auch* für das Sterben unter den Kautelen des »Pittsburgher Protokolls«!) Vielleicht noch bedeutsamer scheint in diesem Zusammenhang der mit dem labilen Zustand der zu explantierenden Organe legitimierte und so das Geschehen bestimmende *Zeitdruck*. Die Eile, mit der über eine Explantation entschieden und diese realisiert werden soll, gibt gewissermaßen das Tempo des Abschieds und der Trauer vor, einer Trauer, die allerdings, wie Angehörige berichten, zu einem so frühen Zeitpunkt nach dem (Hirn-)Tod eines Menschen eher Fassungslosigkeit und Apathie ist als ein bereits *realisierter* Verlust. Die Forderung von Transplanteuren und Politikern, möglichst jede Gelegenheit zur Explantation zu nutzen, wür-

**Wer übrigens glaubt, diesem Dilemma durch die Intensivierung der Forschungen zur Xenotransplantation, also der Vernutzung von Tierorganen, entkommen zu können, übersieht schlicht, daß es für das hier aufgestellte Diktum gänzlich unerheblich ist, ob 'Tod' sich auf der *menschlichen* Ebene etwa durch Unfall einstellt resp. durch Selbsttötung oder auf der *tierischen* Ebene nach absichtsvoller und gezielter Tötung jener genetisch modifizierten, dann vermutlich längst geklonten Tiere, deren Organe zur Implantation in Menschenkörper vorgesehen sind. Schlimmer noch: Zu mißachten, daß der Tod eines *Tieres* auch *dessen* Lebensende und damit die Vernichtung aller *seiner* Möglichkeiten darstellt, daß sich daran rein gar nichts ändert, gleich ob man das Tier in seinen Einzelteilen verzehren oder auf andere Weise in sich aufnehmen will, daß schließlich die zu diesen Zwecken massenhaft hergestellten tierischen Tode in aller Regel mit nichts anderem gerechtfertigt werden als mit flüchtigem Gaumengenuß oder unbedingter, rücksichtsloser und egoistischer Lebensgier, ist ein Skandal, dessen Dimensionen ignorantem Zeitgeist folgend noch weitestgehend unausgelotet sind: Weder das Tierschutzgesetz noch die von manchen im Mund geführte Tierethik stellen sich schützend vor die den menschlichen Begierden hilflos ausgelieferten Tiere, sondern spannen lediglich ethische Legitimationsvorhänge auf, hinter denen sich das Grauenhafte um so unbehelligter vollziehen kann und denen es die Bevölkerung zu danken hat, egoistisch sein können, ohne sich dafür schuldig fühlen zu müssen.

de noch mehr Menschen einen derart beschleunigten Abschied aufnötigen und eine Nüchternheit der Entscheidung, die die Betroffenen aufgrund ihrer psychischen Verfassung regelmäßig überfordern *muß*. Daß dieser Überforderung mit einer »erweiterten Zustimmungslösung« begegnet wird, kann jedoch kaum im eigentlichen Interesse der Angehörigen sein. Wirkliche »Entlastung« im Sinne der Befreiung von einem Entscheidungszwang wäre allemal nur eine »enge Zustimmungslösung« gewesen, in der ein Mensch zu seinen Lebzeiten erklärt, wie nach seinem (Hirn-)Tod mit ihm zu verfahren sei.[194]

Die Aussicht auf eine Transplantation verändert auch das Leben und Sterben eines schwerkranken Menschen. Seine Aufmerksamkeit richtet sich auf die Zukunft; wer auf der Warteliste steht, will, zumindest vordergründig, überleben. Wo unter den Bedingungen eines »katastrophischen Todesverständnisses« schon der »natürliche« Tod als sinnlos, allenfalls noch biologisch nachvollziehbar begriffen wird, muß dies um so mehr vom »vorzeitigen« Tod gelten. Der Auseinandersetzung mit ihm entzieht sich der Transplantationskandidat – durch Hoffnung: »Der Spannungsbogen des Lebens wird nur durch das Zukunftsziel aufrechterhalten.«[195] Mit Günter Baust wird Sterben als ein individuelles, unvertretbares und nur sehr bedingt generalisierbares Geschehen verstanden.[196] Insofern muß die Skizze eines Sterbeprozesses, die sich bei Elisabeth Wellendorf findet, sicher als idealtypisch begriffen werden: »[...] in einem normalen Sterbeprozeß löst sich der Mensch immer mehr von den Dingen dieser Welt, er nimmt Abschied. Jeder Abschied ist ein kleiner Tod. Der Sterbende läßt los, was vorher von Bedeutung war, und bekommt die Hände frei für etwas anderes. In diesem Prozeß spielen Liebe und Trauer eine Rolle. Beides ist nur möglich, wenn man das, was man losläßt, noch einmal wahrnimmt und sich intensiv dazu in Beziehung setzt.«[197] Im Falle der Aussicht auf eine Transplantation ist dies alles gewiß nicht bzw. nur sehr bedingt der Fall. Wo aber nicht nur die Konfrontation mit der eigenen Sterblichkeit vermieden wird und schließlich vielleicht auch die Annahme dieser Tatsache, da kennt auch das Leben als ein Überleben die Möglichkeit zum bewußten Erleben nicht mehr. Wenn unter solchen Umständen, vielleicht wegen einer rapiden Zustandsverschlechterung, eine Transplantation aussichtslos wird, kann der mühsam aufrechterhaltene Spannungsbogen in sich zusammenbrechen, ohne daß eine wie immer geartete Auseinandersetzung mit dem eigenen Sterben wirklich stattgefunden hätte; der Betroffene sieht sich letztlich ziemlich unvorbereitet dem Tod gegenüber. Die Folgen für die seelische Verfassung der Betroffenen sind nur zu erahnen.

Der Psychiater E. Wiesenhütter verweist darauf, daß die seelische Not des so Sterbenden ihren Ursprung in einer kollektiven Todesverdrängung haben könnte: »Wann hat eigentlich die Vorbereitung auf den Tod zu beginnen? Sind wir nicht – auch ohne einen Krebs oder eine andere Krankheit – alle Todgeweihte und verdrängen meist nur diese Tatsache, die einmal eine Angelegenheit einer kürzeren, ein andermal einer längeren Frist ist?«[198]

Wird aus dem Transplantations-Kandidaten ein Sterbender, so verändert sich schließlich möglicherweise auch die Haltung seiner Umwelt, die sich, wie der Betroffene selbst, nun mit der Tatsache konfrontiert sieht, daß dem Tod eben doch nicht zu entkommen ist. In jedem Fall verändert sich die Behandlungsrichtung, die nunmehr auf ein relativ schmerzarmes und würdiges Sterben ausgerichtet wird, gelegentlich verbunden mit einem »Rückzug« der behandelnden Ärzte, wenn sie sich als Versager begreifen, die es nicht vermochten, den Tod zu be- und das heißt hier zu überwältigen. Während dabei den Menschen, die »auf der Warteliste sterben«, wenn nicht unbedingt tätige Anteilnahme, so doch »Mitleid« gewiß ist, ernten jene, die sich grundsätzlich gegen eine Transplantation entscheiden und damit »für« den Tod, weitaus häufiger Unverständnis, oft stehen ihnen Ärzte, Pflegekräfte und Angehörige hilflos gegenüber.[199] Im Falle kleiner Kinder wird nach der Alternative scheinbar gar nicht erst gefragt, sondern der Lebenswille (wessen eigentlich?) absolut gesetzt und als Legitimation für eine umfangreiche und extrem aggressive medizinische Intervention genommen, die vielleicht den Körper des Kindes erhalten mag, dessen *Psyche* hingegen zuweilen zerstört, wie das oben erwähnte Beispiel des kleinen Nick zeigt. Anzunehmen ist, daß diese Haltung als ein Versuch, den Tod in sein Recht zu setzen und damit auch dem Leben Sinn zu verleihen, unbewußt als ein Affront gegen die kollektive und für moderne Gesellschaften typische Todesverdrängung angesehen wird. Übersehen wird dann allerdings, daß das Bewußtsein, ein sinnvolles Leben zu leben, weitaus eher davon abhängt, ob der Mensch *im* Leben mit sich in Einklang ist, als von seiner reinen Dauer. Die Verlängerung des Lebens ist jedenfalls kein Wert an sich.

V. Im Spannungsfeld von Machbarkeit, Menschlichkeit und Macht – eine Kritik der Tranplantationsmedizin

> *Was uns heute im Gegensatz zu Faust aufregen müßte,*
> *ist jedenfalls nicht, daß wir nicht allmächtig sind oder allwissend,*
> *sondern umgekehrt, daß wir im Vergleich zu dem, was wir wissen*
> *und herstellen können, zu wenig vorstellen und zu wenig fühlen können.*
> *Daß wir fühlend kleiner sind als wir selbst.*
> Günter Anders

0. Vorbemerkung – Dogmatische Rückzüge

Mit Zweifeln an der Praxis der Transplantation im allgemeinen und der Hirntod-Feststellung im besonderen konfrontiert, reagieren viele der Mediziner, aber auch Politiker zuweilen geradezu erbost und weisen in fast stereotypem Rekurs auf die *Sicherheit* medizinischer Erkenntnisse jede Skepsis als unbegründet, naiv oder laienhaft zurück. Es mag das gute Recht von Medizinern sein, sich anmaßende Einmischungen Fachfremder in die Bereiche 'Kriterien' und 'Testung' des Hirntodes zu verbitten. Es ist jedoch um einiges anmaßender, wenn ein Monopolanspruch auf die axiomatische Festlegung des Todesverständnisses einer Gesellschaft erhoben wird, der folgenschwere Konsequenzen präjudiziert. Typisch sind Stellungnahmen wie die folgende: »Wir Ärzte sollten uns jegliche Meinungsmache, sei es aus Profilneurose oder Sensationslust, verbitten. Die Feststellung des Tatbestandes [gemeint ist der Hirntod – M.S.] ist und bleibt ein medizinischer und somit ärztlicher, reproduzierbarer und nachprüfbarer Vorgang gemäß den Richtlinien der Bundesärztekammer außerhalb ethischer, philosophischer und emotionaler Spekulationen.«[1] Der Hamburger Nephrologe Hartwig Huland, Direktor der Urologischen Klinik am UKE, bringt die »schlechte Spendenbereitschaft« der Hamburger Bevölkerung mit dem Umstand in Verbindung, daß Hamburg eine Medienstadt sei, wo das Thema Organspende vielleicht etwas intensiver diskutiert werde und fügt hinzu: »Darunter leiden wir, obwohl es legitim ist zu diskutieren.«[2] Und der derzeitige Bundesgesundheitsminister sprach im Zusammenhang mit der öffentlichen

Diskussion um ein Transplantationsgesetz gar von einem »Stück Stimmungsdemokratie, daß wir Dinge, die mehr als zwei Jahrzehnte unzweifelhaft und absolut richtig praktiziert wurden, derart zum Teil emotional in Frage stellen« und forderte, daß den »Lebensrealitäten« in einem Gesetz endlich angemessen Rechnung getragen werde.[3] Im Rahmen der Bundestagsdebatte zum Entwurf eines Transplantationsgesetzes ging die PDS-Abgeordnete Ruth Fuchs 1996 gar so weit, selbst naturwissenschaftlich fundierte Zweifel und Kritik am Hirntod-Konzept als »extreme Minderheitenvoten« abzutun. Frau Fuchs empfahl daher, diese auch in der gesetzgeberischen Diskussion um den Hirntod als irrelevant zu betrachten; für *sie* gebe es keine Alternative zu Aufklärung und Vernunft und einer damit verbundenen wissenschaftlichen Rationalität.[4] So wird jede Fundamental-Kritik, auch die aus den eigenen Reihen, handstreichartig erledigt. (Der Kommentator der FAZ freute sich am Tag nach der Verabschiedung des Transplantationsgesetzes denn auch darüber, daß hier einmal mehr exakte Wissenschaft über »fundamentalistische Positionen« und »nekrophilosophische Überlegungen« triumphiert habe.)

Äußerungen wie diese stehen für eine Vielzahl ähnlich lautender Bemerkungen, die jede öffentlich vorgetragene Skepsis als »Meinungsmache« begreifen und offenbaren das Selbstverständnis von Transplantations-Praktikern, Lobbyisten und Politikern, die den Bezug zu einer demokratisch orientierten Realität offenkundig vollkommen verloren haben (oder nie hatten?): Reklamiert werden Definitionsmacht und Handlungsautonomie, zurückgewiesen wird jede gesellschaftliche Rechtfertigungspflicht oder gar eine Orientierung an anderen als medizinisch fundierten Handlungsnormen. Das ganz im Gegensatz zu pluralistischen Maximen stehende, im Grunde paternalistische Selbstverständnis von Medizinern soll uns zum Abschluß dieser Untersuchung beschäftigen. Die Ausblendung von Kontexten durch den dogmatischen Rückzug auf eine medizinische Rationalität im Sinne alleiniger Kenntnis und Definitionsgewalt scheint in Zeiten prinzipieller Bezweifelbarkeit jeden Wissens nur durch eine unzeitgemäße Quasi-Monopolstellung des Ärztestandes möglich, eines Standes, der, geblendet von der Idee und dem Mythos eines universalen Wissens- und Wahrheitsanspruchs im Hinblick auf Leben und Tod, Gesundheit und Krankheit, Heilungsversprechen und Scharlatanerie etc., regelmäßig verkennt, daß der Kranke dem Arzt nicht als ein *Objekt* gegenübersteht, sondern als ausdrucksfähiges *Subjekt*, welches in der Objektivität des ärztlichen Blicks nicht aufgehoben ist. Das Bewußtsein des Kranken von dem, was die Krankheit ist, bleibt allemal ein subjektives und damit existentiell.[5] In existentiellen Fragen aber sollte weder das Individuum noch eine demokratische und wertpluralistische Gesellschaft sich auf das Urteil einer einzelnen Berufsgruppe verlassen – selbst dann nicht, wenn man die Polemik Hans Jonas' nicht teilen mag, »daß man Menschen, die schon einmal fähig waren, aus anderen Menschen Seife zu machen, die Definition über Leben und Tod nicht allein überlassen darf«.[6]

Wir werden uns also im folgenden den Grundlagen und der Durchsetzung ärztlicher Definitionsmacht im Kontext von Hirntod-Definition, -Feststellung und Transplantationsmedizin widmen und dabei besonders der Art und Weise, wie Mediziner (Transplanteure, Neurologen etc.), aber auch manche Politiker, Philosophen u.ä. mit kritischen Stimmen umgehen, sich ihnen stellen oder sie schlicht als unseriös abtun. Im Anschluß daran soll das Bild vom »Halbgott in weiß« entzaubert werden – handelt es sich bei der Überpflanzung von Körperorganen doch mehr um *Technik* im Sinne handwerklicher und dabei funktionalistisch motivierter Einbringung einer »funktionalen Einheit« in einen »Zielkörper«[7] denn um *Kunst* in einem engeren, schöpferischen Sinne des Wortes. Mediziner, Gen-Forscher u.a. sind in dieser Hinsicht übrigens durchaus ambivalent. Obwohl ihr Tun insofern schöpferische Züge trägt, als sie in faustischer Weise Homunkuli kreieren, müssen sie dies doch offiziell zurückweisen, wollen sie nicht wissenschaftliche und ebenso moralische Reputation verspielen.* Was bleibt, ist, obwohl dem ärztlichen Selbstverständnis widersprechend (»ärztliche Kunst«, »Kunstfehler«), Technik oder, wie es George Canguilhem einmal formulierte, *Iatromedizin*.

Allerdings bietet sich medizinischen Groß- oder gar Allmachtsphantasien weiterhin genug Raum, zumal nach einer solchen theo-

---

*Daß Linus Geißler in einem ähnlichen Kontext noch 1995 von der Medizin als einer *stochastischen* = zufallsabhängigen *Kunst* spricht, ehrt ihn gewiß, spricht aber auch dafür, daß er ein anderes Menschenbild pflegt als viele seiner Kollegen. Denn der »Zufall« ist ja nichts anderes als der individuell zu behandelnde Mensch. Individualität, Unverwechselbarkeit, Unersetzlichkeit, all das sind Begriffe, mit denen die Transplantationsmedizin endgültig aufräumt – auch wenn sie das Gegenteil behauptet.

logischen Selbstentmachtung, wie sie die beiden großen Kirchen mit ihrer Stellungnahme zu Hirntod, Organspende und Transplantation vorgeführt haben. Hierzu einige Bemerkungen vorab.

1. Religiöse Aspekte – zur Bedeutung der Kirchen

1968 bereits schrieb der anerkannte evangelische Theologe Helmut Thielicke mit Blick auf die Hirntod-Definition über die Last, »liebend und in menschlicher Zuwendung einem Gebilde zugewandt zu bleiben, das nur noch ein personal entleertes Gefäß des humanum« sei.[8] Angesichts derartiger Umschreibungen für einen hirntoten Menschen macht sogar die Bemerkung des Transplantations-Chirurgen F.W. Eigler einen gewissen Sinn, die »Achtung vor den Überresten des Spenders« gebiete, sie ähnlich zu behandeln wie die »Überreste des Abendmahls«.* Überhaupt fällt auf, daß Mediziner sich recht häufig auch als *theologische* Experten gerieren. Der Neurologe Heinz Angstwurm beispielsweise, demzufolge die Ablehnung einer Organspende aus christlicher Sicht nicht zu rechtfertigen ist, *weiß* auch, daß der Mensch mit dem Absterben seines Gehirns »*psychologisch* und *spirituell* betrachtet« eine unersetzliche somatische Bedingung seines seelischen und geistigen Lebens auf der Erde verliert, und der Hamburger Herzchirurg Peter Kalmar tut alle theologischen Probleme mit der lakonischen Bemerkung ab, »der liebe Gott hat nicht in die Bibel geschrieben, wie man einen durchbrochenen Blinddarm herausnimmt. Das gehört heute zum modernen Rüstzeug der Medizin wie die Transplantation«.[9] Mediziner schreiben sich hier Kompetenzen zu, die mit ihrer *Profession* nichts zu tun haben, denn derartige Aussagen überschreiten jeden naturwissenschaftlich begrenzten Rahmen. Das aber kann kaum verwundern, wenn man bedenkt, wie bereitwillig die großen Kirchen auf die Formulierung einer genuin theologischen Position verzichten und sich spätestens mit ihrer 1990 entstandenen »Gemeinsamen Erklärung zur Transplantation« in den Dienst der Organverpflanzer und ihrer Klientel stellen.[10] Manche Passagen dieses Werkes legen

---

*Als beinahe lebenslange Atheistin bin ich mir nicht ganz im klaren, was das bedeutet, vermute also, daß Wein und Hostien nicht einfach über den Hausmüll entsorgt werden. Gibt es klerikalen Sondermüll?

den Schluß nahe, die Kirchen hätten sich schlicht vor einen fremden Karren spannen lassen – was angesichts der Zusammensetzung jener Arbeitsgruppe, die den Text formulierte, auch durchaus vorstellbar ist: Allein fünf der fünfzehn überwiegend katholischen Mitglieder waren Neurologen und Transplanteure, mithin *parteiliche* theologische *Laien*. Sie und die zwei JuristInnen haben dem Text erkennbar einen (natur-)wissenschaftlichen Duktus verliehen. An dieser Stelle darf der Hinweis allerdings nicht fehlen, daß die von Transplanteuren so gern reklamierte *grundsätzliche* Zustimmung der Katholischen Kirche zum Hirntod und zur Möglichkeit der Transplantation jedenfalls *nicht*, wie oft behauptet, auf Papst Pius XII. zurückgeht.*

Statt christliche und sozialethische Aspekte der Organüberpflanzung auch in einem globalen Kontext verantwortlich zu diskutieren, werden in der »Gemeinsamen Erklärung ...« nur mehr halbherzige Bedenken formuliert, um sie gleich im Anschluß energisch, jedoch wenig fundiert als irrelevant zu verwerfen. So heißt es etwa zum Zusammenhang von High-Tech-Medizin und sozialer Gerechtigkeit: »Bedenken über die [...] Berechtigung der Transplantationsmedizin und der dafür nötigen kostenintensiven Spitzentechnologie sind angesichts der Notlage vieler Völker der Dritten Welt verständlich. Unter Berücksichtigung der hohen Erfolgsrate der Eingriffe, die für den Patienten nicht nur eine Verlän-

---

*An der vom Ad Hoc Committee bereits 1968 im weiter oben bereits diskutierten Grundsatzartikel zur Hirntod-Definition vorgebrachten und im deutschen Sprachraum besonders von Pichlmayr u.a. immer wieder kolportierten Behauptung, Pius XII. habe bereits 1957 in einer vielbeachteten Ansprache zu »moralischen Problemen der Wiederbelebung« auch Aussagen darüber gemacht, daß der Vatikan den Hirntod als Tod des Menschen anerkenne (»Übereinstimmend wurde der nach klinischer Erfahrung und wissenschaftlichen Kriterien festgestellte Hirntod als Ende des Menschenlebens angesehen«, heißt es etwa bei Rudolf und Ina Pichlmayr), ist so gut wie alles falsch. Dabei verdrehen insbesondere Pichlmayr und spätere Autoren (ganz eklatant Nagel 1993) die Tatsachen vollständig, was mit falschen Daten beginnt, mit dem Fakt weitergeht, daß die Kriterien des coma dépassé als einem Vorläufer der späteren Hirntod-Definition erstmals 1959 formuliert wurden und schließlich darin kulminiert, daß die Stellungnahme des Papstes keineswegs, wie gern behauptet wird, die Hirntod-Definition *stützt* – im Gegenteil. Hätte diese zum damaligen Zeitpunkt schon existiert, wäre sie von Pius XII. gewiß mit theologischen und sozialethischen Argumenten zurückgewiesen worden. Vgl. zu alledem ausführlich die Darstellung bei Hoff/in der Schmitten 1995a:173 ff. u. 237 f. (dort das Zitat v. R. u. I. Pichlmayr 1991:18), die die einschlägigen Passagen der Ansprache des Papstes im Zusammenhang wiedergeben. Sh. ebenfalls Nagel 1993:173.

gerung des Lebens und eine Verbesserung der Lebensqualität bedeuten, sondern im Vergleich zu einer Langzeittherapie meist auch eine kostengünstigere Lösung bedeuten, stellen solche Bedenken dennoch keinen Grund zum Verzicht auf Transplantationen dar.«[11] Ähnlich locker handeln die Kirchen auch die Probleme der Lebendspende ab oder die »ethische Beurteilung«, die zur Aufforderung verkommt, mehr Organe zu spenden, um die Not der Triage, also der Auswahl unter der Bedingung des Mangels, zu verringern. Und gänzlich zu einer *medizinischen* Streitschrift wird die gemeinsame Erklärung dort, wo sie in allen Einzelheiten auf Definition und Feststellung des Hirntodes eingeht in der erklärten Absicht, »das allgemeine Bewußtsein für die Notwendigkeit der Organspende« zu vertiefen.

Ob dies alles das Ergebnis eines »Galilei-Komplexes« ist, wie der Hamburger Philosoph und Soziologe Manfred Wetzel meint, wonach die Kirchen auf die Herausforderung einer naturwissenschaftlich-technischen, positivistisch orientierten Wissenschaft grundsätzlich nicht mit einem ideologischen Gegenentwurf reagieren können, sondern nur mit Unterordnung und d.h. mit sukzessiver De-Legitimation,[12] oder ob sie mit einer genuin *theologischen* Betrachtung in Zeiten des Wertpluralismus in breiten Bevölkerungsschichten keinen Widerhall mehr zu finden glauben, kann hier nicht beurteilt werden. In jedem Fall stieß diese offizielle Stellungnahme auf heftigen internen Widerstand. Dezidiert zurückgewiesen wurde insbesondere die in der gemeinsamen Erklärung zwar nicht ausdrücklich befürwortete, aber ebensowenig dementierte Idee von der »Organspende als Christenpflicht« im Sinne einer Bringeschuld. Hier hat sich besonders der Berliner Theologe Klaus-Peter Jörns hervorgetan. Jörns, der neben einschlägigen Veröffentlichungen[13] auch mit der sogenannten Berliner Initiative, einem Zusammenschluß von Theologen, Ärzten und Laien, für eine enge Zustimmungslösung zur Explantation nach eingetretenem Hirntod wirbt, betont immer wieder, daß aus christlicher Perspektive weder eine »Christenpflicht zur Organspende« zu legitimieren sei noch ein »Recht« auf ein Organ seitens potentieller Empfänger. Vielmehr habe jeder Mensch das *Recht*, »mit seinem eigenen Leib zu Ende sterben und begraben werden zu können. Jeder direkte oder indirekte Anspruch auf die Organe Sterbender und Toter ist zurückzuweisen.«[14] Jörns und andere Kritiker begründen ihre Auffassung – neben dem Hinweis auf die an anderer Stelle bereits diskutierten Inkonsistenzen der Hirntod-

Konvention — mit der christlichen Idee vom Menschsein als Werden und Vergehen. Da die Explantation der Organe eines Menschen durchaus einen Eingriff in dessen Sterbegeschehen darstellen kann (dies dürfte auch kein Mediziner ernsthaft abstreiten), könne sie nur per individueller Zustimmung als ein *Lebens-Opfer* legitimiert werden.[15]

An der Stellungnahme der Kirchen wurde auch kritisiert, daß sie den Tod als ein Fiasko betrachte, das möglichst lange verhindert werden solle, so, als wolle man den Menschen im Diesseits unsterblich machen. Die Ethik-Gruppe der Evangelischen Kirche Berlin zum Beispiel fragt dagegen, ob es nicht gerade eine dem Selbstverständnis des Christen entsprechende Aufgabe sei, sich und anderen das Annehmen von Krankheit und Tod möglich zu machen oder zu erleichtern. Immerhin sei der Tod Christi zur Erlösung der Menschen ja die zentrale Botschaft des Christentums. Schließlich begreifen die Berliner Christen den Rekurs der Kirchen auf das Motiv der Nächstenliebe als eine eklatante Verarmung des Glaubens;[16] auf diese Weise hätten sich die Kirchen aus der Diskussion um die individuelle und soziale Verträglichkeit der Organtransplantation verabschiedet, zumindest mit einer eigenen Position. Was bleibt, sind die Stellungnahmen naturwissenschaftlich orientierter Praktiker.

2. Die Sprache der Transplantationsmedizin

In der Sprache von Transplantations-Praktikern kommt deutlich zum Ausdruck, daß das Arzt-Patient-Verhältnis*, ehemals vielleicht sogar eine Subjekt-Subjekt-Beziehung, längst einer verobjektivierten und verobjektivierenden und dabei zugleich entindividualisierenden Perspektive nicht mehr auf den kranken *Menschen*, sondern auf seine *Krankheit* oder gar seine kranken, nicht mehr an-

---

*Der Begriff Arzt-Patient-Verhältnis (oder auch -Beziehung) ist im vorliegenden Kontext weniger auf der Folie primärer Institutionalisiertheit zu interpretieren. Während die soziologische Frage nach möglicher/faktischer Asymmetrie sowohl zwischen den individuellen Akteuren wie auch zwischen institutionalisierter Medizin und individuellem Subjekt im Zusammenhang von Compliance durchaus von nicht geringer Bedeutung ist (vgl. dazu Pflanz 1979:bes. Kap. III), interessieren uns hier vielmehr die Folgen einer eigentümlichen Distanzierung des Arztes von seinem »Gegenstand« Mensch im Entwicklungsverlauf der medizinischen Profession.

gemessen funktionierenden *Organe* gewichen ist; aus der Sicht der prädiktiven Medizin zum Beispiel sind sogar nur noch die menschlichen *Gene* von Bedeutung. Ethische und soziale Probleme in der Folge von Hirntod und Explantation und der Einpflanzung der auf diesem Wege »geernteten« Organ-Prothesen in fremde Leiber werden durch begriffliche Neuschöpfungen aller Art und semantische Willkürakte verschleiert, die nicht allein der Sprache Gewalt antun, sondern den Blick auf den Gesamtzusammenhang Transplantation so sehr verstellen, daß jede Kritik sofort als *fundamentalistisch* diskreditiert werden kann. Beispielhaft sei hier das Schicksal von Hans Jonas erwähnt, der vom Beginn der »Transplantologie« Ende der 60er Jahre bis zu seinem Tod Anfang der 90er unermüdlich sowohl die Unverletzlichkeit des Leichnams philosophisch zu begründen suchte wie auch auf die nach seiner Ansicht alles in allem negativen sozialen Folgen der Praxis der Organüberpflanzung hinwies. Dabei wurde er vom Aufbau der Transplantationsmedizin und anderen medizintechnologischen Entwicklungen so sehr überholt, daß seine Kritik angesichts der »normativen Kraft des Faktischen« längst ins Abseits geraten ist und seither von seinen Gegnern – mit einem gewissen Recht – als fundamentalistisch charakterisiert wird. Übersehen wird nur, daß radikales Fragen, im Sinne eines an die Wurzel des Problems gehenden Nachdenkens, nicht deswegen falsch ist, nur weil es vom Zeitgeist erschlagen wird.

Die Kritik an der Transplantationsmedizin kann von Ärzten auch deshalb so leicht zurückgewiesen werden, weil sie durch ihr Wissen, ihre fachliche Kompetenz und nicht zuletzt ihre Sanktionsmöglichkeiten gegenüber den Patienten über erhebliche Experten-Macht verfügen. Wäre der Diskurs um die Organtransplantation jedoch weniger eine Sache medizinischer und philosophischer »Experten« als der einer interessierten Öffentlichkeit medizinischer Laien, fände möglicherweise auch eine wirkliche Klärung jener Probleme statt, die wir in den vergangenen Kapiteln thematisierten und die derzeit hinter dogmatischen Setzungen und Begriffen verschwinden, die ihrer emotionalen Kälte und Distanz wegen erschüttern und der »Gesellschaft für deutsche Sprache« gleich mehrere Unwörter des Jahres liefern könnten.[17]

Das beginnt mit der Rede vom *Hirntoten*. (Über die Um-Definierung von Lebenden zu Toten zum Beispiel bei anenzephalen Neugeborenen und Apallikern hatten wir an anderer Stelle schon gesprochen.) Nicht nur ist der Tod eine Sache klinischer Beweisführung geworden. Vom »Hirntoten« zu sprechen, wie Transplanteure dies beharrlich tun, statt von einem hirntoten Menschen/Patienten, setzt zudem auch andere Schwerpunkte, »macht« den Menschen sprachlich bereits tot, unabhängig von oder auch entgegen jeder sinnlichen Wahrnehmung, die neben der rationalen Feststellung keinen Platz mehr hat. Hirntote Menschen werden umstandslos zu »Verstorbenen«, »am Hirntod Verstorbenen«(!), gar »Verblichenen« umdefiniert – was besonders zynisch ist, weil das »Verbleichen« ein Ergebnis des Kreislaufzusammenbruchs und der dadurch eingetretenen Blässe der Haut ist, was auf den hirntoten Patienten ja gerade *nicht* zutrifft. Gedankenlos, wie die Befürworter zuweilen sind, wird auch schon mal vom »gesunden Hirntoten« gesprochen.[18] (Eine semantische Merkwürdigkeit eigener Art ist auch die Rede von der Re-Animation, deren faktisches Auftreten in Gestalt der Wiederherstellung von Herz- und Atemtätigkeit unter den Auspizien der Hirntod-Konvention eigentlich als anachronistisch ad acta gelegt bzw. reformuliert werden müßte, sind es doch nicht mehr Atmung und Kreislauf, die als *leben-machend* gelten, sondern vielmehr die Hirnfunktionen.)

Bleibt der Mensch in diesen Formulierungen wenigstens noch ein Ganzes, scheint das Bedürfnis nach sprachlicher und sachlicher Distanzierung häufig so stark, daß es der vollständigen begrifflichen Zerlegung bedarf, diesen Abstand herzustellen. Der Mensch, dessen Explantation ansteht, oder auch die junge Frau, die im Status des Hirntodes gar ein Kind zur Welt bringen soll, werden zu einer »Teilsumme von Organen«, einem »Restkörper«, einem »uterinen Versorgungssystem«, dem eine »Spontanentbindung als Ansammlung von Organen« durchaus gelingen könnte. Und explantiert werden »lebendfrische Organe« allemal nur aus einem »noch nicht gestorbenen Restkörper«.

Ein solcher Mensch wird zum »Spender«, ohne danach zu fragen, ob der Zustimmung zur Entnahme von Organen wirklich jene Freiwilligkeit zugrunde lag, ohne die das Wort 'Spende' gar keinen Sinn macht. Und wenn gar die Angehörigen einwilligen, daß der hirntote Körper unter Skalpellen zerteilt und verstreut wird, sind *sie* die eigentlichen Spender – ihre Spende ist der Körper des anderen. Daran kann weder das vorgebliche Ziel von Ärzten, den mutmaßlichen Wunsch des hirntoten Menschen zu eruieren, etwas ändern noch der Rekurs auf die Erhabenheit und Größe der Geste der »Spende«, der überdies in krassem Widerspruch steht zur Vehemenz, mit der Transplantations-Mediziner und Politiker

Organ-«Spenden« einfordern. Das Wort von der »Spende als Geschenk« verkommt zur Farce, wo von ihrer »Sozialpflichtigkeit« (Spann) oder gar von der »Christenpflicht zur Organspende« (Honecker) gesprochen wird und ist ein ähnlicher sprachlicher Aberwitz wie der Gedanke von der »Zwangs-Solidarität«. (Allerdings denkt Spann entgegen früheren Aussagen mittlerweile nicht mehr darüber nach, den Spendeunwilligen aus der Gemeinschaft der potentiellen Empfänger auszuschließen.[19]) Manche AutorInnen erkennen durchaus die Brisanz ihrer Formulierungen und versuchen ihr durch emotional weniger aufgeladene Termini zu begegnen. Daß etwa Pichlmayr die »Spende« zur »Organweitergabe« umdefiniert und Doris Henne-Bruns von der Explantation als einer »Organentnahme-Operation« spricht – die an einem »atmenden Leichnam« in einem »Spendekrankenhaus« (Angstwurm) vollzogen wird –, kann als Versuch interpretiert werden, jenes Grauen zu neutralisieren, das durch Worte wie »Organernte« oder »Organresourcing« hervorgerufen wird. Schließlich beschränkt die Neutralisierung ethischer und sozialer Probleme und damit der Versuch ihrer Verharmlosung und Leugnung sich keineswegs allein auf den Status des hirntoten Menschen, sondern betrifft letztlich alle am Geschehen Beteiligten. Schwerste moralische Dilemmata werden dann zu »mancherlei gefühlsmäßigen Vorbehalten« herabgewürdigt, um sie so, auf der Ebene des Irrationalen, Sentimentalen, zum Un-Problem zu erklären, zu etwas, was mit der »Sache« nichts zu tun hat. Am Ende vermag auch der transplantierte Patient dem Teile-Denken seiner Behandler nicht zu entkommen, ist es doch inzwischen nicht mehr der Patient, dessen Körper im schlimmsten Fall ein fremdes Organ nicht toleriert, sondern nur mehr dieses Organ selbst, welches seinen Wirt abstößt.

3. Zur Immunisierung der Medizin gegen Kritik

Die Abdrängung ins Sentimentale, Irrationale ist eine Erfahrung, die nicht allein Angehörige hirntoter Menschen machen müssen, wenn sie an der Faktizität des (Hirn-)Todes zweifeln oder auch nur ihren Angehörigen (soweit das nach einem schweren Unfall o.ä. möglich ist) unversehrt beerdigen möchten.

Die Forderung nach Ent-Emotionalisierung – selbstredend auf der Seite der Kritiker –, besonders jedoch Diskriminierung, Diskreditierung und schließlich Diffamierung scheinen die beliebtesten Methoden der strikten Befürworter dieser medizinischen Praxis zu sein, wenn es um die Zurückweisung unliebsamer Kritik(er) oder Nachfragen geht. Jede Skepsis wird mit aller Macht aus der öffentlichen Diskussion abgedrängt, wobei eben diese Öffentlichkeit behilflich ist, die sich über den Alleinvertretungsanspruch der Mediziner offenbar bereitwillig täuschen läßt. Und dies, obwohl dort, wo aufgrund komplexer Problemlagen medizinische bzw. naturwissenschaftliche Erkenntnisgrenzen überschritten werden, jede Stimme gleich zählt: Weder die medizinische Wissenschaft noch gar ärztliche Standesorganisationen können in anthropologischen Grundfragen eine argumentative Monopolstellung für sich in Anspruch nehmen.

Ist bereits die Sprache der Transplanteure in ihrer Distanz zum kranken Menschen zuweilen unerträglich, so gilt dies um so mehr für den Hochmut, mit dem manche Befürworter der Überpflanzung von Körperorganen in der medialen Öffentlichkeit gegen Kritiker zu Felde ziehen. Harmlos sind da noch Vorwürfe wie die, Kritiker seien an einem »Verfall der Ethik« dadurch beteiligt, daß sie sich der normativen Kraft des Faktischen in den Weg stellten. Schlimmer noch als derartige Aussagen der Freizeit-Ethiker unter Medizinern und Politikern sind all jene »Fachleute«, die zwischen sich und den anderen (genauer: den Kritikern) die Grenze der Laienhaftigkeit ziehen und damit ein nicht explizit medizinisch bzw. naturwissenschaftlich fundiertes Argument von vornherein als »unangemessen«, weil »unwissenschaftlich«, gelegentlich auch als »unredlich«, »böswillig« o.ä. abqualifizieren, wie dies als einer von vielen der Arzt und Politologe Thomas Möller in seiner Rezension eines insgesamt kritisch gehaltenen Sammelbandes zum Thema demonstriert.[20] Selbst blind und taub für kritische Perspektiven und Stimmen, verlangen die Protagonisten der Transplantationsmedizin von ihren Gegnern eine kaum leistbare Ausgewogenheit. Dabei schrecken sie selbst vor geradezu infamen Unterstellungen nicht zurück. Der Medizin-Soziologin Gisela Wuttke, einer erklärten Gegnerin der Organverpflanzung, wird schon mal unterstellt, sie liefere mit ihrer Kritik »ein Plädoyer für eine anonyme und selbstvergessene Gesellschaft, in welcher Gemeinschaftsgeist und Mitmenschlichkeit keinen Platz mehr haben sollen«.[21] Ganz abgesehen davon, daß für Gisela Wuttkes Position wohl eher das genaue Gegenteil zutrifft: Bedenkt man nur einmal die Gewinnspannen bei Transplantationen und überhaupt die Karriere- und Verdienstaussichten auf diesem Sektor insgesamt, dann schnurrt »Mitmenschlichkeit« schnell zu »Mammon« zusammen. Als Beleg hierfür mag ein Verweis auf den sogenannten Herzklappenskandal dienen, in dem bereits 1900 Ermittlungsverfahren gegen Chef- und Oberärzte sowie gegen technisches und kaufmännisches Personal einer Reihe von Kliniken wegen des Verdachts der Bestechung, Vorteilsnahme und Betrugs vor ihrem Abschluß stehen, ohne das ein Ende der Enthüllungen in Sicht wäre. Der Gesamtschaden, der den Versicherern dadurch entstand, daß Ärzte und anderes Klinikpersonal künstliche Herzklappen und andere Implantate zu völlig überzogenen Preisen einkauften und den Kassen in Rechnung stellten (wofür Schmiergelder von insgesamt etwa 28 Mio. DM gezahlt wurden), beläuft sich nach derzeitigen Schätzungen auf rund 60 Mio. DM. Und auch ganz ohne derartige illegale Machenschaften ist die High-Tech-Medizin eine munter sprudelnde Einnahmequelle, deren Spitzenverdiener mit jährlichen Gewinnen in Millionenhöhe hervorragend dastehen.[22]

Dabei treten Polemik und Paternalismus gern vereint auf, denn ein Autor, der die Kritiker derart verunglimpft, tut dies in aller Regel vorgeblich im Namen der Kranken und der verunsicherten Bevölkerung. Das illustriert die in scharfem Ton vorgetragene Kritik Heinz Angstwurms an einer in der WMW abgedruckten Karikatur (s. S. 178) zur Thematik des Hirntodes, die »allein diktiert [ist] von der Sorge um die Sache und um das Vertrauen der Menschen zum Arzt«.[23]

Nach Ansicht des Neurologen könne eine solche Karikatur angemessen nur von einem medizinisch kompetenten Leser beurteilt werden; der medizinische Laie aber sehe »solche Dinge« ganz anders.

Hans-Ulrich Deppe zufolge handelt es sich hier um ein im Grundsatz paternalistisch und autoritär strukturiertes Arzt-Patient-Verhältnis, in dem sich der Arzt vorrangig als Anwalt des unmündig gedachten Patienten begreift. Wenn es zutrifft, daß eine solche Einstellung, wie Deppe vermutet, sich nur in dem Maße modernisiert, sich mithin partnerschaftlicher und zugleich klientenorientierter gestaltet, wie der Wettbewerb um den behandlungsbedürftigen (oder -willigen) Menschen einkommensrelevant wird, verspricht die Entwicklung auf dem Transplantationssektor durchaus spannend zu werden, gehen doch hier hohe Gewinnspannen und ausgeprägte Patientenabhängigkeit deutlich parallel.[24]

Dennoch fällt die von Befürwortern – und sogar von Medizinern vermeintlich im Interesse ihrer Patienten – gelegentlich ge-

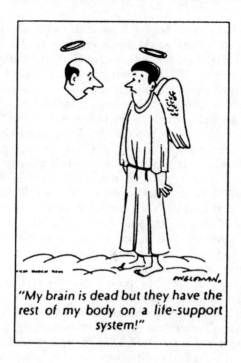

äußerte Unterstellung, wer die Organspende für sich ablehne, sei ein »Organ-Egoist«, auf die Befürworter selbst zurück: Immerhin beruht die gesamte Transplantationsmedizin allein auf einem gesellschaftlich geförderten Egoismus des potentiellen Empfängers, der meint, die Erhaltung seines Lebens sowohl ideell als auch materiell der – natürlich in seinem Sinne solidarischen – Gesellschaft aufbürden zu können. Während Karl Steinbereithner und andere Mediziner mit Bemerkungen wie der, jeder wie immer motivierte »Verlust von Spendern« sei »ein unverzeihlicher Verstoß gegen die Interessen potentieller Empfänger«, eine vermeintlich überzogen individualistische Denkweise bei der Ablehnung einer Organweitergabe geißeln zu können glaubt, bleibt der »Egoismus des Empfängers« in aller Regel unkommentiert; meines Wissens findet sich der Hinweis auf den Empfänger-Egoismus nur bei Michael Arnold.[25] Vor diesem Hintergrund und wohl auch, weil Mediziner ihre Aufgaben weitaus eher im Bereich der Lebenserhaltung von Menschen sehen als in dem, was man gemeinhin ein »gutes Sterben« nennt, bleibt wohl wenig Hoffnung, daß sich der Arzt in ähnlicher Weise zum Agenten des Sterbenden machen könnte; wenig Hoffnung also auch für eine Prioritätenverschiebung in der öffentlichen Diskussion wie der medizinischen Praxis des Hirntodes, seiner klinischen Feststellung und seinen Konsequenzen.[26]

4. Rückkopplungsphänomene und Synergieeffekte – zur Fundierung ärztlicher Praxis im allgemeinen Interesse

Angesichts einer humanitären, altruistischen und positiv-paternalistischen Selbstdarstellung der Medizin, die gerne mit ihrer »Verantwortung für die Lebenden« kokettiert, bleibt ihre Januskopfigkeit, ihre geradezu strukturbedingte Doppelgesichtigkeit oft ungesehen. Mediziner, auch Transplanteure, erfüllen nämlich nicht nur ihren gesellschaftlichen Auftrag der Sicherstellung gesundheitlicher Versorgung, sondern verfolgen durchaus auch eigene professionspolitische und ökonomische Interessen; insbesondere geht es um die Sicherung von Expertenstatus und -macht in Konkurrenz zu anderen Heilberufen und um den Erhalt des Einkommensniveaus zur Wahrung materieller Autonomie. Interessen dieser Art verhindern nicht nur wirksam, daß der schon erwähnte Präventionsgedanke im öffentlichen Gesundheitssystem tatsächlich zum handlungsleitenden Motiv wird.[27] Sie sind gleichermaßen verantwortlich dafür, daß eine expertenorientierte Sicht auf und Definition von Gesundheit und Krankheit sich ebenso beständig reproduzieren kann wie das diese Sicht dominierende mechanistische Denkmodell der Behandlung von Krankheiten, wie es sich letztlich auch in der Transplantationsmedizin manifestiert hat. Der Mensch taucht in derartig fragmentierten und fragmentierenden Denkmustern und Handlungsschemata allenfalls auf als ein »durch verschiedene Techniken steuerbares, kalkulierbares, kontrollierbares und in vieler Hinsicht erziehungsbedürftiges Objekt, relativ losgelöst vom konkreten Leben des Individuums«.[28]

Als ein Problem ganz eigener Art erweist sich in diesem Zusammenhang, daß mit der konkreten Möglichkeit der Transplantation – verhältnismäßig unabhängig vom Verständnis des je individuellen Arztes und seiner Sicht auf den Patienten – auch ein entsprechender Behandlungsauftrag gegeben sein kann, worauf Pichlmayr hinweist.[29] Ermessensspielräume können damit allerdings kaum negiert werden; diese bestehen bei der Frage nach der Anwendung einer Therapie oder dem Verzicht auf sie immer und haben durchaus auch unterschiedliche medizinethische wie juristische Bewertungen zur Folge: Eine einmal begonnene Therapie zu beenden, etwa eine Beatmung, kann einer Tötung gleichkommen, während der Verzicht auf eine Therapie sogar durchaus im Interesse des Patienten liegen kann – zum Beispiel eine solche Beatmung beim sterbenden Menschen. Insofern kommt auch die Möglichkeit der Transplantation nicht ohne eine Bewertung wenigstens ihrer individuellen, gelegentlich ebenso ihrer sozialen Konsequenzen aus. Rudolf Kautzky macht im übrigen darauf aufmerksam, daß selbst absehbare lebenslange schwere Schädigungen zum Therapieverzicht zwingen könnten: Das Argument, die riskante Behandlung bringe vielleicht *einen* Geretteten hervor, reflektiere nicht die vielen »grob geschädigten Überlebenden«.[30]

Der moderne Arzt, so Kautzky, ist unter diesen Bedingungen längst nicht mehr der Lebenshelfer des kranken Menschen, sondern der Kranke bzw. dessen Krankheit ist das berufliche Betätigungsfeld des Mediziners. Daß das Subsystem Medizin gleichwohl noch eine hohe gesellschaftliche Wertschätzung genießt, mag daran liegen, daß Mediziner – unter dem Primat wissenschaftlicher Rationalität – durchaus eine Vielzahl von Erfolgen verzeichnen können, Erfolge zumal, die die Interessen und Bedürfnisse jener Menschen bedienen, die im Ergebnis einer »Kolonialisierung der Lebenswelten« (Jürgen Habermas) durch die Systemimperative Zweckrationalität und Effizienz selbst in diesen – verdinglichenden – Kategorien denken und handeln. Gefördert wird eine dadurch bewirkte Unterwerfung unter den Primat des ärztlichen Sachverstandes ganz sicher durch das Versprechen der modernen Medizin, der Todesdrohung mit allen Mitteln zu begegnen; die Angst vor dem vorzeitigen, vielleicht grausamen Tod ist möglicherweise sogar *die* Triebfeder schlechthin. Das Ergebnis einer derartigen Unterwerfung (*Compliance*) ist allerdings durchaus labil und abhängig von einer Reihe auch kontingenter Faktoren. Manfred Pflanz verwies bereits recht früh darauf, daß die Mitarbeit des Patienten, die »therapeutische Allianz«, in ihrem Umfang regelmäßig überschätzt wird, insbesondere dann, wenn der Patient verhältnismäßig beschwerdearm ist – der Tod muß als Bedrohung offenbar erst spürbar werden, um Unsterblichkeitsphantasien wirksam in Frage zu stellen.[31]

Die Folgebereitschaft großer Bevölkerungsteile – bzw. neuerdings auch deren Ablehnung – kommt auch in der Art zum Ausdruck, wie und wie sehr medizinische Wertvorstellungen und Urteile (die gelegentlich die ökonomischen und Machtinteressen nur notdürftig verschleiern) in den tragenden Wertekanon aufgenommen werden. Dies zeigt sich zum Beispiel darin, daß das Aufsuchen eines Heilpraktikers oder Naturheilkundigen zwar nicht mehr unbedingt den Charakter des Anrüchigen hat, wie Pflanz Ende der 70er Jahre noch schrieb, jedoch noch längst nicht selbstverständlich ist, wenn es um die Behandlung insbesondere schwerwiegender Erkrankungen geht. Die unterschiedliche Bewertung von »Schulmedizin« und »alternativer Medizin«, ganz wesentlich ein Produkt schulmedizinischer Kritik am Maßstab naturwissenschaftlicher Rationalität,[32] ohne daß diese Kritik sich wie auch immer letztinstanzlich selbst legitimieren könnte, spiegelt sich schließlich in einer abweichenden Finanzierungspraxis – und eben nach wie vor in einer gesellschaftlichen Wertschätzung, die an der Schulmedizin zwar ihre Fragmentierung kritisiert, nicht jedoch die vermeintlichen und faktischen Erfolge. Auf diesem Wege legitimiert sich letztlich auch die sowohl extrem aggressive wie fragmentierende Therapie der Transplantation. Ihre Anerkennung und besonders das mit ihr verbundene Heilungsversprechen führen zu immer stärkerer Forschungsarbeit und nahezu routinemäßiger Durchführung unter Verwendung großer Geldmittel (die *prinzipiell* auch anders eingesetzt werden könnten).

Mit den Entwicklungen auf dem Transplantationssektor verstärken sich zunächst einmal die Erwartungen und Hoffnungen: Braun/Feuerstein/Grote-Janz führen die strukturelle Lücke zwischen »Nachfrage und Angebot« von Organen auf einen schleifenförmigen Rückkopplungsprozeß von Technik und Wissenschaft zurück, bei dem die Inanspruchnahme wissenschaftlicher Lösungsprobleme eine Ausweitung bzw. ein Wachstum des gesamten Sektors nach sich zieht[33] – und d.h. in diesem Fall, die Transplantation für eine größere Gruppe von Menschen als Möglichkeit und Hoffnung wirksam werden läßt. Zugleich beeinflußt ein solches Wachstum die gesellschaftliche Wahrnehmung dieser medizinischen und sozialen Praxis und den Umgang mit Kritik an ihr: Auch zwischen den Praktikern der nunmehr als Routine-Therapie ins öffentliche Bewußtsein gerückten Überpflanzung von Körperstücken und einer diese Therapieform einfordernden Bevölkerung gibt es Rückkopplungsphänomene derart, daß die – potentiellen – Patienten die legitimatorische Basis der Praktiker und ihre Forderung nach ideeller und materieller Unterstützung gewissermaßen ausdehnen und verstärken – und so den Eindruck höchster gesellschaftlicher Anerkennung vermitteln: Verfolgt man etwa TV-Diskussionen zum Thema, so werden dort zwar immer mal wieder einzelne Aspekte der Transplantation, Befürchtungen hinsichtlich der Faktizität des Hirntodes und gelegentlich auch Bedenken im Hinblick auf Organhandel und -raub artikuliert, so gut wie nie aber die Frage der ethischen Legitimität oder auch der Sinnhaftigkeit der Überpflanzung von Körperorganen im Kontext von Leben und Tod. Kritiker sehen sich im Ergebnis inzwischen gleichsam *Synergieeffekten* und einem quasi unangreifbaren System gegenüber: Die prä- und posttherapeutische Allianz zwischen (Teilen der) Bevölkerung sowie Transplantierten und Transplanteuren läßt – radikale – Kritik nicht nur schwierig, sondern beinahe unmöglich erscheinen, was wiederum die Auffassung vieler Mediziner nur bestärkt, mit dieser Therapieform ein ausgeprägtes Interesse maßgeblicher Bevölkerungsteile zu bedienen.

Daß, zumindest vordergründig, auch eine spezifische Bereitschaft in der Bevölkerung gegeben sein muß, die neue Technik, Technologie oder Therapie anzunehmen, legen die Ausführungen des Medizin-Historikers Georges Canguilhem nahe, der darauf hinweist, daß die Transplantation von Organen und Geweben in *animistisch* fundierten Gesellschaften als Inbegriff von Irrationalität gelten müßte. Canguilhem fährt fort: »Deutlich wird damit, daß in jeder Gesellschaft die Macht der Rationalität von oben, welche von jenen ausgeht, die im Besitz des Wissens sind und die es anwenden, abhängig ist von der Rationalität von unten, die in den Ansichten der von neuen Vorstößen auf dem Gebiet der Therapie am eigenen Leibe Betroffenen steckt. Die Techniken der Organverpflanzung setzen [...] eine allgemeine Gleichgültigkeit gegenüber dem Problem der von Geburt an bestehenden Identität der Individuen mit ihrem Organismus als Ganzem voraus. [Zudem] impliziert die Transplantationspraxis, daß man dem Phänomen des Todes durch seine Aufspaltung eine rationale Form gegeben hat.«[34] Insofern müßten natürlich alle Ausführungen über die Definitionsmacht der Ärzte auch im Kontext mehr oder weniger breiter gesellschaftlicher Akzeptanz gelesen werden.*

---

*Die Analyse der Verflechtungen zwischen Definitionsmacht und Machtüberantwortung, zwischen Wissensproduktion und Verankerung eines solchen – dann kollektiven – Wissens in einer Gesellschaft bleibt einer späteren Untersuchung vorbehalten.

Wie immer aber es sich »tatsächlich« verhält, ob die Akzeptanz der Transplantationsmedizin wie überhaupt extrem aggressiver Therapie einem Verblendungszusammenhang (Horkheimer/ Adorno) geschuldet ist oder dem freien, autonomen Willen der Beteiligten als Akteure: Um die Tatsache, daß Ärzte weiterhin mit dem Privileg der so gut wie gar nicht durch staatliche Aufsicht begrenzten Definitionsmacht ausgestattet sind, kommen wir nicht herum. Allerdings scheint diese Macht innerhalb der Medizin nicht gleichmäßig, quasi demokratisch verteilt, sondern liegt offenbar in den Händen weniger. Der französische Humangenetiker Jaques Testard schreibt: »Die Medizin hat Privilegien wie kein anderer Berufszweig. [...] Ob Krebs, ob Aids, jedes Mal sind es 10 bis 15 Leute, die in ihrem Fachgebiet das Sagen haben. Und sie machen wirklich, was sie wollen, sie bestimmen sogar die Gesetze, da die Minister sich von ihnen beraten lassen.«[35] Dies ist um so verhängnisvoller, als jene Privilegien auch in institutionelle Formen gegossen wurden (und so letztlich zementiert und perpetuiert werden), etwa in Gestalt von Standesorganisationen wie der Bundesärztekammer oder sogenannter Kontroll-Gremien wie den im Gefolge von Nürnberger Codex und Helsinki-Deklaration eingerichteten Ethik-Kommissionen. Nach den Erfahrungen der Nazi-Zeit zur ernsthaften Kontrolle ärztlichen Tuns gedacht, verkommen solche Kommissionen zunehmend zu Legitimations-Instanzen für manchmal fragwürdige medizinische Innovationen und Interventionen, nahezu unbehelligt von staatlicher Aufsicht oder gar Mitwirkung aller gesellschaftlichen Gruppen. Den Bundestags-Abgeordneten Wolfgang Wodarg veranlaßte diese Praxis zu der Bemerkung: »Wer neue Technologien will, sorgt offenbar heute auch gleich für die mitgelieferte Ethik.«[36] Überhaupt scheint die Hauptfunktion unzähliger Ethik-Kommissionen – als Instrument zum Erhalt medizinischer Definitionsmacht – die Abschottung gegenüber einer kritischen Umwelt zu sein. So meint der spätestens im »Erlanger Fall« zu zweifelhafter Berühmtheit gelangte Mediziner und Jurist Bernhard Wuermeling, es sei zwar jedem unbenommen, sich in die Diskussion um den Hirntod einzuschalten, Mitglied der Ethik-Kommission der Bundesärztekammer – die letztlich über die medizinisch-ethische Einschätzung des Hirntodes und d.h. auch über die faktische klinische Umsetzung befindet – könne aber ganz gewiß nicht jeder werden.[37]

5. Von der Iatrologie zur Iatrotechnologie – Medizinkritik als Technikfolgenabschätzung?

Folgt man der Darstellung des Technik-Kritikers Neil Postman, so ist die moderne Medizin auch das Ergebnis eines Entwicklungsprozesses, der vor nahezu 200 Jahren mit der Verwendung von Instrumenten im Rahmen medizinischer Diagnostik begann. Dabei trug bereits die Benutzung des Stethoskops – wie überhaupt die Entwicklung einer Reihe recht unscheinbar und harmlos wirkender diagnostisch-therapeutischer Hilfsmittel – zur Ausbildung eines »objektiven Arztes« bei, der sich nicht mehr auf die Erfahrungen und Empfindungen des jeweiligen Patienten ein- und verlassen mußte, sondern vielmehr eine distanzierte Haltung einnehmen konnte – gegenüber dem Patienten wie auch gegenüber dem, was nun aus dessen Körperinneren zu ihm herausdrang.[38] Am vorläufigen Ende dieser Entwicklung, in deren Verlauf die Medizin immer ausschließlicher auf Technik und Technologie setzte, steht zweierlei:

— Im *diagnostischen* Bereich existiert nahezu keine Bindung mehr an das, was Postman das subjektive Zeugnis des Patienten nennt. Der Arzt bindet sich vielmehr an das technologische Zeugnis, an das, »was die Maschine sagt«. Das bleibt nicht folgenlos: »Wenn sich der Arzt in verstärktem Maße der Diagnosetechnologie bedient, nimmt er den Patienten zusehends indirekter durch einen Filter von Maschinen und Spezialisten wahr; außerdem gibt er die Kontrolle über den Diagnoseprozeß immer mehr aus der Hand.«[39] Letztlich haben Informationen, die die Maschine gibt (zum Beispiel alle sogenannten bildgebenden Verfahren, in denen diagnostische Großtechnologie angewandt wird), im System moderner Medizin weitaus mehr Bedeutung als die Informationen, die der Patient über seine Befindlichkeit vermittelt. Doch nicht genug damit, daß der Arzt sich vom Patienten solchermaßen entfernt, daß Apparate sich mehr und mehr zwischen Behandler und Behandelten schieben. Im Kontext instrumenteller, apparativer Diagnostik erscheint der Patient längst nicht mehr als Mensch, sondern allemal nur noch als *körperliches Funktionssystem*, um dessen Reparatur es geht. Auf die philosophischen Implikationen dieser Perspektive verweist zum Beispiel Martin Kurthen. Demnach ist der hirntote Patient sogar das ausgezeichnete Beispiel für den (post-)modernen Patienten, der im Blick der Behandler nämlich gar nicht mehr am Leben sein braucht, um dennoch von Maschinen

»behandelt« zu werden; der Mensch als Subjekt verschwindet förmlich hinter den Apparaten.⁴⁰ Ihren bisher wohl letzten Höhepunkt erreichte die moderne – und kostenintensive – Diagnostik mit elektronischen Großgeräten wie zum Beispiel dem Computer-Tomographen. Solche Geräte nehmen den Menschen im Wortsinne in sich auf und geben Informationen über ihn in Schichtaufnahmen wieder ab.*

— Zur funktionalen Einheit geworden, wird dem kranken Menschen auch *therapeutisch* mit einem hohen Maß an Technik begegnet. Krankheit erscheint in der funktionalistisch-reduktionistischen Perspektive moderner Medizin, dem Abkömmling eines cartesianischen, d.h. hier: mechanistischen Denkens als ein »Maschinenschaden« (Reinhard Löw), der durch Austausch defekter Teile behoben werden kann.⁴¹ Die Praxis der Transplantationsmedizin erhellt auch dies in vorzüglicher Weise, und zwar sowohl im Hinblick auf den hirntoten Patienten und dessen »Superintensivbehandlung« wie auch auf die eigentliche Implantation als eine technische Vernetzung von Körperteilen in quasi-industrieller Art, wie Erika Feyerabend meint. (Die negativen Konnotationen solcher Begriffe waren es wohl auch, die den Arbeitskreis Organspende bewogen haben, vom ursprünglichen Titelbild der Broschüre »Organspende bewahrt Leben« Abstand zu nehmen – der Mensch als *Puzzle* mit einem austauschbaren Teil in der Herzgegend – und sie gegen eine nicht minder fragwürdige, weil eine Beziehung zwischen »Spender« und Empfänger suggerierende *Welle* zwischen zwei stilisierten Figuren zu ersetzen.)

Doch nicht nur Iatrologie, also Heil-Kunst, sondern ebenso auch Iatrotechnologie, hier im Sinne einer mechanistisch verstandenen Heil-Technik, bedarf der Legitimation durch andere als

---

*Obwohl prima vista kontraintuitiv, gilt der hier verfolgte Grundgedanke gleichermaßen für die Fortschritte auf dem Gebiet der sogenannten minimal-invasiven Verfahren, besonders der Endoskopie, denn die Idee der Eliminierung störender Einflußgrößen (»subjektiver Faktor«) wird damit ja keineswegs aufgehoben. Die diagnostischen wie therapeutischen Vorteile liegen »nur« in der Risikoverminderung und der schnelleren Rekonvaleszenz der Mensch-Maschine (LaMettrie). Mehr noch: Gerade mit der Endoskopie wird endgültig möglich, Einblicke in lebende Organismen zu erhalten, ihnen sozusagen bei der Arbeit zuzusehen. Das aber betrifft nicht nur den Diagnostiker oder Therapeuten, sondern ebenso den untersuchten Menschen selbst: Auch ihm ist nunmehr »bei laufendem Motor« der Blick in sein Inneres möglich. Daß dies Ursache *und* Folge von Entfremdungsprozessen ist, sollte unmittelbar einleuchten.

technische (bzw. medizinisch-naturwissenschaftliche) Argumente; sie ist keineswegs a-moralisch, wie oft behauptet wird, sondern müßte in anthropologischen und/oder ethischen Grundnormen fundiert werden. Dies gilt schon deshalb, weil Technik als eine Form menschlichen Handelns zugleich auch eine Weise der Ausübung menschlicher Möglichkeit und Macht und damit notwendig moralempfindlich ist, wie Hans Jonas deutlich macht. Es gilt um so mehr, als mit einer großen Zahl neuerer (Medizin-)Techniken auch tiefsitzende kulturelle Tabugrenzen nicht nur berührt, sondern bereits überschritten wurden. Gewisse Besonderheiten moderner Technik wie etwa die ihr immanente und somit unhintergehbare Ambivalenz der Wirkungen oder die Zwangsläufigkeit ihrer Anwendung lassen es zudem zweifelhaft erscheinen, ihr mit verhältnismäßig simpler Technikfolgenabschätzung begegnen zu wollen.[42] Angesichts des nach wie vor vehement kritisierten Alleinvertretungsanspruchs von Medizinern in bezug auf alle Fragen menschlicher Gesundheit und Krankheit – daran ändert die vordergründige Anerkennung »alternativer Heilverfahren« ebensowenig wie der auf dem 100. Ärztetag der Bundesärztekammer im Mai 1997 von den beteiligten Medizinern reklamierte »Dialog über Ethik« mit der Bevölkerung[43] – und ebenfalls angesichts der kaum zu überschätzenden sozioökonomischen Dimension dieses Alleinvertretungsanspruchs scheint allerdings auch die Idee Ulrich Becks, Technologie bzw. Technik, mithin auch die medizinische Technik, nach Regeln der Mitbestimmung, der Ethik, der Umkehrbarkeit und der Fehlerfreundlichkeit zu gestalten, beinahe naiv und unrealistisch.[44] Dabei nimmt die Iatrotechnologie zwar insofern eine Sonderrolle ein, als sie weder, wie Beck moderne Technik charakterisiert, *eigensinnlos* ist noch auch ausschließlich ökonomisch fremdbestimmt. Sie ist also, wie auch die Bewertung Jaques Testards vermuten läßt, keineswegs eine »Niemandsherrschaft« (Hannah Arendt), in der die Zurechenbarkeit von Entwicklungen und Konsequenzen vollkommen unmöglich wäre, sondern befindet sich in den Händen einer verhältnismäßig geringen Zahl von Menschen, denen unsere Gesellschaft vergleichsweise unreflektiert einen Expertenstatus zukommen läßt. Solange (medizinische) Technik aber eine solche konsensfreie Enklave ist, ausgestattet mit dem »Blankoscheck gesellschaftlicher Akzeptanz« (Linus Geißler), werden Menschen sich in technisch definierten Zusammenhängen wiederfinden, die sie *als* Menschen kaum mehr berücksichtigen, – ganz unabhängig von der Frage, ob eine einmal entwickelte Technik wie zum Beispiel die

Überpflanzung von Körperorganen im Grundsatz umkehrbar, hintergehbar ist.

6. Die schöne neue Welt der Glücksmaximierung – Zukunftsperspektiven

Daß die Technik der Organverpflanzung bereits heute vielen Beteiligten kaum zum Vorteil gereicht, vielmehr eine konkrete Gefahr für das Lebensrecht einer unabsehbar großen Zahl von Menschen darstellt, haben wir im Verlauf der Auseinandersetzung mit den Ursprüngen und der Praxis der Transplantationsmedizin vielfach sehen können. Noch weitgehend unbeachtet bleibt, daß nicht nur die potentiellen Empfänger von Organen selbst zu »Spendern« werden können, wie Joel Frader angedeutet hatte, sondern daß von der Möglichkeit der Organweitergabe über kurz oder lang tatsächlich jeder betroffen sein könnte. Gefahr droht besonders von der Verknüpfung einer technischen, sich amoralisch wähnenden Medizin mit einer schlichten utilitaristischen Ethik, eine unheilige Allianz, die für die Gesellschaftsmitglieder nachgerade tödlich werden könnte, wie Hans Grewel bemerkt.[45] Wer meint, einen wie immer fundierten Anspruch auf die Organe anderer Menschen erheben zu können oder gar zu müssen, sollte dies angesicht der folgenden Zukunftsvisionen doch gut überlegen.

Der Bioethiker John Harris schrieb 1995 in seiner »Einführung in die Medizinische Ethik«:

Anstatt zu fragen, was wir für die Toten tun können, sollten wir viel eher danach fragen, was die Toten für die Menschheit tun können. Oder vielmehr sollten wir, die Lebenden, dahin gelangen, den Tod oder die Auslöschung der Personalität als eine einzigartige Gelegenheit dazu ansehen, anderen zu helfen. Darüberhinaus [sic!] *als eine Gelegenheit, die es uns ermöglicht, anderen eine ungeheure, beinahe unschätzbare Wohltat zu erweisen, ohne daß dies im geringsten zu Lasten einer anderen Person ginge! Allein dieser Faktor reicht aus, um die Gelegenheit jedem, der nicht völlig schäbig und manisch selbstsüchtig ist, zu empfehlen.*

Kurz, unsere Konzeption der Achtung der Toten sollte in die Konvention umgewandelt werden, daß wir die besten Aspekte ihres früheren Ich achten und wir es zur Regel machen, daß alle Personen, die sterben oder ihre Personalität verlieren [!]*, ihren Abschied feierlich* begehen, indem sie den übrigen Menschen alles Wertvolle vermachen, das aus ihren Körpern gewonnen werden kann. Dieser Konzeption der Achtung der Toten zufolge wäre es ein Zeichen größter Mißachtung, anzunehmen, jemand könnte so schäbig sein, seinen früheren Mitmenschen die Chance auf ein Weiterleben oder auf ein besseres Leben zu nehmen, die ihnen durch sein Ableben zuteil werden könnte. Jeden, der den Wunsch besäße, sich von dieser Regelung auszunehmen, würde man als extrem schäbig und niederträchtig ansehen, und weise Freunde und Verwandte würden diesen Wunsch des Sterbenden unterdrücken und darauf achten, daß niemand auf den Gedanken käme, der Verstorbene könnte durch eine solch schäbige letzte Handlung Schande über sich und seine Familie gebracht haben.

Auf diese Weise würden wir hinsichtlich der Gewebe- und Organspende von einer Zustimmungslösung zu einer Widerspruchslösung überwechseln. Dabei würde der Gedanke des 'Geschenks' erhalten bleiben, und wir könnten hoffen, das die Praxis aufgrund sozialen Drucks [!] allgemeine Verbreitung fände. Die Vermeidung eines Zwangsmodells besäße möglicherweise den zusätzlichen Reiz, die Organspende als ein Geschenk betrachten zu können, als eine letzte Möglichkeit, eine gute Tat zu tun, und nicht, wie das bei einem Zwangsmodell vielleicht der Fall wäre, als eine Art von Steuer, die mit Bedauern gezahlt wird.

Wir sollten uns allerdings bewußtmachen, was für die gefährdeten Personen auf dem Spiel steht, wenn sich unter der freiwilligen Widerspruchslösung nicht genügend postmortale Organspender bereitfinden. Für den Fall, daß alle Stricke reißen, sollten wir eine Ermächtigung zur Hand haben, um Transplantationen staatlich anordnen zu können (was wir im sechsten Kapitel ins Auge gefaßt hatten), wenn dies das einzige Mittel wäre, um die Spenderorgane für die gefährdeten Personen zu erhalten.«[46]

Ein solches Verfahren könnte nach Harris die von ihm so genannte Überlebenslotterie sein: «[...] Jeder Mensch erhält eine Art Los-Nummer, die in einen Zentralrechner eingegeben wird. Immer wenn ein Arzt mindestens zwei Patienten hat, die nur durch Organspende gerettet werden können, er aber gerade keine geeigneten Organe aus 'natürlichen' Todesfällen zur Hand hat, kann er am Zentralrechner geeignete Organe abrufen. Der Computer sucht die Nummer eines Spenders nach dem Random-Prinzip [dem Zufalls-Prinzip – M.S.], und die selektierte Person wird getötet, damit mindestens zwei andere Menschen gerettet werden können. Natürlich müßte ein geeigneter Euphemismus für 'Töten' gefunden werden, sollte ein derartiges

System je verwirklicht werden. Vielleicht würden wir dann von Bürgern sprechen, die aufgerufen werden, anderen 'Leben zu geben'.«[47]

(Nur ganz am Rande sei hier an die computergesteuerte Auswahl von Organ*empfängern* bei Eurotransplant und deren Begründung erinnert.)

Einen (letzten?) Schritt weiter gehen schließlich die Dänen Klemens Kappel und Peter Sandøe, wenn sie die von Harris erdachte »Lotterie« durch ein weiteres Kriterium modifizieren und dabei »gerechter« machen wollen – durch den Faktor Alter. Daß Menschen ihre Organe noch »tragen«, berührt sie offenbar nicht:

»*Unserer Auffassung entsprechend scheint es nur natürlich zu sagen, daß Organe lebender Menschen vitale Gesundheits-Ressourcen sind, die wie alle vitalen Ressourcen Gegenstand gerechter Verteilung sein sollten. Daher könnten wir genötigt sein zu fordern, daß ältere Menschen getötet werden müßten mit dem Ziel, ihre Organe an jüngere, schwerstkranke Menschen umzuverteilen, die ohne die Organe bald sterben müßten. Immerhin nutzen die älteren Menschen vitale Ressourcen auf Kosten der bedürftigen jüngeren Menschen.*«[48]

VI. Schlußbetrachtung

»Wir leben im Zeitalter der Machbarkeit. Erst wurde nichts gemacht, dann wurde einiges gemacht, heute wird alles gemacht.«[1] Diese zivilisationskritische, mit Blick auf eine zunehmende Defatalisierung menschlichen Daseins getroffene Feststellung Odo Marquards betrifft auch den gesamten Bereich der Gesundheitsversorgung und hier in besonderer Weise die Praxis der Transplantation. Idee und Realisierung der Überpflanzung von Körperorganen, von ihren Befürwortern als tätige Nächstenliebe gerühmt, von ihren Gegnern als »planmäßige Verarbeitung des menschlichen Leibes« (Erika Feyerabend) vehement kritisiert, sind Ursache *und* Folge eines Verständnisses vom Menschen und seinem Tun, welches den Menschen in Wertzonen aufteilt und das moralisch Wertvolle zunehmend auf das Machbare reduziert.

Das beginnt mit der Idee vom Hirntod als dem Tod des Menschen. In dieser Konvention, die unabhängig von neuen Wegen der »Organgewinnung« als ein wesentlicher Stützpfeiler der Transplantationsmedizin angesehen werden muß, kommen der kognitiv-funktionalistische Reduktionismus moderner Medizin und Anthropologie und die ihnen eigene spezifische Rationalität überdeutlich zum Ausdruck: Das Psychische wird zum Epiphänomen des Physischen – und verschwindet mit diesem. Dabei richtet sich die Kritik durchaus seltener gegen die Ebenen der Kriterien und Testung des Hirntodes als Fehlen von Hirnfunktionen – faktisch ist ja die Feststellung des Todes *immer* nur die Feststellung einer *Abwesenheit* von *etwas*. Problematisiert wird zumeist die ethisch allein empfindliche Frage nach dem »Subjekt des Todes« (Martin Kurthen u.a.). Zwischen der Diagnose 'Hirntod' und ihrer Deutung 'Tod des Subjekts ...' liegt eine Kluft, die man zwar übersehen, mit wissenschaftlichen Argumenten jedoch nicht überbrücken kann. Auch der Tod als ein kulturrelatives Phänomen bedarf am Ende der Einordnung in vorwissenschaftliche Kontexte, aus denen allein Plausibilität erwächst. Ein solcher vorwissenschaftlicher Verständigungshorizont ist immer auch eine Deutung der Wirklichkeit. Wenn Detlef B. Linke Hirntote als »prototypische Symbole einer postmodernen Geisteshaltung« begreift,[2] so kritisiert er damit keineswegs allein die kurzschlüssige Ineinssetzung von Gehirn und Mensch, sondern mindestens ebensosehr, daß eine tatsächliche philosophisch-anthropologische Fundierung der Hirntod-Konvention erst gar nicht geleistet wird, wo die Naturwissenschaften in Gestalt einer autoritären Medizin – so ganz und gar nicht postmodern! – die alleinige Definitionsmacht reklamieren, gelegentlich sekundiert von einer diensteifrigen Bioethik.

Hirntodkonzepte gleich welcher Spielart erweisen sich am Ende als dezisionistisch – dies teilen sie mit jeder anderen Todes-Definition –, dabei vor dem Hintergrund der Transplantations-Medizin als erkennbar pragmatisch motiviert. Dies wird um so mehr zum Problem, als die »Vorverlegung des Todeszeitpunktes nach Opportunitätskriterien« (Hans Thomas) für die Betroffenen nicht mehr folgenlos bleibt, wo eine Explantation beabsichtigt ist. Es ist nicht zuletzt diese Besonderheit der Hirntod-Konvention, daß sie als Grundlage medizinischer Praxis wegen der mit ihr verbundenen Konsequenzen nicht allein der Definitionsmacht von Medizinern – und seit neuestem auch Politikern – überlassen bleiben darf.

Diese Einsicht führt unmittelbar auf die seit Juni 1997 nunmehr gesetzliche Regelung der Organentnahme. Nimmt man entgegen den Stimmen der Bioethiker den Gedanken noch ernst, daß keine Gesellschaft im Namen der einen Anspruch auf die Organe der anderen hat, und räumt man ebenso dem wohlverstandenen Autonomiegedanken des Grundgesetzes Priorität ein, dann hätte der Gesetzgeber, der seine Kompetenzen mit der gesetzlichen Fixierung des Hirntodes als Tod des Menschen ohnehin in eklatanter Weise überschritten hat, im Grunde keine andere als eine enge Zustimmungslösung zur Grundlage des ärztlichen Rechts auf Organentnahme machen dürfen. Zu groß ist das unaufhebbare Nicht-Wissen und zu wertvoll sind die Rechte des Individuums auch in seinem Sterben, als daß sie gegen die Behebung eines strukturellen und somit letztlich zwangsläufig bestehenden Organmangels aufgerechnet werden dürften. Auch die Idee der Nächstenliebe hilft kollektiv nicht weiter, sondern kann immer nur die Entscheidung des einzelnen beeinflussen; noch immer endet, wie Hans Jonas anmerkt, die allgemeine Nächstenliebe an unserer Haut. Schließlich verbietet auch die Anerkennung einer pluralistischen Sozialmoral, den tiefgreifenden Dissens in existentiellen Wertfragen, wie er auch im Hinblick auf die Beurteilung der Transplantationsmedizin existiert, durch eine Art dekretierten Zwangs-Konsens zu verschleiern oder gar zu eliminieren: Über die Demokratisierung von Entscheidungsprozessen hinaus hätte der Vielfalt der Werte durch eine Gesetzgebung Rechnung getragen werden müssen, die niemandem eine untragbare Last aufbürdet – insbesondere dann nicht, wenn es um Fragen von Leben und Tod geht.

Es ist bei alledem, wir sagten es bereits, offenbar der alles überragende Lebenswille und mit ihm der fast zwanghafte Blick auf die Verringerung des Organmangels durch die Erschließung immer neuer »Quellen der Organgewinnung«, der nicht nur die Wahrnehmungsfähigkeit trübt für die mit dieser medizinisch hergestellten Therapiehoffnung einhergehenden Nebenfolgen, sondern diese zuweilen sogar erst selbst hervorbringt. Am Beispiel des Pittsburgher Modells war dies deutlich zu sehen. Zu sehen ist hieran ebenfalls, daß die Transplantation »neue Dimensionen von Schicksal« produziert (Hans-Peter Jörns), indem sie Kriterien dafür formuliert, wer leben darf und wer nicht. Die Ausführungen zu medizinischen und psychosozialen »Selektions«prozessen wie auch zu Überlebensstrategien potentieller Empfänger konnten zeigen, daß mit der Möglichkeit der Transplantation im Kontext von Erfolgsbilanzen keineswegs Gleichheit oder nur Gerechtigkeit entsteht; auf der Rückseite der Transplantation werden vielmehr neuartige Tode gestorben – zum Beispiel auf der Warteliste. Überhaupt stirbt ja niemand mehr an seiner Krankheit oder schlicht am Alter, sondern allemal daran, daß zuviele »Egoisten« den Zugriff auf ihre Organe (noch) wirksam verhindern. Wer jedoch wie die Vorsitzende der Selbsthilfegruppen für Lebertransplantierte in Deutschland, Jutta Vierneusel, in einem taz-Interview den Egoismus potentieller Spender nicht akzeptieren mag und von *anderen* verlangt, sich mit dem je eigenen Tod auseinanderzusetzen, wenn es um die Frage der *Spende* geht,[3] dem darf mit einigem Recht wohl entgegengehalten werden, daß legitimerweise auch schwer »organkranken« Menschen – die ja nicht minder egoistisch sind – eine solche Auseinandersetzung abverlangt werden kann. Der Tod geht nicht immer nur die anderen an, sondern ebenso die, die auf den Tod dieser anderen hoffen.

Bei alledem darf nicht übersehen werden, daß es nicht zuletzt jenes eigentümlich mechanistische Teile-Denken eines (unabsehbar großen) Teils der Bevölkerung ist, welches die Transplantation als adäquate Therapieform von Krankheit überhaupt erst sinnvoll oder sogar rational erscheinen läßt und moralisch positiv bewertet – und insofern auch den Widerspruch zu Ex- oder Implantation als irrational diskreditieren kann. Dieses Denken, welches wiederum im Hinblick auf die gesetzliche Regelung bewertet werden muß, darf ebenfalls nicht als ein gesellschaftlicher Konsens mißinterpretiert werden. Es ist neben der Skepsis gegenüber der Hirntod-Konvention jene »Aufteilung des Menschen in Wertzonen« (Hans Grewel), die Menschen zu vehementen Kritikern und Gegnern der Transplantationsmedizin werden läßt. Jedem Versuch der Neutralisierung von Kritik und Kritikern muß mit allen Mitteln entgegengewirkt werden. Die Alternative sind bereits jetzt totalitäre Tendenzen unter dem Deckmantel der Humanität.

Anmerkungen

Kapitel II

1 Die Zahlenangaben hierzu sind keineswegs so eindeutig, wie dies zunächst scheinen mag. So sprechen verschiedene AutorInnen in einem 1991 von Richard *Toellner* herausgegebenen Band zu juristischen und ethischen Fragen der Organtransplantation mal von 5.000, mal von 10.000 Herztransplantationen bis 1991. Vgl. z.B. Gabriele *Drees*/Hans H. *Scheld*: »Herztransplantation – ethische und juristische Aspekte«, 1991:27 und ebd. Heinz *Losse*: »Organtransplantation – eine Einführung«, 1991:3.

2 Rudolf *Pichlmayr*, »Organtransplantation I. Medizinisch«, 1987:2338.

3 Joachim *Linck*, »Organtransplantation II. Juristisch«, 1987:2344.

4 Angaben der *Deutschen Stiftung Organspende* (DSO), zit. nach Buxtehuder Tageblatt vom 20.04.96.

5 Vgl. hierzu Eckehard *Renner*, »Nierentransplantation – Probleme des Fortschritts«, 1991:54 ff. und ebenso der *Spiegel*, »Je tiefer man gräbt, desto mehr stinkts«, 34/1989:56-69.

6 Vgl. zum folgenden Eckhard *Nagel*, »Möglichkeiten und Grenzen der Organtransplantation«, 1993:166 ff.; vgl. auch Rudolf Pichlmayr 1987:2340, der von 70-90 Prozent »Transplantatüberleben« je nach »Patientengut« und Risikofaktoren spricht. Die »Überlebenshöhe« der Patienten selbst gibt Pichlmayr (1987!) mit 90 Prozent an, wobei offenbleibt, auf welchen Zeitraum sich diese Angabe bezieht.

7 Nagel 1993:166 f. Vgl. dazu z.B. »Rettende Inseln«, *Spiegel* 9/1991:268 ff., aber ebenso Kap. IV.1.3. der vorliegenden Untersuchung.

8 Ulrich W. *Schaefer*, »Aspekte der Knochenmarktransplantation«, 1991:38 ff.; dagegen Nagel 1993:169.

9 Dazu ebenfalls Schaefer 1991:164.

10 Vgl. Detlef B. *Linke*, Hirnverpflanzung, 1993:40 ff., insb:45. Die Literatur zu diesem Thema wird im übrigen immer unüberschaubarer. Vgl. daher nur beispielhaft die kontroversen Positionen bei Doris *Weber*, »Brutstätte für Ersatzteile«, DAS v. 13.12.1987; Pantaleon *Fassbender*, »Die Verwendung fetalen Gewebes in der Neurochirurgie – ein ethisches Problem?«, 1991:114 ff.; vgl. ebenfalls »Hormone fürs Gehirn«, bild der wissenschaft 2/1991:24 ff.; »Hilfe vom Fötus«, *Spiegel* 52/1992:203 f. sowie Ingrid *Schneider*, Föten. Der neue medizinische Rohstoff, 1995.

11 Sh. dazu auch die graphische Übersicht zur Im- und Transplantierbarkeit von Körperorganen, Geweben und Prothesen bei Hans *Halter*, »Schatten der Unsterblichkeit«, 1996:32-35. Danach gibt es im menschlichen Körper nur noch wenig, was nicht irgendwie substituierbar ist.

12 Sh. unter Ziffer III. in diesem Band.

13 Linck 1987:2344.

14 Siehe dazu Erika *Feyerabend*, »Der kontrollierte Tod«, 1993.

15 Renner 1991:56. Sh. zum Zusammenhang von medizinischem Fortschritt und Verlängerung der Warteliste durch Zunahme der Indikationen auch Ingo

Braun/Günter *Feuerstein*/Claudia v. *Grote-Janz*, »Technische Vernetzung im Gesundheitswesen: Der Fall Organtransplantation«, 1991a:20.

16 Sh. die Darstellung der Ergebnisse der Emnid-Umfrage in *Spiegel special* 7(1996):99.

17 Horst *Seehofer*, »Gesellschafts- und rechtspolitische Aspekte der Organtransplantation«, 1995a:6.

18 Pichlmayr 1987:2342-2344.

19 Renner 1991:58.

20 Vgl. z.B. Heinz *Angstwurm*, »Sichere Feststellung des Todes vor der Organspende«, 1985; *ders.*, »Der Hirntod – ein sicheres Todeszeichen«, 1990; *ders.*, »Ärztlich-ethische Überlegungen zur Organspende nach dem Tod«, 1991:85; vgl. ebenfalls Karl *Steinbereithner*, »Hirntod und Intensivmedizin«, 1995:77 ff.

21 Sh. dazu unter Ziffer III. dieses Buches.

22 Vgl. zum gegenwärtigen Forschungsstand, insbesondere zum Versuch einer »Humanisierung der Tiere« Michael *Emmrich*, »Verheißung aus dem Schweinestall«, FR v. 4.5.1996.

23 Johannes *Reiter*, zit. nach Claudia *Wehrle*, »Schweine als Organspender«, 1992:42.

24 Nagel 1993:176. Zur Praxis von Organhandel und Organraub sh. ausführlich Siegfried *Pater*/Ashwin *Raman*, Organhandel. Ersatzteile aus der Dritten Welt, 1991.

25 In der Darstellung organisatorischer Aspekte der Transplantations-Praxis orientiere ich mich vorrangig an Elke *Dietrich*, »Eurotransplant in Leiden/Holland – eine zentrale Sammelstelle für Organe«, 1985; Michael *Emmrich*, »Der Wettlauf um die Organe der Spender«, FR v. 11.10.95; Heiner *Smit*, »Organisatorische Aspekte der Organspende«,1988b; Waltraut *Hauck*, Zur Sache: Organspende, 1994 sowie an den einschlägigen Veröffentlichungen des *Arbeitskreis Organspende* (Hg.), zuletzt 1995, Organspende rettet Leben!, Antworten auf Fragen.

26 Richard Fuchs, Tod bei Bedarf, 1996:33.

27 Günter *Baust*, Sterben und Tod. Medizinische Aspekte, 1992.

28 Volker H. Schmidt, Politik der Organverteilung. Eine Untersuchung über Empfängerauswahl in der Transplantationsmedizin, 1996; vgl. darin insbesondere die Kapitel 2 und 4.

29 Vgl. hierzu auch unter 5.4. der vorliegenden Untersuchung.

30 »Gedränge an der Leiche«, *Spiegel* 16/1994:206 ff.

31 Vgl. dazu als ein Beispiel von vielen die eindringliche Darstellung von Monika *Grosser*, »Organentnahme aus der Sicht einer Krankenschwester im Operationsdienst«, 1991.

32 Vgl. z.B. Elisabeth *Wellendorf*, Mit dem Herzen eines anderen leben?, 1993a; ebenso Renate *Greinert*, »Organspende – nie wieder«, 1993.

33 So die im Sommer '97 im Umfeld der Diskussion um die gesetzliche Fixierung einer »erweiterten Zustimmung« zur Organentnahme vom Bundesgesundheitsminister und vielen anderen immer wieder kolportierte Angabe, hier zit. nach Bettina *Gaus*, »Ein Herz für Kranke«, taz v. 21./22.06.97. Sh. kritisch dazu auch Fuchs 1996:37.

34 Vgl. dazu etwa »Die Fabrik wächst weiter«, *Spiegel* 49/1989:266 ff.

35 Neue Juristische Woschenschrift 24/1994:1614 f.
36 Arbeitskreis Organspende, zit. nach Jürgen *Dahl*, »Hat der schwarze Kutscher recht?«, 1993:47. Dahl macht darauf aufmerksam, daß die Kosten durchaus variieren. So veranschlagt das Münchener TP-Zentrum einschließlich der erwähnten »Nebenkosten« ca. 20.000 DM, in Hannover ist man hingegen erst mit ca. 32.000 DM dabei. Sh. hierzu auch die einschlägigen Bemerkungen bei Fuchs 1996:14 ff.
37 Fuchs 1996:14 ff.
38 Martin *Allgöver*, »Votum«, 1993:113.
39 Sh. dazu z.B. Klemens *Kappel*/Peter *Sandøe*, »QALYs, Age and Fairness«, 1992.
40 Eva *Hampel*, »Lebensqualität als Bewertungskriterium in der Transplantationsmedizin«, 1997:176, FN 7.
41 Eckhard *Nagel*/Heide-Rose *Berger*/Rudolf *Pichlmayr*, »Zur Bedeutung der Kostenrechnung im Gesundheitswesen am Beispiel der Transplantationsmedizin«, 1991:14.
42 Die Ausführungen beruhen auf einer schriftlichen Mitteilung der BARMER Ersatzkasse. Herr *Kirmse* von der Hamburger Haupt-Geschäftsstelle war so freundlich, mich nicht nur mit einschlägigen Informationen zu versorgen, sondern mir überdies die Abrechnungsgrundlagen nach § 11 u. § 16 Bundespflegegesetz sowie weitere Materialien zur Verfügung zu stellen.
43 Vgl. hierzu Walter *Krämer*, Die Krankheit des Gesundheitswesens, 1988:insbesondere Kap. 2.
44 Horst *Seehofer*, »Selektion will ich nicht« (Interview), *Spiegel special* 7/1996:57.
45 Roland *Bunzenthal*, »Vorbeugen ist für die Krankenkassen besser, als Kosten zu heilen«, FR vom 21.6.96.
46 Seehofer, *Spiegel special* 7/1996:57.
47 Vgl. Krämer 1989: bes. 57-60 u. 74-86, hier 59.
48 Sh. zur alles andere als altruistischen Rolle des Kuratoriums für Heimdialyse (KfH) und seiner Ableger, z.B. der Deutschen Stiftung Organspende (DSO), »Je tiefer man gräbt, desto mehr stinkt's«, *Spiegel* 34/1989:56-69. Vgl. zu Entstehungsgeschichte und Funktion des KfH, der DSO, des Arbeitskreises Organspende und auch des seit 1989 wirkenden Transplantations-Datenzentrums (TZD) in Heidelberg bei Fuchs 1996:29-34.
49 Ebd.:57.
50 Fuchs 1996:15.
51 Pierre *Simonitsch*, »Armut und Tourismus fördern den Ausbruch von Infektionen«, FR. v. 20.5.1996:1.
52 Hans *Brandt*, »Viel Geld für wenig Hilfe«, FR v. 28.07.1995.
53 Vgl. dazu z.B. Dietrich 1985:78 ff.; vgl. ebenfalls den Informationsteil in: Horst *Seehofer*, »Selbstbestimmung und Menschenwürde stehen im Mittelpunkt«, 1995:265 ff., dort auch Informationen zur Vergabepraxis; vgl. ebenfalls Wellendorf 1993a:32.
54 Bert Groenewoud, zit. in: Dietrich 1985:80.
55 Braun/Feuerstein/Grote-Janz 1991a:19; sh. dazu unter IV.2.3.1. der vorliegenden Untersuchung.
56 *Spiegel* 34/1988 sowie Horst *Seehofer*, »Es geht nicht darum, Organe zu ramschen«, FR v. 12.6.1995:10. Vgl. zur Bedeutung sogenannter weicher Indikatoren

ausführlich Brigitta *Bunzel*, »Herztransplantation: Ethische Probleme bei der Patientenauswahl aus psychosozialer Sicht«,1993:127-135 und ebenfalls Abschnitt IV.2.3.1. der vorliegenden Untersuchung.

57 Vgl. hierzu ausführlich: *Dt. Bischofskonferenz und Rat der Evangelischen Kirche in Deutschland* (EKD) (Hg.), Organtransplantationen. Gemeinsame Texte 1, 1990; vgl. ebenfalls: *Rat der Evangelischen Kirche in Deutschland (EKD) und der Deutschen Bischofskonferenz* (Hg.), Gott ist ein Freund des Lebens. Herausforderungen und Aufgaben beim Schutz des Lebens, 1990.

58 Der Hinweis auf die konfessionelle Zusammensetzung des Gremiums findet sich bei Hans-Peter *Jörns*, Gibt es ein Recht auf Organtransplantation? Ein theologischer Diskurs, 1993a:19. Jörns verweist damit auf die katholische Orientierung des Gremiums und die mangelnde Berücksichtigung evangelischer Interessen.

59 Dt. Bischofskonferenz und EKD 1990:18.

60 EKD u. Dt. Bischofskonferenz 1990:103.

61 Franz *Böckle*, »Probleme der Organtransplantation in theologisch-ethischer Sicht«,1991:94.

62 Vgl. dazu Martin *Honecker*, »Organtransplantation, III. Ethisch«,1987:2346-2351.

63 Honecker 1987:2348 f.

64 Böckle 1991:93.

65 Sh. dazu unter V.1. in diesem Buch.

66 Die folgende Darstellung beruht im wesentlichen auf der Auswertung des folgenden Materials: Linck 1987; E. *Liebhardt*/J. *Wilske*, »Die Rechtslage zu Organspende, -entnahme und -übertragung«, 1899; Gabriele *Wolfslast*, »Transplantationsrecht im internationalen Vergleich«, 1989; Hans-Ludwig *Schreiber*, »Für ein Transplantationsgesetz«, 1991; Gabriele *Wolfslast*/Heiner *Smit*, »Argumente für die Zustimmungslösung zur Regelung von Organentnahmen«, 1992; Wolfram *Höfling*, »Plädoyer für eine enge Zustimmungslösung«, 1995.

67 Bei Drucklegung (Juli '97) war die Bundesratsdebatte hierüber noch nicht abgeschlossen, das Gesetz mithin noch nicht in Kraft.

68 Hilmar *Schmundt*, »Neues Leben, neuer Tod«, Wochenpost v. 23.5.1996:4.

69 Schreiber 1991:98.

70 Vgl. zur aufwendigen und allein an den Interessen des potentiellen Organempfängers orientierten »Spenderkonditionierung« Thomas *Klöss*/Alexander *Baumann*, »Intensivbehandlung potentieller Organspender«, 1988.

71 Vgl. dazu insbesondere die umfangreiche Darstellung verschiedener Fallbeispiele bei Elisabeth Wellendorf 1993a.

72 Horst *Seehofer*, Protokoll zur 99. Sitzung des Deutschen Bundestages v. 19.4.1996:8832.

73 Faktisch lagen zwei (inter-)fraktionelle Gesetzentwürfe, drei Anträge und sechs Änderungsanträge vor.

Kapitel III

1 Vgl. hierzu zum Beispiel Sebastian *Vogt*/Davia *Karbaum*, »Transplantation – geschichtliche Trends und Entwicklungswege«,1991; vgl. ebenso Losse 1991:3-6.
2 Vgl. dazu die Kritik bei Elisabeth B. *Moosmann*, »Das Hirntod-Konzept kritisch hinterfragen«,1995.
3 Horst *Seehofer* in einem Interview mit Michael Emmrich, FR v. 12.06.95:10.
4 »Zentralregister einführen«, *Focus* 13/1996.
5 Seehofer, ebd.
6 Bichat, hier zit. nach Angstwurm 1990.
7 Vgl. Detlef B. *Linke* et al., »Der Hirntod: Testung, Kriterienfindung, Definition, Attribution und Personkonzept«, 1991.
8 »*Death is the cessation of life; the ceasing to exist; defined by physicians as a total stoppage of the circulation of the blood, and a cessation of the animal and vital functions thereupon, such as respiration, pulsation, etc.*« Black's Law Dictionary, 4th edition 1951, hier zit. nach Linke et al. 1991:73.
9 Vgl. dazu allgemein Baust 1992; vgl. dazu ebenfalls Jean *Ziegler*, Die Lebenden und der Tod, 1982, insb. 71 ff.
10 Koma, gr.: fester, tiefer Schlaf. Schwerster Grad dauerhafter Bewußtseinsstörungen, bei denen der Patient bewußtlos und durch äußere Reize nicht (mehr) zu wecken ist. Pschyrembel. Klinisches Wörterbuch, 256. Aufl. 1990:878. Coma dépassé meint in diesem Sinne einen Zustand noch »hinter dem Koma« bzw. »über das Koma hinaus«.
11 Wilhelm *Rimpau*, »Wann ist der Mensch tot?«, 1996:74.
12 Vgl. dazu Baust 1992, insbesondere:100-129.
13 Loren F. Taylor 1971, hier zit. nach Ziegler 1982:76.
14 »*Our primary purpose is to define irreversible coma as a new criterion for death. There are two reasons why there is need for a definition: (1) Improvements in resuscitative and supportive measures have led to increased efforts to save those who are desperately injured. Sometimes these efforts have only partial success so that the result is an individual whose heart continues to beat but whose brain is irreversibly damaged. The burden is great on patients who suffer irreversible loss of intellect, on their families, on the hospitals, and on those in need of hospital beds already occupied by these comatose patients. (2) Obsolete criteria for the definition of death can lead to controversy in obtaining organs for transplantations.*« Ad Hoc Committee of the Harvard Medical School, »A Definition of Irreversible Coma. Report of the Ad Hoc Committee ...«,1968:85.
15 Hans *Jonas*, »Gehirntod und menschliche Organbank«, 1985.
16 Hans *Grewel*, »Medizin am Scheidewege – Kritische Anfragen an eine technologisch orientierte Medizin«, 1993b:171.
17 »*It should be emphasized that we recommend the patient be declared dead before any effort is made to take him off the respirator, if he is then on a respirator. This declaration should not be delayed until he has been taken off the respirator and all artificially stimulated signs have ceased. The reason for this recommendation is that in our judgment it will provide a greater degree of legal protection to those involved. Otherwise, the physicians would be turning off the respirator on a person who is, under the present strict, technical application of law, still alive.*« Ad Hoc Committee 1968:87.

18 Ad Hoc Committee 1968:85 f. Die Forderung nach Null-Linien-EEG wurde bereits 1969 wieder aufgegeben. Vgl. dazu Josef *Seifert*, »›Hirntod‹. Ein Beitrag der philosophischen Korrumpierung der medizinischen Technik«, 1989:198 (Fußnote 3). Sh. zur Kritik zum Verfahren des EEG unter III.6.4.

19 Hier ist besonders zu erwähnen die Darstellung der *President's Commission for the Study of Ethical Problems in Medicine, Biomedical, and Behavioral Research*, »Defining Death: Medical, Legal, and Ethical Issues in the Determination of Death«, Washington D.C. 1981.

20 Antonio *Puca*, »Determinazione e accertamento della morte cerebrale. Panorama storico«, 1991: bes. 239-243; Joseph C. *Evers*/Paul A. *Byrne*, »Brain death – still a controversy«, 1990:10-12.

21 Kurt *Bayertz*, »Was heißt es, den Tod zu definieren?«, 1994.

22 Gisela *Wuttke*, Protokoll zur Öffentlichen Anhörung des Ausschusses für Gesundheit des Dt. Bundestages zur Vorbereitung eines Transplantationsgesetzes, 28. Juni 1995:69.

23 Dt. Ärzteblatt, 49, 5. Dezember 1991:A-4398; Hervorhebung durch die Verfasserin. Den Autoren zufolge stützt sich die Diagnose dabei (1) auf die exakte Einhaltung von Voraussetzungen, (2) auf die Feststellung der klinischen Symptome von Koma, Hirnstamm-Areflexie und Apnoe (Atemstillstand) sowie (3) auf den Nachweis der Irreversibilität des Hirnfunktions-Verlustes.

24 Vgl. zum folgenden ebd.:A. 4398 ff.

25 Vgl. dazu B. *Pohlmann-Eden*, »Zur Problematik der Hirntod-Diagnose«, 1991, insbesondere die dort im Anhang aufgeführten Gegenreden sowie die Replik des Autors.

26 Dieter *Birnbacher*, »Definitionen, Kriterien, Desiderate«, 1995b:bes. 354.

27 Sh. zur Kritik an Formulierungen dieser Art Linus *Geißler*, »Wieviel Fortschritt braucht der Mensch?«, FR v. 16.12.95 und ebenso unter V.2. der vorliegenden Untersuchung.

28 Linke, zit. bei Johannes *Hoff*/Jürgen *in der Schmitten*, »Kritik an der ›Hirntod‹-Konzeption«, 1995a:242f. (Fußnote 55). Zur sogenannten postmortalen Schwangerschaft sh. auch unter III.6.1.

29 Angstwurm 1985:28, Hervorhebung der Verfasserin.

30 Vgl. dazu die intensive Schilderung bei Wellendorf 1993a:37 ff.

31 So der Münchener Professor für Medizinrecht Wolfgang Spann bereits 1981. Wolfgang *Spann*, »Rechtliche Probleme der Organtransplantation«, 1981:1782.

32 Solche und ähnliche Formulierungen finden sich derart häufig, daß auf konkrete Nachweise verzichtet wird. Siehe zur Kritik an der Sprache der Transplantationsmedizin auch unter V.2.

33 Angstwurm 1985:15; Hervorhebung der Verfasserin.

34 So Markus *Schwarz*/Johannes *Bonelli* im Geleitwort zu einer von ihnen herausgegebenen »interdisziplinären Analyse der Grenzen des Lebens«: Der Status des Hirntoten, 1995:X.

35 »*Despite the continued ability to spontaneously integrate vegetative functions, a patient who has irreversibly lost the capacity for consciousness and cognition is dead. What remains is a mindless organism.*« Stuart J. *Youngner*/Edward T. *Bartlett*, »Human Death and High Technology: The Failure of the Whole-Brain Formulation«, 1983:256.

36 »That body is no more X than would be the continuation of the life of each of his cells in petri dishes, or of each of his organs in the proper solution; it is merely better integrated tissue and organ functions.« Michael B. Green/Daniel Wikler, »Brain Death and Personal Identity«, 1980:105-133, hier:127.

37 »Should anencephalics have the legal and moral status of braindead but otherwise alive human beings?« Robert C. Cefalo/H. Tristram Engelhardt Jr., »The Use of Fetal and Anencephalic Tissue for Transplantation«, 1989:26.

38 » ... problem of disposing of human remains capable of breathing spontaneously«. Roland Puccetti, »Does Anyone Survive Neocortical Dead?«, 1988:87.

39 »It would be preferable by far for man's future survival to have to abandon transplantation than to agree to remove vital organs from individuals who are not really dead.« Report of the Conference of European Health Ministers, Paris 1987, hier zit. nach David Lamb, Organ Transplantation and Ethics, 1990:24.

40 Focus 3/1996:23.

41 Vgl. Angstwurm 1990; ausführlicher dazu auch ders., 1985.

42 J.F. Spittler, »Der Hirntod ist der Tod des Menschen«, 1995:314. Glaubwürdigkeit und Vertrauen werden im übrigen nachhaltig durch die Realität selbst in Zweifel gezogen.

43 Vgl. Friedrich Wilhelm Eigler, »Gehirntod aus der Sicht der Transplantationschirurgie«, 1990.

44 Vgl. dazu beispielhaft die außerordentlich erhellenden Gedanken bei Ludwik Fleck, Erfahrung und Tatsache, 1983, dort insbesondere »Das Problem einer Theorie des Erkennens«.

45 Linke 1993:123. Vgl. dazu ebenso die Darstellung des Medizinhistorikers Ingo Müller, »Gehirntod und Menschenbilder«, 1993:70.

46 Die für das folgende gewählte Darstellungsform, die Skizzierung von Begründungsversuchen einzelner Autoren, beruht auf einer im Literaturstudium gewonnenen Einsicht, daß gerade jene Autoren die in Rede stehenden Ansätze entweder tatsächlich selbst entwickelt oder aber in prägnanter Weise (aus)formuliert haben und aus diesem Grund auch häufig rezipiert werden. Das bedeutet jedoch keineswegs zwingend, daß sie auch die für Definition/Konzeption/Praxis Verantwortlichen sind.

47 Stellungnahme der Bundesärztekammer, Dt. Ärzteblatt v. 5.11.1993, hier zit. nach Hoff/in der Schmitten 1995a:237 (Fußnote 24).

48 James L. Bernat/Charles M. Culver/Bernard Gert, »On the Definition and Criterion of Death«, 1981.

49 Sh. dazu unter Abschnitt III.5.3./4.

50 Vgl. dazu im folgenden Dieter Birnbacher, »Einige Gründe, das Hirntodkriterium zu akzeptieren«, 1995a: und ders. 1995b.

51 Vgl. hierzu Christopher Pallis, »Whole-brain death reconsidered – physiological facts and philosophy«, 1983; vgl. zur Theorie des Hirntods als Stammhirntod ebenso David Lamb, »Diagnosing Death«, 1978.

52 Vgl. zu dieser Annahme die Ausführungen zum sog. Locked-In-Syndrom in Abschnitt III.6.4.; zur Kritik am Konzept des Stammhirntodes vgl. auch Evans/Byrne 1990.

53 »Since the brain stem, not the heart, is recognized as the specific area which regulates all vital processes, it follows that after brain stem death the heart and other or-

gans can never function again naturally. [...] The recognition that the brain stem, not the heart, is the central vital agency suggests a recent 'paradigm shift' within the medical profession.« Lamb 1978:146.

54 Pallis, zit. nach Martin *Klein*, DIE ZEIT 30/1994:24 (Leserbrief).
55 Vgl. zum folgenden Youngner/Bartlett 1983.
56 Sh. hierzu auch unter III.5.1.2.
57 »*Despite the continued ability to spontaneously integrate vegetative functions, a patient who has irreversibly lost the capacity for consciousness and cognition is dead. What remains alive is only a mindless organism.*« Youngner/Bartlett 1983:256.
58 »*... brain-dead patients are indeed dead, but not for the reasons they are thought of as dead now*«, Green/Wikler 1980:106. Vgl. zum folgenden ebenso Edward T. *Bartlett*/Stuart J. *Youngner*, »Human Death and the Destruction of the Neocortex«, 1988:199 ff.
59 Vgl. dazu unter III.5.1.
60 John *Harris*, Der Wert des Lebens. Eine Einführung in die medizinische Ethik, 1995:43 f.
61 Zu den Facetten des Person-Begriffs sh. Birnbacher 1995a:32.
62 Vgl. zur gegenteiligen Auffassung und deren Begründung die Ausführungen von Cefalo/Engelhardt unter Abschnitt IV.1.1.
63 Daniel *Wikler*, »Brain Death – A Durable Consensus«, 1990.
64 »*If someone suggested to me that my body might survive death of the neocortex for several months or years, provided it were fed and cleaned properly, etc., that would have no greater appeal to me than preservation of my appendix in a bottle of formaldehyde. For in the sense in which life has value for human beings, I would have been dead all the time.*« Puccetti, hier zit. nach Green/Wıkler 1980:115.
65 »*... human remains capable of breathing spontaneously ...* «; vgl. dazu auch unter III.4.1.
66 Klaus *Steigleder*, »Die Unterscheidung zwischen dem ›Tod der Person‹ und dem ›Tod des Organismus‹ und ihre Relevanz für die Frage nach dem Tod des Menschen«, 1995.
67 Karsten *Vılmar*, zit. bei Arnd *Festerling*, »Gesundheitsminister bezichtigt Krankenkassen der Verschwendung«, Bericht vom 99. Ärztetag, FR v. 5.6.1996:5.
68 So der Titel eines Zeitungsartikels, in dem Berhard *Wuermeling* und Johannes *Scheele*, Medizinjurist und Ethik-Kommissionär der eine, behandelnder Arzt der andere, ethische und rechtliche Überlegungen zum sogenannten Erlanger Fall anstellen. Vgl. FAZ vom 17.10.1992:9. Die folgende Darstellung ist aus einer Reihe von Artikeln und Aufsätzen rekonstruiert, weshalb auf Nachweise größtenteils verzichtet wird.
69 Johannes Scheele, zit. bei Gisela *Wuttke*, »Der kleine Prinz von Erlangen – Eine kritische Reflexion über Gewalt in der Medizin«, 1993b:60.
70 Diese Informationen fand ich bei *Wuttke* 1993b:63 u. Fußnote 7, S. 75. Vgl. dazu ebenso Oliver *Tolmein*, »Tot, aber nicht gestorben?«, 1993:104.
71 Hans *Thomas*, »Sind Hirntote Lebende ohne Körperfunktionen oder Tote mit erhaltenen Körperfunktionen?«, 1994:195.
72 Zeitungen und Zeitschriften (so etwa FR, FAZ, ZEIT, SPIEGEL) um die Jahreswende 92/93 waren voll mit Erklärungen, Diskussionen, Kritiken, Repliken etc. Ich erspare mir hier konkrete Nachweise.

73 Vgl. dazu beispielhaft FR v. 6.2.1996 (»Mehr Organe als 1994 verpflanzt«). Noch 1994 sprachen Mediziner von einer »dramatischen Lage« auf dem Gebiet der Organbeschaffung. Dies berichtet wenigstens Michael *Emmrich*, »Die Bereitschaft der Deutschen zur Organspende nimmt ab«, FR v. 05.08.1994.

74 Vgl. zum folgenden die um mehrere Postskripte erweiterte Fassung des Aufsatzes »Zur pragmatischen Umdefinierung des Todes« in: Jonas 1985.

75 Ebd.:223. Nicht konsequent ist dieser Vorschlag, weil Jonas damit auf tradierte Todeskonzepte zurückgreift, die für sich letztlich nur so viel oder so wenig Plausibilität in Anspruch nehmen können wie das Hirntod-Modell.

76 Ebd.:231 f.

77 Renate D. *Klein*, »Künstliche Eierproduktion, In-Vıtro-Gebärmütter und hirntote Frauen: Die Endlösung der Frauenfrage?«, 1989:266 f.

78 Sh. dazu beispielhaft Pohlmann-Eden 1991:1523.

79 Baust 1992:208 f.

80 Obschon auch dies von einigen Autoren bestritten wird. Sh. dazu auch unter III.6.4.

81 Siehe dazu Gerhard *Roth*/Ursula *Dicke*, »Das Hirntodproblem aus der Sicht der Hirnforschung«, 1995:53.

82 Ebd. Vgl. dazu auch Gerhard *Roth*, »Hirnforschung als Geisteswissenschaft«, FR v. 11.06.1996:10.

83 Hoff/in der Schmitten 1995a:180 ff. (hier 186). In pointierter Form haben die Autoren ihre Kritik auch an anderer Stelle vorgetragen: Johannes *Hoff*/Jürgen *in der Schmitten*, »Hirntote Patienten sind sterbende Menschen«, 1995b.

84 Evers/Byrne 1990.

85 Klein, DIE ZEIT 30/1994:24.

86 Zu dieser Auffassung gelangt beispielsweise der Liechtensteiner Philosoph Josef *Seifert*, »Ist ›Hirntod‹ wirklich der Tod?«, 1990; vgl. ders. 1989.

87 Vgl. ausführlich Immanuel *Kant*, Kritik der reinen Vernunft (KrV), B 399 ff./A 314 ff., insbesonder B 404.

88 Sh. dazu beispielhaft Gerhard *Roth*, Das Gehirn und seine Wırklichkeit, 1996a.

89 Ebd.:292-297.

90 Seifert 1992.

91 Johannes *Hoff*/Jürgen *in der Schmitten*, »Tot?«, DIE ZEIT 47(1992):56. Detlef B. Linke formuliert diesen Gedanken bemerkenswert nüchtern, wenn er schreibt: »*Kann ein Mensch als tot angesehen werden, wenn 97 Prozent seiner Körperzellen noch funktionieren, aber die nur 3 Prozent, die sein Gehirn ausmachen, ausgefallen sind?*« (Linke 1993:115).

92 Martyn *Evans*, »A Plea for the Heart«, 1990.

93 Vgl. zu dieser Position ausführlich auch Johannes *Meran*/Sebastian *Poliwoda*, »Der Hirntod und das Ende menschlichen Lebens«, 1992.

94 Sh. dazu auch unter Abschnitt III.2.-5. sowie die Zweite Zwischenbetrachtung.

95 Diese Differenzierung übernehme ich aus den einschlägigen Veröffentlichungen von Martin Kurthen, Detlef B. Linke et al.

96 Ich folge hier der Argumentation von Hoff/in der Schmitten 1995a, bes.:178.

97 Martin *Kurthen*/Detlef B. *Linke*/Dag *Moskopp*, »Teilhirntod und Ethik«, 1989:140 f.; Kurthen, Linke und Mitarbeiter haben ihre Kritik in einer Reihe

von Aufsätzen konkretisiert: Martin *Kurthen*/Detlef B. *Linke*/Bernhard M. *Reuter*, »Hirntod, Großhirntod und personaler Tod«, 1989; Martin *Kurthen*/ Detlef B. *Linke*, »Vom Hirntod zum Teilhirntod«, 1995; ebenso Hoff/in der Schmitten 1995a:178.

98 Dezidierte Kritik formulieren zum Beispiel Youngner/Bartlett und Wıkler/ Green. Sh. dazu auch unter Abschnitt III.5.3.

99 Gerhard *Roth*/Ursula *Dicke*, »Falsches Weltbild«, DIE ZEIT 30/1994:24.

100 Sh. zum bis vor wenigen Jahren für unmöglich gehaltenen Zustand des Locked-In die Ausführungen bei Bartlett/Youngner 1988; vgl. ebenfalls Linke 1993:130 ff. sowie Hoff/in der Schmitten 1995a:195 ff.

101 Hoff/in der Schmitten 1995a:195.

102 Meran/Poliwoda 1992:165 ff.

103 So Werner *Wolbert*, »Zur neueren Diskussion über den Hirntod«, 1996.

104 Vgl. zu Fundierung und Folgen dieser fragwürdigen Ethik, die Subjekt und Objekt moralischer Intervention in eins setzt, zum Beispiel die Publikationen Peter *Singers*, bes. Praktische Ethik (dt. 1984) und das zusammen mit Helga *Kuhse* verfaßte Buch, Muß dieses Kind am Leben bleiben? (dt. 1993); vgl. ebenso die unverhohlen bioethisch daherkommende Aufsatzsammlung des Bochumer Mediziners und Philosophen Hans-Martin *Sass* (Hg.), Medizin und Ethik (1989) und als ein recht aktuelles Beispiel Harris 1995.

105 Beispielhaft Baruch M. *Brody* in dem Aufsatz, »Der vegetabile Patient und die Ethik in der Medizin« 1989: 296-310.

106 Seifert 1989:190.

107 Evans 1990. Vgl. zu dem hier erwähnten Vorschlag Puccetti 1988:88.

108 Dazu auch Linke 1993:115.

109 Beachte zu diesem Thema ebenfalls die Ausführungen unter Punkt IV.1.

110 So Linke 1993:126 und ebenso Hans Grewel, »Gratwanderungen der Transplantationsmedizin«, 1992.

111 Zur Kritik an der hier nur angedeuteten Diskussion, wie sie etwa in den weiter oben erwähnten Texten von Singer, Sass etc. geführt wird, siehe zum Beispiel Oliver *Tolmein*, Geschätztes Leben (1990) sowie Ute *Daub*/Michael *Wunder* (Hg.), Des Lebens Wert (1994).

112 Reinhard *Löw*, »Die moralische Dimension von Organtransplantationen«, 1987/88:30.

Kapitel IV

1 Vgl. Heinz *Angstwurm*, »Ärztlich-ethische Überlegungen zur Organspende nach dem Tod«, 1991. Wır kommen auf den Aspekt quasi-dogmatischer semantischer Setzungen unter Abschnitt IV.2. noch zurück.

2 Ich folge hier den Ausführungen des Medizin-Ethikers Bernhard *Irrgang*, Grundriß der medizinischen Ethik, 1995:110-125.

3 Vgl. dazu auch die einschlägigen Ausführungen bei Hoff/in der Schmitten 1995a, insbesondere: 188 ff. sowie Meran/Poliwoda 1992.

4 Vgl. zur Kritik am Mythos der Verteilung von Organen entlang strikt medizinischer Kriterien ausführlich Volker H. *Schmidt*, Politik der Organverteilung.

Eine Untersuchung über Empfängerauswahl in der Transplantationsmedizin, 1996, bes. Kap. 3.

5 Manfred *Stolte*, »Entnahme von Leichenteilen. Die Lebenden haben einen ethischen Anspruch darauf. Auch wenn Seehofer das nicht kapiert«, in: Medical Tribune v. 30.12.1993:1 u.21.

6 Rudolf *Pichlmayr*, »Ethische und juristische Fragen aus transplantationschirurgischer Sicht«, 1991:22.

7 *Caplan*, zit. nach Weber 1987.

8 *Pichlmayr*, zit. nach Wellendorf 1993a:37.

9 Siehe dazu auch die einschlägige Graphik in *Spiegel special* 7(1996):35.

10 Schneider 1995:29.

11 Schneider 1995:30. Vgl. dazu auch die Darstellung bei Hauck 1994:121-129, deren kritische Berichterstattung zum Organhandel und zur Lebendspende gleichwohl erkennbar an der Akzeptanzerweiterung der Organ*spende* orientiert ist.

12 Detaillierte Angaben hierzu finden sich bei Pater/Raman 1991.

13 Kimbrell 1994:39.

14 Ebd.; sh. auch Gabriele *Ventzky*, »Blind an Buddhas Seite«, ZEIT-Punkte 2/95:32.

15 Janet *Radcliff-Richards*, zit. nach Schneider 1995:31.

16 Konferenz der Europäischen Gesundheitsminister, Paris 1987, hier zit. nach Kimbrell 1994:40.

17 Walter *Land*, »Das belohnte Geschenk«, 1991:120-129.

18 Gisela *Wuttke*, »Körperkolonie Mensch«, 1993a:18 ff.

19 Dieses Beispiel findet sich bei Schneider 1995:30 f.

20 Wuttke 1993a:20; ebenso Kimbrell 1994:39 f.

21 Wuttke 1993a:12.

22 Claire de *Oliveira*, »Brasilianischer Richter verbietet Adoption der Kinder von Recife«, FR v. 01.09.1994.

23 Wuttke 1993a:39 f.

24 Schneider 1995:32.

25 Fritz K. *Beller*/Kerstin *Czaia*: Hirnleben und Hirntod. Erklärt am Beispiel des anenzephalen Feten, 1988:8.

26 *Beller*, zit. nach FR v. 12.12.87.

27 Beller/Czaia 1988:13-24, ebenso Fritz K. *Beller*/Julia *Reeve*, »Brain Life and Brain Death – The Anencephalic as an Explanatory Example. A Contribution to Transplantation«, 1989:15-17 sowie 39.

28 Vgl. dazu Hans-Martin *Sass*, »Brain Life and Brain Death: A Proposal for a Normative Agreement«, 1989b und ebenso *ders.*, »Hirntod und Hirnleben«, 1989a.

29 Ebd.:173; im Original z.T. kursiv.

30 Beller/Czaia 1988:14 ff., zum Vergleich mit »Abortmaterial« (im übrigen eine Herabwürdigung nicht nur des anenzephalen, sondern ebenso des abgetriebenen Fötus) sh. ebd.:22.

31 Vgl. dazu ausführlich Cefalo/ Engelhardt jr., 1989:37-40. Sh. ebenfalls die einschlägigen Ausführungen unter Abschnitt III.5.

32 »*If a human body has never been organized so that it has become a sentient, responsive whole, then it has never become the body of a person. It has never become alive*

as a person is alive in the world. It is, rather, analogous to the body of a brain-dead but otherwise living human being. Therefore, when it is determined that an anencephalic has been delivered, there should be a formal declaration of brain absence analogous to the declaration of whole-brain death.« Cefalo/Engelhardt 1989:38. Beachte hier auch die Bemerkung zu *»brain dead but otherwise alive«* und vgl. ebenfalls unter III.4.1.

33 Beller/Reeve 1989:13; vgl. dazu ebenfalls ausführlich Tristram *Engelhardt* jr., »Brain Life, Brain Death, Fetal Parts«, 1989:2.

34 *»Given the present legal situation, however, an individual must be declared dead before the removal of organs [...]. Yet, the need for organs is becoming ever more pressing. Rapidly improving technical abilities to transplant fetal organs [...] offer the possibility of saving the lives of a significant number of children. We therefore face the problem of reconciling the tension between the current standard of practice in dealing with anencephalics and the need for organs along with the desire of the part of some parents to donate organs from their anencephalic offspring.«* Mary Ann G. *Cutter*, »Moral Pluralism and the Issue of Anencephalic Tissue and Organs«, 1989:90.

35 *»In a philosophical sense the anencephalic is not a person, not an end in itself, but only a means.«* Beller/Reeve 1989:13.

36 Immanuel *Kant*, Grundlegung zur Metaphysik der Sitten, BA 63 ff, hier BA 66/67.

37 Ludger *Honnefelder*, »Lebensrecht und Menschenswürde«, 1996:1-5.

38 Richard M. *Zaner*, »Anencephalics as Organ Donors«, 1989:72.

39 *Bailey*, zit. nach Schneider 1995:42.

40 Sh. dazu die Ausführungen bei Alexander M. *Capron*, »Anencephalic Donors. Seperate the Dead from the Dying«, 1987.

41 *»Maintaining a pregnancy involving an anencephalic in order to deliver the child so as to harvest organs is somewhat similar to postponing the death of a deeply comatose adult in order that organs can be secured after death.«* Cefalo/Engelhardt 1989:32.

42 *»[...] there appears to be little legal ground to oppose women foregoing abortion in order to produce an anencephalic child as an organ donor. For opponents of abortion, the concern not to encourage the evil of abortion should provide an argument in favor of bringing the fetus to term, even if the purpose is the aquisition of organs for donation.«* Cefalo/Engelhardt 1989:34. Sh. zu dieser Problematik auch Capron 1987:8.

43 Resolution der Arbeitsgemeinschaft der Transplantationszentren in der Bundesrepublik, zit. nach Böckle 1991:92.

44 Zit. nach Schneider 1995:40 f.

45 Ebd.:8 ff., nach Geißler 1995.

46 *Thorne*, zit. nach Kimbrell 1994:51.

47 So der US-amerikanische Mediziner Larry *Thompson*, hier zit. nach Schneider 1995:44.

48 Vgl. zum folgenden Kimbrell 1994:52 ff.

49 Michael *Emmrich*, »Der Wundertrank der Transplantationsgötter«, FR v. 11.10.1995.

50 Kimbrell 1994:64.

51 *Scommenga*, hier zit. nach Kimbrell 1994:53.
52 Ebd.:53 ff.
53 Zit. nach Weber 1987.
54 Sylvia *Groth*/Erika *Feyerabend*/Ingrid *Schneider*, »Transplantation von Fetalgewebe«, 1995:20 f.
55 Kimbrell 1994:65 sowie Schneider 1995:88 ff.
56 Groth/Feyerabend/Schneider 1995.
57 Engelhardt 1989.
58 Kimbrell 1994:59 ff.
59 Ebd. Sh. dazu auch unter III.5.
60 Vgl. hierzu Linke 1993, bes. Kap. 1 u. 2.
61 Ebd.:127.
62 Ebd.:15.
63 Ebd.:23 ff.
64 *Walter*, zit. nach Groth/Feyerabend/Schneider 1995:20.
65 Die folgenden Ausführungen beruhen im wesentlichen auf der Darstellung von Feyerabend, zuerst 1993 und ebenso Michael *Emmrich*, »Der 'schändliche Kannibalismus'«, FR v. 10.05.1994:10; aus der Sicht der Pittsburgher Transplanteure existieren nur drei einschlägige Artikel: Michael A. *DeVita*/James V. *Snyder*, »Development of the University of Pittsburgh Medical Center Policy for the Care of Terminally Ill Patients Who May Become Organ Donors after Death Following the Removal of Life Support«, 1993; Joel *Frader*, »Non-Heart-Beating Organ Donation: Personal and Institutional Conflicts of Interest«, 1993 sowie Stuart J. *Youngner*/Robert M. *Arnold*, »Ethical, Psychological, and Public Policy Implications of Procuring Organs from Non-Heart-Beating Donors«, 1993.
66 » ... *possible organ donor categories including individuals pronounced dead by traditional cardiac criterias*«, DeVita/Snyder 1993:131.
67 Vgl. dazu ebd.:133 ff.
68 »*The physician pronounced the patient dead after 20 minutes of apnea [Atemstillstand], though a pulse pressure [...] could still be detected [...]. Organ procurement proceeded without incident.*« Ebd.:134.
69 »*Eight days after admission [...] the patient was still not dead, but all recognized that he would not recover cognitive functions. The familiy requested that supportive therapy be discontinued and that organs still be procured after determination of death by cardiac criteria.*« Ebd.:135.
70 »*Based upon the little scientific evidence available, a group of intensivists with clinical and research expertise in resuscitation selected two minutes as the duration of pulsenessless required for determining death [...]*«. DeVita/Snyder 1993:139; Kursivierung von mir – M.S.
71 »*Such procedures include any ante-mortem measures instituted solely to benefit the recipient, for example, maximizing organ preservation by ante-mortem transport to the operating room or ante-mortem vascular cannulation. Such procedures might require seperation of dying patients from their loved ones, which is clearly not to those patients' or families' benefit.*« Ebd.
72 Emmrich 1994.
73 DeVita, zit. ebd.

74 Renée C. Fox, zit. ebd.
75 Ziegler 1982:80.
76 DeVita/Snyder 1993:137.
77 Frader 1993:189.
78 Ebd.:190.
79 Wuttke 1993a:15.
80 Youngner/Arnold 1993:2770 und ebenso Feyerabend 1993:25.
81 Schneider 1995:28.
82 So formulierte mehrfach Elisabeth Wellendorf.
83 Vgl. beispielhaft die Publikationen des Arbeitskreis Organspende, deren Broschüren sich in jeder Krankenkassen-Filiale finden; als ein typisches Beispiel tendenziöser literarischer Verarbeitung siehe auch John *Pekkanen*, Lisa. Vom Tod, der Leben spendet, 1984 (das amerikanische Original trägt den Titel »Donor. How one girl's death gave life to others«) – und sofern nicht gerade an Horrormeldungen über Organraub-Geschichten interessiert, geht auch die mediale Berichterstattung in Richtung einer eher positiven Darstellung der Transplantationsfolgen.
84 Raymond A. *Moody*, Life after Life, hier zit. nach Daniel *Goleman*, »Grenzerfahrung Tod«, 1984. In der deutschen Übersetzung trägt Moodys Buch den vollkommen inadäquaten Titel »Leben nach dem Tode«.
85 Vgl. Goleman 1984:28 f. und ebenfalls den Überblick bei Bernhard *Bron*, »Der Psychiater und der sterbende Mensch«, 1980.
86 Bron 1980:354.
87 Sh. dazu als ein Beispiel Ronald K. *Siegel*, »Der Blick ins Jenseits. Eine Halluzination?«, 1984.
88 Siegel 1984:27.
89 *Arbeitskreis Organspende*, Organspende rettet Leben! Antworten auf Fragen, 14. Auflage 3/1995:24.
90 Über Fälle von Druck und Nötigung bis hin zu massiver seelischer Grausamkeit berichtet Renate *Greinert*, »Organspende – nie wieder!«, 1993:81 f.
91 Greinert 1993:79.
92 Heiner *Smit*, »Emotionen, Ängste, Hoffnungen. Probleme der Organspende«, 1988a:484 f.
93 Ebd., Hervorhebung der Verfasserin.
94 Ebd.:485.
95 Ebd.:484.
96 Wellendorf 1993a:bes. Kap. III.
97 Greinert 1993:82.
98 Zit. bei Wellendorf 1993a:38.
99 Vgl. dazu Doris *Windels-Buhr*, »Organspende und Krankenpflege. Ein Widerspruch?«, 1991.
100 Sh. dazu auch die einschlägigen Beispiele bei Hans-Walter *Striebel*/Jürgen *Linke* (Hg.), Ich pflege Tote. Die andere Seite der Transplantationsmedizin, 1991.
101 Windels-Buhr 1991:77 ff.
102 Volker *Pache*, »Wir pflegen Lebende, die aussehen wie Tote, und Tote, die aussehen wie Lebende«, 1993:105.
103 Sh. dazu auch Pache 1993; Windels-Buhr 1991; Striebel/Linke (Hg.) 1991, darin besonders der Beitrag von Monika Grosser.

104 Sh. hierzu ebenfalls, wenn auch in vergleichbar geringer Zahl von Beiträgen, die Publikation von Striebel/Linke 1991.
105 Grosser 1991:70 f.
106 Hauck 1994:48; Hervorhebung der Verfasserin.
107 Braun/Feuerstein/Grote-Janz 1991a:38 f.
108 Heinz *Angstwurm*/Walter *Land*, »Organisation der Organtransplantation«, 1988:444.
109 Ebd.
110 Stuart J. *Youngner* et al., »Brain Death and Organ Retrieval. A cross-sectional Survey of Knowledge and Concepts among Health Professionals«, 1989. Vgl. zu den im folgenden erwähnten Todeskonzepten unter III.5. in diesem Buch.
111 Youngner et al. 1989:2208 f.
112 Ebd.: 220 7.
113 Gertrud *Schulze*, DIE ZEIT 30, 22.7.1994:24 – Leserinbrief.
114 Sh. dazu unter II.5.4.
115 Sh. auch Ingo *Braun*/Günter *Feuerstein*/Claudia v. *Grote-Janz*, »Organ-Technik«, 1991b:456 ff.
116 So zum Beispiel Drees/Scheld 1991; Bunzel 1993; Nagel 1993 und erst kürzlich und dabei merkwürdig unscharf Eckhard *Nagel*/Rudolf *Pichlmayr*, »Ethik ärztlichen Handelns: Der Bereich Organtransplantation«, 1995.
117 Ebd.:31; sh. dazu ebenfalls Nagel 1993.
118 Bunzel 1993:128.
119 Ebd.:130.
120 Ebd.
121 Ebd.:131.
122 »*The justification for this is the attempt to preserve resources (donor hearts as well as financial) for those patients with the best chance of survival*«. P.A. Shapiro, zit. ebd.:132.
123 Ebd.:132.
124 Sh. dazu auch unter IV.2.3.2.
125 Bunzel 1993:133.
126 Ebd.
127 Ulrich *Mergner*/Edeltraut *Mönkeberg-Tun*/Gerd *Ziegeler*, »Gesundheit und Interesse: Zur Fremdbestimmung von Selbstbestimmung im Umgang mit Gesundheit«, 1990:15.
128 Ebd.:17. Sh. dazu ebenso unter Kap. IV.3.
129 Ulrich *Beck*, Risikogesellschaft, 1986:119.
130 Sh. zum Problem der Compliance ebenfalls unter IV.3.
131 Vgl. zur Situation junger Menschen mit chronischer Erkrankung die eindringlichen Berichte in Wellendorf 1993a:bes. Kap. IV-VI.
132 Wellendorf 1993a:181.
133 Gerhardt 1986:61.
134 Vgl. dazu beispielhaft Hella *Frien-Schultz*, »Mein Mit-Leben eines Herzempfängers«, 1993.
135 Gerhardt 1986:233 u. 243.
136 Liebhardt/ Wilske 1988:443.
137 Wellendorf 1993b:120.

138 So der Pränatalpsychologe Ludwig *Janus* in der FAZ (26.10.1992:11) mit Blick auf den zu jenem Zeitpunkt diskutierten »Erlanger Fall«.
139 Vgl. dazu Gerhardt *Hoffmann*, »Das Leben danach«, 1993:bes. 123, ebenso Wellendorf 1993b:117 sowie das Ende dieses Abschnittes.
140 Vgl. dazu als ein sicherlich extremes Beispiel den Bericht von Siegfried *Messmer*, »Ich weiß nicht, ob ich mich dazu entschlossen hätte ...«, 1991.
141 Dazu auch Hoffmann 1993:88.
142 Vgl. dazu Manfred *Pflanz*, »Medizinsoziologie«, 1979:257-260.
143 Die Juristin Gerda *Esser* in einem Leserinbrief der FR vom 27.5.1995.
144 Wellendorf 1993a und 1993b.
145 Vgl. dazu und zu den absurden Folgen, die die finanzielle = für das Zentrum existentielle Abhängigkeit von einer guten Auslastung der Kapazitäten mit sich bringt, insbesondere Frader 1993 sowie die Ausführungen unter IV.1.4.
146 Vgl. Arbeitskreis Organspende, Organspende rettet Leben! 3/1995.
147 Christoph *Broelsch*, zit. nach Medizin-Forum im Hamburger Abendblatt v. 10.7.96:8.
148 Wellendorf 1993b:120.
149 In der Darstellung der präoperativen Situation orientiere ich mich im wesentlichen an den einfühlsamen Schilderungen und Analysen Elisabeth Wellendorfs 1993a und den PatientInnen-Berichten bei Waltraut Hauck 1994.
150 Zit. bei Wellendorf 1993a:63 f.
151 Zit. bei Hoffmann 1991:85.
152 Vgl. dazu die große Zahl von Schilderungen Transplantierter bei Hauck 1994:67-89.
153 Hoffmann 1993:124.
154 Wellendorf 1993a:78-83. Siehe zu den Folgen eines *überhörten* ›Nein‹ ebd.:127-137.
155 Wellendorf 1993a:77 ff.
156 Wellendorf 1993a:10.
157 Ebd.:169.
158 Sh. zu den Ursachen hierfür auch unter IV.3.
159 Bunzel 1993:133. Einen Zusammenhang zwischen Zweifeln an der Richtigkeit des Eingriffs und Abstoßungsreaktionen vermutet auch Hoffmann 1993:125.
160 Sh. unter IV.2.3.1.
161 Wellendorf 1993a:123.
162 Vgl. ebd.:Kap. VI.
163 Ebd.:132. Dort auch die Zeichnung.
164 »*No matter what you say, it's a foreign body, and there are moments when it's painful to keep it. ... I have a theory that if you don't like the organ, it contributes to a rejection reaction. ... But as for us (pointing to his transplantated kidney), we don't have that problem. We have understood each other very well for four years already.*« Zit. bei Renée C. *Fox*, »Organ Transplantation: Sociocultural Aspects«, 1978:1167.
165 Hauck 1994:95 ff.
166 Wellendorf 1993a:55-59.
167 Geißler 1995.
168 Sh. dazu Georg *Scherer*, Das Problem des Todes in der Philosophie, 1979:1 ff.

169 Dazu Armin *Nassehi*/Georg *Weber*, Tod, Modernität und Gesellschaft, 1989:19.
170 Maurice *Merleau-Ponty*, zit. nach Nassehi/Weber 1989:179 f.
171 Philippe *Ariès*, Studien zur Geschichte des Todes im Abendland, 1976:bes. 30 ff.
172 Michel *Foucault*, Überwachen und Strafen, 1977:bes. Kap. I. u. II.; vgl. ebenfalls die einschlägigen Bemerkungen bei Nassehi/Weber 1989:231 ff.
173 Norbert *Elias*, Über die Einsamkeit des Sterbenden in unseren Tagen, 1982.
174 Wilhelm *Kamlah*, zit. nach Scherer 1979:33 sowie Elias 1982:15 ff. u. 93 f.
175 Kamlah, zit. nach Scherer 1979:33. Sh. dazu ebenso die einschlägigen Bemerkungen bei Doris *Henne-Bruns*, »Onkologie und Transplantation«, 1995.
176 Jean-Paul *Sartre*, Das Sein und das Nichts, 1993:923, Hervorhebung im Original.
177 Vgl. Scherer 1979:15 ff. sowie Nassehi/Weber 1989:Teil III.
178 Vgl. Elias 1982:10 ff. u. 56 ff. und ebenso Scherer 1979:24.
179 Baust 1992:Kap. 2.7
180 Elias 1982:96 f.
181 Max *Scheler*, zit. nach Scherer 1979:25.
182 Ariès 1976:160. Sh. dazu auch Scherer 1979:24 ff.
183 Sh. zum gesellschaftlichen Interesse an individueller Compliance Mergner/Mönkeberg-Tun/Ziegeler 1990:15 ff.
184 Sh. dazu ausführlich bei Scherer 1979:Kap. II.5. sowie bei Nassehi/Weber 1989:III.2.
185 Thomas *Jefferson*, zit. nach Sherwin B. *Nuland*, Wie wir sterben, 1994:80 f.
186 Walter *Schulz*, zit. nach Nassehi/Weber 1989:209.
187 F.W. *Eigler*, zit. nach Feyerabend 1993.
188 Nassehi/Weber 1989:222.
189 Johann *Schwardtländer*, zit. nach Nassehi/Weber 1989:225.
190 Odo *Marquard*, zit. nach Löw 1987/88:36. Sh. zu den letztlich vergeblichen Versuchen, den Menschen dem Tod zu entziehen, auch Heinrich *Herzog*, »Krankheit als Schicksal«, 1977.
191 Vgl. Baust 1982:87 und ebenso Nassehi/Weber 1982:III.3. sowie zur gleichen Thematik und ihren sozialen Implikationen Ziegler 1982:80-106.
192 Günther *Anders*, Die Antiquiertheit des Menschen, Bd. II, 1986:247.
193 Sh. unter IV.2.3. An anderer Stelle (IV.2.1.1.) behandelt wurde auch die Sterbesituation des hirntoten Patienten, die daher hier nicht noch einmal vertieft wird.
194 Sh. dazu auch unter Ziffer V.
195 Wellendorf 1993a:168.
196 Vgl. dazu Baust 1982:76-84, der an dieser Stelle unter Rückgriff auf verschiedene Autoren u.a. gegen die »Methodik des Sterbens und der Sterbehilfe« polemisiert, wie sie die als »Sterbeforscherin« bekanntgewordene Psychologin Elisabeth Kübler-Ross in die Öffentlichkeit trägt.
197 Sh. auch Wellendorf 1993a:168.
198 E. *Wiesenhütter*, zit. nach Baust 1982:80.
199 Vgl. hierzu die Ausführungen bei Liebhardt/Wilske (1988:443) zur Verweigerung der Transplantion und der dort wenigstens angedeuteten Nähe zu geistiger Umnachtung.

Kapitel V

1 D. *Molitor*, zit. nach Hoff/in der Schmitten 1995a:235, Fußnote 9.
2 Hartwig *Huland*, zit. im Medizin-Forum im Hamburger Abendblatt (»Trotz großer Fortschritte fehlen Organspender«) v. 10.7.1996:10.
3 Seehofer 1995:10.
4 Ruth *Fuchs*, Protokoll zur 99. Sitzung des Dt. Bundestages, 19.4.96:8829 f.
5 Sh. zur Differenz zwischen ärztlicher = verobjektivierender Wahrnehmung und individueller Empfindung auch Georges *Canguilhem*, Grenzen medizinischer Rationalität, 1989:bes. 49 ff.
6 *Jonas*, zit. nach Greinert 1993:89.
7 So der distanzierte und zugleich distanzlose Jargon auch von TechniksoziologInnen wie Braun/Feuerstein/ Grote-Janz.
8 Helmut *Thielicke*, zit. nach Hoff/in der Schmitten 1995a:238 (Fußnote 36).
9 Angstwurm 1990a:D3; Peter *Kalmar*, zit. im Medizin-Forum im Hamburger Abendblatt (»Trotz Fortschritten ...«) v. 10.7.1996:8.
10 Vgl. dazu unter II.5.5.
11 »Gemeinsame Erklärung ...«, zit. nach GenArchiv/Impatiencia (Hg.) 1993:119.
12 Manfred *Wetzel*, mündliche Mitteilung.
13 Klaus-Peter *Jörns*, »Organtransplantation: eine Anfrage an unser Verständnis von Sterben, Tod und Auferstehung«, 1992; *ders.*, 1993a; *ders.*, »Theologisch-ethische Thesen zur Organtransplantation«, 1993b sowie *ders.*, »Organtransplantation: eine Anfrage an unser Verständnis von Sterben, Tod und Auferstehung. Zugleich eine Kritik an der Schrift der Kirchen ›Organtransplantationen‹«, 1995.
14 *Jörns*, zit. nach Michael *Emmrich*, »Organspende keine Bringeschuld«, FR v. 23.1.1995.
15 Jörns 1993a:14.
16 Sh. dazu bei Wellendorf 1993a:173 ff.
17 In der folgenden Darstellung wird auf Nachweise weitestgehend verzichtet. Die Zitate stammen ausschließlich aus bereits zitierten und von Praktikern keineswegs kritisch kommentierten Aufsätzen (nahezu alle anerkannten Transplantations-Protagonisten wie zum Beispiel Pichlmayr, Nagel, Angstwurm, Eigler etc. sowie eine größere Zahl US-amerikanischer Autoren).
18 So im Nachwort eines Dr. med. Jens *Stüdemann* zu Pekkanen 1992:181.
19 Mündliche Mitteilung von Wolfgang *Spann* im September 1996; vgl. dagegen ders. 1981:1782.
20 Gemeint ist der Band »Ungeteilt sterben. Kritische Stimmen zur Transplantationsmedizin«, hrsg. v. Gisela *Lermann*, 1995.
21 So Thomas *Möller*, ebd.
22 Sh. dazu »Ermittlungen gegen Ärzte vor dem Abschluß«, FR v. 24.6.96; vgl. zur Einkommenslage von Spitzen-Medizinern auch Alfred *Fleissner*/Thomas *Kliche*/Anna Katharina *Dickhaus*, »Warum niemand das ›flinke Messer‹ stoppte«, FR v. 24.7.96:20. So viel zum Thema Nächstenliebe und Mitmenschlichkeit.
23 Heinz *Angstwurm*, Leserbrief an die Wiener Medizinische Wochenschrift (4/ 1990), 5/1990.
24 Hans-Ulrich *Deppe*, »Die Kostenexplosion im Gesundheitswesen ist eine Erfindung der Politik«, FR v. 18.6.96:12.

25 Steinbereithner 1995:77; vgl. zum »Empfänger-Egoismus« Michael *Arnold*, »Es geht um Technikfolgenabschätzung«, 1995:409.

26 Vgl. zur Bedeutung der Frage, ob der Arzt sich als Agent des Sterbenden oder des Empfängers begreift, auch Rainer *Flöhl*, »Mehr Organe von lebenden Spendern«, FAZ v. 21.10.92:N1 f.

27 Sh. hierzu auch Mergner/Mönkeberg-Tun/Ziegeler 1992:11 ff.

28 Ebd.:8.

29 Pichlmayr 1987:2344.

30 Rudolf *Kautzky,* »Die Freiheit des Sterbenden und die Pflicht des Arztes«, 1993:192. Vgl. zur Frage der ethischen Beurteilung medizinischer Praxis im allgemeinen und konkreter Therapie im besonderen auch die einschlägigen Beispiele bei Rainer *Otte*, special: High-Tech-Medizin, 1995:56 ff.

31 Pflanz 1979:268 f.

32 Siehe hier als ein typisches, zugleich außerordentlich illustratives Beispiel den Beitrag »Trug der sanften Medizin« von Johannes *Köbberling*, Präsident der Deutschen Gesellschaft für Innere Medizin (DGIM), DIE ZEIT 16, 25.4.97:33 (Auszug der Eröffnungsrede der Jahrestagung der DGIM) sowie die Vielzahl der sich gegen die dort vertretene Position richtenden LeserInnenbriefe, DIE ZEIT 21, 16.5.97:68. Ein ähnliches aktuelles Beispiel für den hier verfolgten Zusammenhang findet sich ebenfalls in der ZEIT: Friedrich *Hansen*, Allgemeinmediziner und wissenschaftspolitischer Sprecher der GAL verwahrt sich in seinem Beitrag »Risiken und Nebenwirkungen. Die Homöopathie ist umstritten...« (DIE ZEIT 19, 2.5.97:33) vehement gegen die Kassenzulassung hömopathischer und anderer Mittel – ohne den Rekurs auf den von ihm geforderten »wissenschaftlichen Nachweis der Wirksamkeit« letztlich rechtfertigen zu können.

33 Braun/Feuerstein/Grote-Janz 1991b:454.

34 Canguilhem 1989:52 f.

35 Jaques *Testard*, zit. nach Ulrich *Beck*, »Wenn Freiheit für die Technik zugleich Freiheit von der Technik meint«, FR v. 26.10.94:10.

36 Wolfgang *Wodarg*, Protokoll der Bundestags-Debatte am 19.4.96:8824.

37 Vgl. dazu beispielhaft Michael *Emmrich*, »Bestimmen Ärzte, was Ärzte tun?«, FR v. 22.11.95:8.

38 Neil *Postman*, »Apparate & Körper = Kurzschluß«, FR v. 29.2.92.

39 Ebd.

40 Martin *Kurthen*, »Dissolution und Absorption des Menschen«, 1993.

41 Löw 1987/88:40 in Anlehnung an den Medizin-Historiker K. Rothschuh.

42 Beachte zu den Besonderheiten moderner Technik, diskutiert am Beispiel der modernen Genetik und Gentechnologie, Hans *Jonas*, »Technik, Ethik und Biogenetische Kunst«, 1984. Die Idee der Technikfolgenabschätzung als eine »Kind-in-den-Brunnen-gefallen-Ethik« verwirft auch Beck 1994.

43 Vgl. dazu zum Beispiel Michael *Emmrich*/Arnd *Festerling*, »Ärzte wollen Dialog über Ethik« und Michael *Emmrich*, »Auch für Ärzte wird Unterscheidung von ›Gut‹ und ›Böse‹ schwierig«, FR v. 30.05.97.

44 Beck 1994.

45 Grewel 1993:181.

46 Harris 1995:304 f.

47 John *Harris*, »Die Überlebenslotterie« (Auszug), zit. nach Genarchiv/Impatiencia 1993:56.
48 »*According to our view it seems natural to say that organs of living persons are vital health care resources which like other vital resources should be subject to a fair distribution. Thus, we may be committed to hold that elderly persons should be killed in order to redistribute their organs to younger, critically ill, persons who would soon die without the organs. After all, the elderly people are utilizing vital resources at the expense of the needy younger people.*« Klemens *Kappel*/Peter *Sandøe*, »Saving the Young Before the Old«, 1994:91.

Kapitel VI

1 Odo *Marquard*, »Ende des Schicksals? Einige Bemerkungen über die Unvermeidlichkeit des Unverfügbaren«, 1977:7.
2 Linke 1993:121.
3 Frau Vierneusel auf die Frage: Warum haben gerade die Deutschen solche Probleme mit der Transplantation? Wir liegen bei der Spendenbereitschaft im internationalen Vergleich ganz hinten. »*Weil man die positive Seite nicht sieht. Und natürlich sind die Leute auch nicht zur Spende bereit, weil sie sich nicht mit dem eigenen Tod auseinandersetzen.*« taz v. 26. Juni 1997:3.

Literatur

Ach, Johannes S./*Quante,* Michael (1997): Hirntod und Organverpflanzung. Ethische, medizinische, psychologische und rechtliche Aspekte der Transplantationsmedizin, Stuttgart-Bad Cannstatt.

Ad Hoc Committee of the Harvard Medical School (1968): »A Definition of Irreversible Coma. Report of the Ad Hoc Committee ... to Examine the Definition of Brain Death«, Journal of the American Medical Association, JAMA, Bd. 205, Nr. 6, 85-88.

Allgöver, Martin (1993): »Votum«, in: Bondolfi/Malacrida/Rohner (Hg.), Etica e trapianti ..., 113.

Anders, Günther (1986): Die Antiquiertheit des Menschen, Bd. II, Über die Zerstörung des Lebens im Zeitalter der dritten industriellen Revolution, München.

Angstwurm, Heinz (1985): »Sichere Feststellung des Todes vor der Organspende«, in: Dietrich (Hg.), Organspende – Organtransplantation, 13-29.

Angstwurm, Heinz (1990a): »Der Hirntod – ein sicheres Todeszeichen«, Wiener Medizinische Wochenschrift, Diskussionsforum Medizinische Ethik 4, D3.

Angstwurm, Heinz (1990b): »Leserbrief«, WMW-Diskussionsforum Medizinische Ethik 5/1990.

Angstwurm, Heinz (1991): »Ärztlich-ethische Überlegungen zur Organspende nach dem Tod«, in: Toellner (Hg.), Organtransplantation, 81-85.

Angstwurm, Heinz (1995): »Der vollständige und endgültige Hirnausfall (Hirntod) als sicheres Todeszeichen des Menschen«, in: Hoff/in der Schmitten (Hg.), Wann ist der Mensch tot?, 41-50.

Angstwurm, Heinz/*Land,* Walter (1988): »Organisation der Organtransplantation«, Der Chirurg, 59/1988, 444-446.

Arbeitskreis Organspende (6/1992): Organspende bewahrt Leben. Antworten auf Fragen, Neu-Isenburg.

Arbeitskreis Organspende (3/1995): Organspende rettet Leben! Antworten auf Fragen. Neu-Isenburg.

Ariès, Philippe (1976): Studien zur Geschichte des Todes im Abendland, München.

Arnold, Michael (1995): »Es geht um Technikfolgenabschätzung«, Universitas 4/1995, 307-312, (Editorial).

Auer, Alfons (1992): »Krierien des Fortschritts. Menschenwürde als Orientierungsinstanz«, in: Eduard J.M. Kroker/Bruno Dechamps (Hg.), Fortschritt – ein Gebot der Humanität?, Königsteiner Forum, 43-65.

Bartlett, Edward T./*Youngner,* Stuart J. (1988): »Human Death and the Destruction of the Neocortex«, in: Zaner (Hg.), Death: Beyond Whole-Brain Criteria, 199-215.

Baust, Günter (1992): Sterben und Tod. Medizinische Aspekte, Berlin.

Bayertz, Kurt (1994): »Was heißt es, den Tod zu definieren?«, in: Hans Jörg Sandkühler (Hg.), Freiheit, Verantwortung und Folgen in der Wissenschaft, Frankfurt/M. u.a., 111-128.

Beck, Ulrich (1986): Risikogesellschaft. Auf dem Weg in eine andere Moderne, Frankfurt/M.

Beck, Ulrich (1994): »Wenn Freiheit für die Technik zugleich Freiheit von der Technik meint«, FR v. 26.10.94, 10.

Beller, Fritz K./*Czaia*, Kerstin (1988): Hirnleben und Hirntod. Erklärt am Beispiel des anenzephalen Feten, Bochum.

Beller, Fritz K./*Reeve*, Julia (1989): »Brain Life and Brain Death – The Anencephalic as an Explanatory Example. A Contribution to Transplantation«, Journal of Medicine and Philosophy, Bd. 14, Nr. 1, 5-23.

Bernat, James L./*Culver*, Charles M./*Gert*, Bernard (1981): »On the Definition and Criterion of Death«, Annals of Internal Medicine, Bd. 94, Nr. 3, 389-394.

Die *Bibel* nach der deutschen Übersetzung Martin Luthers, Württembergische Bibelanstalt, Stuttgart.

bild der wissenschaft 2 (1991): »Hormone fürs Gehirn«, 24-28.

Birnbacher, Dieter (1995a): »Einige Gründe, das Hirntodkriterium zu akzeptieren«, in: Hoff/in der Schmitten (Hg.), Wann ist der Mensch tot?, 28-40.

Birnbacher, Dieter (1995b): »Definitionen, Kriterien, Desiderate«, Universitas 4/1995, 343-356.

Böckle, Franz (1991): »Probleme der Organtransplantation in theologisch-ethischer Sicht«, in: Toellner (Hg.), Organtransplantation, 89-96.

Bonelli, Johannes (1995): »Leben – Sterben – Tod«, in: Schwarz/Bonelli (Hg.), Der Status des Hirntoten, 84-112.

Bondolfi, Alberto/*Malacrida*, Roberto/*Rohner*, Adrien (Hg.) (1993): Etica e trapianti. Ethique et transplantation. Ethik und Transplantationsmedizin, Comano.

Brandt, Hans (1995): »Viel Geld für wenig Hilfe. Südafrikas Herzchirurgie«, FR v. 28.7.95.

Braun, Ingo/*Feuerstein*, Günther/*Grote-Janz*, Claudia v. (1991a) : Technische Vernetzung im Gesundheitswesen: Der Fall Organtransplantation, Berlin.

Braun, Ingo/*Feuerstein*, Günther/*Grote-Janz*, Claudia v. (1991b): »Organ-Technik und Wissenschaft im Transplantationswesen«, Soziale Welt 4/1991, 445-472.

Brody, Baruch M. (1989): »Der vegetabile Patient und die Ethik in der Medizin«, in: Sass (Hg.), Medizin und Ethik, Stuttgart, 296-310 (Orig. 1988).

Bron, Bernhard (1980): »Der Psychiater und der sterbende Mensch«, in: Psychologie des 20. Jahrhunderts, Bd. X, hrsg. v. Uwe Henrik Peters, Zürich, 342-362.

Bubner, Andrea (Hg.) (1993): Die Grenzen der Medizin, München.

Bundestagsdrucksache 13/2926 (7.11.95)

Bundestagsdrucksache 13/4355 (16.4.96)

Bundestagsdrucksache 13/4368 (17.4.96)

Bunzel, Brigitta (1993): »Herztransplantation: Ethische Probleme bei der Patientenauswahl aus psychosozialer Sicht«, Ethik in der Medizin, Bd. 5, 127-135.

Bunzenthal, Roland (1996): »Vorbeugen ist für die Krankenkassen besser als Kosten zu heilen«, FR v. 21.6.96, 13.

Buxtehuder Tageblatt (1996): »Gesetz zur Organspende umstritten«, 20.4.96, 1.

Canguilhem, Georges (1989): Grenzen medizinischer Rationalität. Historisch-epistemologische Untersuchungen, Tübingen.

Capron, Alexander M. (1987): »Anencephalic Donors: Separate the Dead From the Dying«, Hastings Center Report 17/1987, 5-9.

Cefalo, Robert C./*Engelhardt* jr., H. Tristram (1989): »The Use of Fetal and Anencephalic Tissue for Transplantation«, Journal of Medicine and Philosophy 14/1988, 25-43.

Cutter, Mary Ann Gardell (1989): »Moral Pluralism and the Issue of Anencephalic Tissue and Organs«, Journal of Medicine and Philosophy, Bd. 14, Nr. 1, 89-95.

Dahl, Jürgen (1993): »Hat der Schwarze Kutscher recht?«, in: Greinert/Wuttke (Hg.), Organtransplantation. Kritische Ansichten ..., 43-66.

Daub, Uta/*Wunder*, Michael (Hg.) (1994): Des Lebens Wert. Zur Diskussion über Euthanasie und Menschenwürde, Freiburg/Brg.

Deppe, Hans-Ulrich (1996): »Die Kostenexplosion im Gesundheitswesen ist eine Erfindung der Politik«, FR v. 18.6.96, 12.

Deutsche Bischofskonferenz und Rat der Evangelischen Kirche in Deutschland (Hg.) (1990): Organtransplantation. Gemeinsame Texte 1, Bonn.

Deutscher Bundestag (1996a): Stenographischer Bericht, 99. Sitzung, 19. April 1996.

Deutscher Bundestag (1996b): Ausschuß für Gesundheit, Protokoll der 17. Sitzung, 28. 6. 1996 (Öffentliche Anhörung zur Vorbereitung eines Transplantationsgesetzes).

Deutsches Ärzteblatt (1991): »Kriterien des Hirntodes. Entscheidungshilfen zur Feststellung des Hirntodes«, 88, Heft 49, 5.12.91, A 4396-A 4407.

DeVita, Michael A./*Snyder*, James V. (1993): »Development of the University of Pittsburgh Medical Center Policy for the Care of the Terminally Ill Patients Who May Become Organ Donors after Death Following the Removal of Life Support«, Kennedy Institute of Ethics Journal, Bd. 3, Nr. 2, 131-143.

Dietrich, Elke (Hg.) (1985): Organspende – Organtransplantation. Indikationen – Technik – Resultate. Ein Report des Machbaren, Percha.

Dietrich, Elke (1985): »Eurotransplant in Leiden/Holland – eine zentrale Sammelstelle für Organe«, in: dies. (Hg.), Organspende – Organtransplantation, 75-84.

Drees, Gabriele/*Scheld*, Hans H. (1991): »Herztransplantation – ethische und juristische Aspekte«, in: Toellner (Hg.), Organtransplantation, 27-35.

Eigler, Friedrich Wilhelm (1990): »Gehirntod aus der Sicht der Transplantationschirurgie«, Wiener Medizinische Wochenschrift, Diskussionsforum Medizinische Ethik 4, D1.

Elias, Norbert (1982): Über die Einsamkeit des Sterbenden in unseren Tagen, Frankfurt/M.

Emmrich, Michael (1994a): »Die Bereitschaft der Deutschen zur Organspende läßt nach«, FR v. 5.8.94.

Emmrich, Michael (1994b): »Der ›schändliche Kannibalismus‹«, FR v. 10.5.94.

Emmrich, Michael (1995a): »Organspende keine Bringeschuld«, FR. v. 23.1.95.

Emmrich, Michael (1995b): »Symposium über die Verpflanzung von Föten-Zellen sorgt für Wirbel«, FR v. 25.1.95.

Emmrich, Michael (1995c): »Der Wundertrank der Transplantationsgötter«, FR v. 11.10.95.

Emmrich, Michael (1995d): »Der Wettlauf um die Organe der Spender«, FR v. 11.10.95.

Emmrich, Michael (1995e): »Bestimmen Ärzte, was Ärzte tun dürfen?«, FR v. 22.11.95, 8.

Emmrich, Michael (1996): »Verheißung aus dem Schweinestall«, FR v. 4.5.95, 6.

Emmrich, Michael (1997): »Die Anzahl der Transplantate wäre praktisch unbegrenzt«, FR v. 7.6.97.

Engelhardt, H. Tristam, jr. (1989): »Brain Life, Brain Death, Fetal Parts«, Journal of Medicine and Philosophy, 14/1989,1-3.

Evangelisches Staatslexikon (1987): hrsg. v. Roman Herzog u.a., Bd.II, Stuttgart.

Evans, Martyn (1990): »A Plea for the Heart«, Bioethics Bd. 4, Nr. 3, 227-231.

Evers, Joseph C./*Byrne*, Paul A. (1990): »Brain death – still a controversy«, The Pharos of Alpha Omega Alpha, Herbst 1990, 10-12.

Fassbender, Pantaleon (1991): »Die Verwendung fetalen Gewebes in der Neurochirurgie – ein ethisches Problem?«, Ethik in der Medizin, Bd. 3, 114-120.

Festerling, Arnd (1996): »Gesundheitsminister bezichtigt Krankenkassen der Verschwendung«, FR v. 5./6. 6. 96, 5.

Feyerabend, Erika (1993): »Der kontrollierte Tod«, randschau 6/1993, 25-26 (auch: GenEthischer Informationsdienst 92/1994, 16-19).

Fleck, Ludwik (1983): Erfahrung und Tatsache. Gesammelte Aufsätze, Frankfurt/M.

Fleissner, Alfred/*Kliche*, Thomas/*Dickhaus*, Anna Katharina (1996): »Warum niemand das flinke Messer stoppte. Machtmißbrauch und Vertuschung im Krankenhaus«, FR v. 24.7.96, 20.

Flöhl, Rainer (1992): »Mehr Organe von lebenden Spendern«, FAZ v. 21.10.92, 1f.

Foucault, Michel (1977): Überwachen und Strafen. Die Geburt des Gefängnisses, Frankfurt/M. (Orig. 1975).

Fox, Renée C. (1978): Organ Transplantation: Sociocultural Aspects«, in: Warren T. Reich (Hg.), Encyclopedia of Bioethics, Bd. 3, New York/London, 1166-1169.

Frader, Joel (1993): »Non-Heart-Beating Organ Donation: Personal and Institutional Conflicts of Interest«, Kennedy Institute of Ethics Journal, Bd. 3, Nr. 2, 189-198.

Frankfurter Rundschau (1996a): »Mehr Organe als 1994 verpflanzt«, 6.2.96.

Frankfurter Rundschau (1996b): »Ermittlungen gegen Ärzte vor dem Abschluß«, 24.6.96.

Frien-Schultz, Hella (1993): »Mein Mit-Leben eines Herzempfängers«, in: Greinert/Wuttke (Hg.), Organtransplantation. Kritische Ansichten ..., 135-145.

Fuchs, Richard (1996): Tod bei Bedarf. Das Mordsgeschäft mit Organtransplantationen, Frankfurt/M. und Berlin.

Geißler, Linus (1995a): »Dinosaurier-Ethik gegen die schöne neue Welt«, FR v. 17.5.95, 12.

Geißler, Linus (1995b): »Wieviel Fortschritt braucht der Mensch? Zwischen Nanotechnologie und Megaprothesen/Zukunftsaspekte der Medizin«, FR v. 16. 12. 1995.

Genarchiv/Impatiencia e.V. (1993): Organtransplantation. Zur Wegnahme von Körperstücken und ihrem Verbleib. Dokumentation, Essen.

Goleman, Daniel (1984): »Grenzerfahrung Tod«, in: Grenzerfahrungen. Psychologie heute: Sonderband, Red. Heiko Ernst, Weinheim und Basel, 18-21.

Gerhardt, Uta (1986): Patientenkarrieren. Eine medizinsoziologische Studie, Frankfurt/M.

Green, Michael B./*Wikler*, Daniel (1980): »Personal Identity«, Philosophy and Public Affairs, Bd. 9, Nr. 2, 105-133.

Greinert, Renate (1993): »Organspende – Nie wieder«, in: Greinert/Wuttke (Hg.), Organtransplantation. Kritische Ansichten ..., 76-90.

Greinert, Renate/*Wuttke*, Gisela (Hg.) (1991): Organspende. Kritische Ansichten zur Transplantationsmedizin, Göttingen.

Greinert, Renate/*Wuttke*, Gisela (Hg.) (1993): Organspende. Kritische Ansichten zur Transplantationsmedizin, Göttingen. (ggü. der Ausgabe von 1991 wesentlich veränderte Auflage).

Grewel, Hans (1992): »Gratwanderungen der Transplantationsmedizin«, Westfälisches Ärzteblatt 8/1992, 406-412.

Grewel, Hans (1993a): »Ist ein Hirntoter tot genug?«, Medical Tribune v. 5. 2. 1993, 6-7.

Grewel, Hans (1993b): »Medizin am Scheideweg – Kritische Anfragen an eine technologisch orientierte Medizin«, Ethik in der Medizin, Bd. 5, 170-183.

Grewel, Hans (1994): »So gut wie tot. Organtransplantation zwischen Techno-Ethik und Menschenwürde«, Blätter für deutsche und internationale Politik, 9/1994, 1113-1120.

Grewel, Hans (1995): »Gesellschaftliche und ethische Implikationen der Hirntodkonzeption«, in: Hoff/in der Schmitten (Hg.), 332-349.

Grosser, Monika (1991): »Organentnahme aus der Sicht einer Krankenschwester im Operationsdienst«, in: Striebel/Link (Hg.), Ich pflege Tote, 55-76.

Groth, Sylvia/*Feyerabend*, Erika/*Schneider*, Ingrid (1995): »Transplantation von Fötalgewebe«, in: Analyse & Kritik 375, 8.2.95, 20f.

Halter, Hans (1996): »Schatten der Unsterblichkeit«, in: SPIEGEL special 7/96, 32-35.

Hamburger Abendblatt (1996): »Trotz großer Fortschritte fehlen Organspender«, Medizin-Forum, 10.7.96, 8.

Hampel, Eva (1997): »Lebensqualität als Bewertungskriterium in der Transplantationsmedizin«, in: Ach/Quante (Hg.), Hirntod und Organverpflanzung, 173-188.

Hansen, Friedrich (1997): »Risiken und Nebenwirkungen«, DIE ZEIT 19, 2.5.97, 33.

Harris, John (1993): »Die Überlebenslotterie«, in: Genarchiv/Impatiencia (Hg.), Organtransplantation. Zur Wegnahme von Körperstücken ..., 55-58.

Harris, John (1995): Der Wert des Lebens. Eine Einführung in die medizinische Ethik, Berlin (Orig. 1985).

Hauck, Waltraut (1994): Zur Sache: Organspende, Düsseldorf (zus. mit Frank Müller).

Henne-Bruns, Doris (1995): »Onkologie und Transplantation. Stellenwert des Sterbens in der modernen Medizin«, Medizinische Welt, 46/1995, 514-518.

Herzog, Heinrich (1977): »Krankheit als Schicksal«, in Schicksal? Grenzen der Machbarkeit. Ein Symposion, mit Beiträgen von Odo Marquard u.a., München, 158-175.

Höfling, Wolfram (1994): »Hinter dem Hirntodkonzept steht ein reduziertes Menschenbild«, FR v. 10.9.94.

Höfling, Wolfram (1995): »Plädoyer für eine enge Zustimmungslösung«, Universitas 4/1995, 357-346.

Hoff, Johannes/*in der Schmitten*, Jürgen (1992): »Tot«, Die ZEIT 47/1992, 56.

Hoff, Johannes/*in der Schmitten*, Jürgen (Hg.) (1995): Wann ist der Mensch tot? Organverpflanzung und ›Hirntod-Kriterium‹, Reinbek.

Hoff, Johannes/*in der Schmitten*, Jürgen (1995a): »Kritik der ›Hirntod‹-Konzeption.

Plädoyer für ein menschenwürdiges Todeskriterium«, in: dies. (Hg.), Wann ist der Mensch tot?, 153-252.

Hoff, Johannes/*in der Schmitten,* Jürgen (1995b): »Hirntote Patienten sind sterbende Menschen«, in: Universitas 4/1995, 328-342.

Hoffmann, Gerhardt (1993): »Das Leben danach«, in: Greinert/Wuttke (Hg.), Organtransplantation. Kritische Ansichten ..., 122-134.

Honecker, Martin (1987): »Organtransplantation – III. Ethisch«, Evangelisches Staatslexikon, Bd. 2, 2346-2351.

Honnefelder, Ludger (1996):»Lebensrecht und Menschenwürde«, Ethik in der Medizin, Bd. 8, 1-5.

Irrgang, Bernhard (1995): Grundriß der medizinischen Ethik, München/Basel.

Jörns, Klaus-Peter (1992): »Organtransplantation: eine Anfrage an unser Verständnis von Sterben, Tod und Auferstehung«, Berliner Theologische Zeitschrift, 1/1992, 15-39.

Jörns, Klaus-Peter (1993a): Gibt es ein Recht auf Organtransplantation? Ein theologischer Diskurs, Hamburg (eine Veröffentlichung der Jungius-Gesellschaft der Wissenschaften, Hamburg).

Jörns, Klaus-Peter (1993b): »Theologisch-ethische Thesen zur Organtransplantation«, WMW, Diskussionsforum Medizinische Ethik 6, XXVIII-XXX.

Jörns, Klaus-Peter (1995): »Organtransplantation: eine Anfrage an unser Verständnis von Sterben, Tod und Auferstehung. Zugleich eine Kritik der Schrift der Kirchen ›Organtransplantationen‹«, in: Hoff/in der Schmitten (Hg.), Wann ist der Mensch tot?, 350-384.

Jonas, Hans (1984): »Technik, Ethik und biogenetische Kunst«, Internationale katholische Zeitschrift »Communio«, 13. Jg., 501-517.

Jonas, Hans (1985): Technik, Medizin und Ethik. Praxis des Prinzips Verantwortung, Frankfurt/M.

Jonas, Hans (1995): »Brief an Hans-Bernhard Wuermeling«, in: Hoff/in der Schmitten (Hg.), Wann ist der Mensch tot?, 21-25.

Käppele, Silvia (1993): »Transplantation und Spitzenmedizin«, in Bondolfi/Malacrida/Rohner (Hg.), Etica e trapianti ..., 117-121.

Kant, Immanuel: Kritik der reinen Vernunft, Werkausgabe, Bd. IV, hrsg. v. Wilhelm Weischedel, 10. Aufl. 1988, Frankfurt/M.,(Orig. 1781, 2. Aufl. 1787).

Kant, Immanuel: Grundlegung zur Metaphysik der Sitten, Werkausgabe Bd. VII, hrsg. v. Wilhelm Weischedel, 12. Aufl. 1993, Frankfurt/M. (Orig. 1785).

Kappel, Klemens/*Sandøe,* Peter (1992): »QUALYs, Age and Fairness«, Bioethics, Bd. 6, Nr. 4, 297-316.

Kappel, Klemens/*Sandøe,* Peter (1994): »Saving the Young Before the Old«, Bioethics, Bd. 8, Nr. 1, 84-92.

Kautzky, Rudolf (1993): »Die Freiheit des Sterbenden und die Pflicht des Arztes«, in: Bubner (Hg.), Die Grenzen ..., 182-206.

Kimbrell, Andrew (1994): Ersatzteillager Mensch: die Vermarktung des Körpers, Frankfurt/M./New York, (Orig. 1993).

Klein, Renate D. (1989): »Künstliche Eierproduktion, In-Vitro-Gebärmutter und hirntote Frauen: Die Endlösung der Frauenfrage?«, in: dies., (Hg.), Das Geschäft mit der Hoffnung. Erfahrungen mit der Fortpflanzungsmedizin, Berlin 1989.

Klöss, Thomas/*Baumann*, Alexander (1988): »Intensivbehandlung potentieller Organspender«, Deutsche Krankenpflege-Zeitschrift 7/1988, 492-495.

Köbberling, Johannes (1997): »Trug der sanften Medizin«, DIE ZEIT 18, 25.4.97, 33.

Krämer, Walter (1989): Die Krankheit des Gesundheitswesens. Die Fortschrittsfalle der modernen Medizin, Frankfurt/M., 2. Aufl.

Kurthen, Martin (1993): »Dissolution und Absorption des Menschen. Von der modernen zur postmodernen Medizin«, Ethica Bd. 1, Nr. 3, 263-281.

Kurthen, Martin/*Linke*, Detlef B. (1995): »Vom Hirntod zum Teilhirntod«, in: Hoff/in der Schmitten (Hg.), Wann ist der Mensch tot?, 82-94.

Kurthen, Martin/*Linke*, Detlef B./*Moskopp*, Dag (1989): »Teilhirntod und Ethik«, Ethik in der Medizin, Bd. 1, 134-142.

Kurthen, Martin/*Linke*, Detlef B./*Reuter*, Bernhard M. (1989), »Hirntod, Großhirntod oder personaler Tod?«, Medizinische Klinik, 84/1989 (Nr. 10), 483-487.

Lamb, David (1978): »Diagnosing Death«, Philosophy and Public Affairs, Bd. 7, Nr. 2, 144-153.

Lamb, David (1990): Organ Transplants and Ethics, London & New York.

Land, Walter (1992): »Das belohnte Geschenk? Überlegungen zur Organspende von gesunden Menschen«, Merkur 2/1992, 120-129.

Leist, Anton (1994): »Moralischer Streß und die Probleme der Konsensbildung«, Ethik in der Medizin, Bd. 6, 13-30.

Lenzen, Manuela (1996): »Wie und warum entsteht im Gehirn unser bewußtes Erleben?«, FR v. 20.4.96.

Liebhardt, E./*Wilske*, J. (1988): »Die Rechtslage zu Organspende, -entnahmen und -übertragung«, Der Chirurg 59/1988, 441-443.

Linck, Joachim (1987): »Organtransplantation – juristisch«, Evangelisches Staatslexikon, Bd. 2, 2344-2346.

Linke, Detlef B. (1991): »Hirngewebstransplantation als ethisches Problem«, Ethik in der Medizin, Bd. 3, 59-67.

Linke, Detlef B. (1993): Hirnverpflanzung. Die neue Unsterblichkeit auf Erden, Reinbek.

Linke, Detlef B./*Kurthen*, Martin/*Reuter*, Bernhard M./*Hamilton*, P. (1991): »Der Hirntod: Testung, Kriterienfindung, Definition, Attribution und Personkonzept«, in: Toellner (Hg.), Organtransplantation, 73-79.

Löw, Reinhard (1987/88): »Die moralische Dimension von Organtransplantationen«, Scheidewege, 17(1987/88), 16-49.

Losse, Heinz (1991): »Organtransplantationen – Einführung«, in: Toellner (Hg.), Organtransplantation, 3-6.

Marquard, Odo (1977): »Ende des Schicksals? Einige Bemerkungen über die Unvermeidlichkeit des Unverfügbaren«, in: Schicksal? Grenzen der Machbarkeit. Ein Symposion, mit Beiträgen von Odo Marquard u.a., München, 7-25.

Meran, Johannes-Gobertus/*Poliwoda*, Sebastian (1992): »Der Hirntod und das Ende menschlichen Lebens«, Ethik in der Medizin, Bd. 4, 165-171.

Mergner, Ulrich/*Mönkeberg-Tun*, Edeltraut/*Ziegeler*, Gerd (1990): »Gesundheit und Interesse: Zur Fremdbestimmung von Selbstbestimmung im Umgang mit Gesundheit«, Psychosozial II, 7-20.

Messmer, Siegfried (1991): »Ich weiß nicht, ob ich mich dazu entschlossen hätte...«, in: Greinert/Wuttke (Hg.), Organspende. Kritische Ansichten ..., 105-109.

Moosmann, Elisabeth B. (1995): »Das Hirntod-Konzept kritisch hinterfragen«, Fortschritte in der Medizin, 18/1995, 1-2.

Müller, Ingo (1993): »Gehirntod und Menschenbilder«, in: Greinert/Wuttke (Hg.), Organtransplantation. Kritische Ansichten ..., 67-75.

Nagel, Eckhard (1993): »Möglichkeiten und Grenzen der Organtransplantation«, in: Bubner (Hg.), Die Grenzen der Medizin, 162-181.

Nagel, Eckhard/*Berger*, Heide-Rose/*Pichlmayr*, Rudolf (1991): »Zur Bedeutung der Kostenrechnung im Gesundheitswesen am Beispiel der Transplantationsmedizin«, Ethik in der Medizin, Bd. 3, 13-25.

Nagel, Eckhard/*Pichlmayr*, Rudolf (1995): »Ethik ärztlichen Handelns: Der Bereich Organtransplantation«, Münchener Medizinische Wochenschrift, 137/1995, Nr. 19, 307-311.

Nassehi, Armin/*Weber*, Georg (1989): Tod, Modernität und Gesellschaft. Entwurf einer Theorie der Todesverdrängung, Opladen.

NJW (1994a): »19. Keine Kostenübernahmepflicht der Krankenkasse bei entgeltlicher Organspende im Ausland«, Neue Juristische Wochenschrift, 24/1994, 1614-1616.

NJW (1994b): »Organhandel künftig strafbar«, NJW 32/1994, XXIX.

Nuland, Sherwin B. (1994): Wie wir sterben. Ein Ende in Würde?, München.

Oliveira, Claire de (1994): »Brasilianischer Richter verbietet Adoption der Kinder von Recife«, FR v. 1.9.94.

Otte, Rainer (1995): special: High-Tech-Medizin, Reinbek.

Pache, Volker (1993): »Wir pflegen Lebende, die aussehen wie Tote, und Tote, die aussehen wie Lebende«, in: Greinert/Wuttke (Hg.), Organtransplantation. Kritische Ansichten ..., 91-110.

Pallis, Christopher (1983): »Whole-brain death reconsidered – physiological facts and philosophy«, Journal of Medical Ethics, 9/1983, 32-37.

Pater, Siegfried/*Raman*, Ashwin (1991): Organhandel. Ersatzteile aus der Dritten Welt, Göttingen.

Pekkanen, John (1992): Lisa. Vom Tod, der Leben spendet, Reinbek. (Orig. 1986)

Pflanz, Manfred (1979): »Medizinsoziologie«, in: Handbuch der empirischen Sozialforschung, hrsg. v. René König, Bd. 14, Religion. Bildung. Medizin, 2. völlig neu bearb. Gesamt-Auflage, Stuttgart, 238-344.

Pichlmayr, Rudolf (1987): »Organtransplantation – I. Medizinisch«, Evangelisches Staatslexikon, Bd. 2, 2338-2344.

Pichlmayr, Rudolf (1991): »Ethische und juristische Fragen aus transplantationschirurgischer Sicht«, in: Toellner (Hg.), Organtransplantation, 21-25.

Pohlmann-Eden, B. (1991): »Zur Problematik der Hirntod-Diagnose«, Deutsche medizinische Wochenschrift, 116(1991), 1523-1530.

Postman, Neil (1992): »Apparat & Körper: Kurzschluß. Eingriffe der medizinischen Technologie«, FR v. 29.2.92.

Pschyrembel (1990): Klinisches Wörterbuch, Berlin/New York, 256. Auflage.

Puca, Antonio (1991): »Determinazione e accertamento della morte cerebrale. Panorama storico«, Medicina E Morale 1991/2, 229-247.

Puccetti, Roland (1988): »Does Anyone Survive Neocortical Death?«, in: Zaner (Hg.), Death: Beyond Whole-Brain Criteria, 75-90.

Rat der Evangelischen Kirche in Deutschland und der Deutschen Bischofskonferenz (in Verbindung mit den anderen Kirchen in Deutschland) (1990): Gott ist ein Freund des Lebens: Herausforderungen und Aufgaben beim Schutz des Lebens, Gütersloh.

Renner, Eckehard (1991): »Nierentransplantation – Probleme des Fortschritts«, in: Toellner (Hg.), Organtransplantation, 53-65.

Riedel, Anne (1996): »Wer für Organe zahlt, darf nicht auf die Krankenkassen rechnen«, FR v. 15.7.96, 1.

Rimpau, Wilhelm (1996): »Wann ist der Mensch tot?«, Dr. med. Mabuse 100/1996, 73-76.

Roth, Gerhard/Dicke, Ursula (1994): »Falsches Weltbild«, Die ZEIT 30/1994:24.

Roth, Gerhard/Dicke, Ursula (1995): »Das Hirntodproblem aus der Sicht der Hirnforschung«, in: Hoff/in der Schmitten (Hg.), Wann ist der Mensch tot?, 51-67.

Roth, Gerhard (1996a): Das Gehirn und seine Wirklichkeit. Kognitive Neurobiologie und ihre philosophischen Konsequenzen, Frankfurt/M., 4. Auflage.

Roth, Gerhard (1996b): »Hirnforschung als Geisteswissenschaft«, FR v. 11. 6. 1996, 10.

Sandvoß, Gerd/Horch, Ch./Andreas, M. (1992): »Warum fehlen transplantierbare Organe?«, niedersächsisches ärzteblatt, 6/1992, 5-7.

Sartre, Jean-Paul (1993): Das Sein und das Nichts, Reinbek (Orig. 1943).

Sass, Hans-Martin (Hg.) (1989): Medizin und Ethik, Stuttgart.

Sass, Hans-Martin (1989a): »Hirntod und Hirnleben«, in: ders. (Hg.), Medizin und Ethik, Stuttgart, 160-183.

Sass, Hans-Martin (1989b): »Brain Life and Brain Death: A Proposal for a Normative Agreement«, Journal of Medicine and Philosophy, Bd. 14, Nr. 1, 45-59.

Schaefer, Ulrich W. (1991), »Aspekte der Knochenmarktransplantation«, in: Toellner (Hg.), Organtransplantation, 37-42.

Scherer, Georg (1979): Das Problem des Todes in der Philosophie, Darmstadt.

Schmidt, Volker H: (1996): Politik der Organverteilung. Eine Untersuchung über Empfängerauswahl in der Transplantationsmedizin, Baden-Baden 1996.

Schmundt, Hilmar (1996): »Neues Leben, neuer Tod«, Wochenpost v. 23.5.96, 4-6.

Schneider, Ingrid (1995): Föten. Der neue medizinische Rohstoff, Frankfurt/M. u. New York.

Schreiber, Hans-Ludwig (1991): »Für ein Transplantationsgesetz«, in: Toellner (Hg.), Organtransplantation, 97-103.

Schwarz, Markus (1995): »Biologische Grundphänomene von Lebewesen«, in: Schwarz/Bonelli (Hg.), Der Status des Hirntoten, 3-14.

Schwarz, Markus/Bonelli, Johannes (Hg.) (1995): Der Status des Hirntoten. Eine interdisziplinäre Analyse der Grenzen des Lebens, Wien/New York.

Seehofer, Horst (1995a): »Gesellschafts- und rechtspolitische Aspekte der Organtransplantation«, Politische Studien, 339/1995, 5-12.

Seehofer, Horst (1995b): »›Es geht nicht darum, Organe zu ramschen‹, Gespräch mit Michael Emmrich«, FR v. 12.6.95, 10.

Seehofer, Horst (1995c): »Selbstbestimmungsrecht und Menschenwürde stehen im Mittelpunkt«, (Interview), Die Ersatzkasse 6/1995, 205-209.

Seehofer, Horst (1996a): »Zentralregister einführen«, (Interview), FOCUS v. 15. 1. 1996, 23.

Seehofer, Horst (1996b): »Selektion will ich nicht«, (Interview), SPIEGEL special 7/1996, 57-61.

Seifert, Josef (1989): »Hirntod«. Ein Beitrag zur Kritik der philosophischen Korrumpierung der medizinischen Technik«, in: Engadiner Kollegium (Hg.), Das Bild vom Menschen, 19. Rechenschaft, Zürich, 183-199.

Seifert, Josef (1990): »Ist ›Hirntod‹ wirklich der Tod?«, Wiener Medizinische Wochenschrift, Diskussionsforum Medizinische Ethik 4, D2.

Siegel, Ronald K. (1984): »Der Blick ins Jenseits«, in: Grenzerfahrungen, Psychologie heute: Sonderband, Red. Heiko Ernst, Weinheim und Basel, 26-37.

Simonitsch, Pierre (1996): »Armut und Tourismus fördern den Ausbruch von Infektionen«, FR v.20.5.96, 1.

Singer, Peter (1984): Praktische Ethik, Stuttgart (Orig. 1979).

Singer, Peter/*Kuhse*, Helga (1993): Muß dieses Kind am Leben bleiben?, Erlangen (Orig. 1985).

Smit, Heiner (1988a): »Emotionen, Ängste, Hoffnungen«, Deutsche Krankenpflege-Zeitschrift, 7/1988, 483-485.

Smit, Heiner (1988b): »Organisatorische Aspekte der Organspende«, Deutsche Krankenpflege-Zeitschrift, 7/1988, 486-490.

Spann, Wolfgang (1981): »Rechtliche Probleme der Organtransplantation«, Medizinische Welt 32, 1782.

DER SPIEGEL, 34(1989): »›Je tiefer man gräbt, desto mehr stinkt es‹«, 56-69.

DER SPIEGEL, 49(1989): »Die Fabrik wächst weiter«, 266-268.

DER SPIEGEL, 9(1991): »Rettende Inseln«, 268-270.

DER SPIEGEL, 52(1992): »Hilfe vom Fötus«, 203-204.

DER SPIEGEL 16(1994): »Gedränge an der Leiche«, 206-210.

DER SPIEGEL special 7(1996): Die Ärzte. Zwischen Megatechnik und Magie.

Spittler, Johann Friedrich (1995): »Der Hirntod ist der Tod des Menschen«, Universitas 4/1995, 313-326.

Spoo, Eckart (1995): »Transplantation von Gehirnzellen menschlicher Föten rückt näher«, in FR v. 30.1.95.

Steigleder, Klaus (1995): »Die Unterscheidung zwischen dem ›Tod der Person‹ und dem ›Tod des Organismus‹ und ihre Relevanz für die Frage nach dem Tod des Menschen«, in: Hoff/in der Schmitten (Hg.), Wann ist der Mensch tot?, 95-118.

Steinbereithner, Karl (1995): »Hirntod und Intensivmedizin«, in: Schwarz/ Bonelli (Hg.), Der Status des Hirntoten, 69-82.

Stolte, Manfred (1993): »Entnahme von Leichenteilen. Die Lebenden haben einen ethischen Anspruch darauf! Auch wenn Seehofer das nicht kapiert«, Medical Tribune, 51/52, 1 u. 21.

Striebel, Hans Walter/*Linke*, Jürgen (Hg.) (1991): Ich pflege Tote. Die andere Seite der Transplantationsmedizin, Basel/Baunatal.

Thomas, Hans (1994): »Sind Hirntote Lebende ohne Körperfunktionen oder Tote mit erhaltenen Körperfunktionen?«, Ethik in der Medizin, Bd. 6, 187-207.

Toellner, Richard (Hg.) (1991): Organtransplantation, Stuttgart.

Tolmein, Oliver (1990): Geschätztes Leben. Die neue »Euthanasie-Debatte, Hamburg.

Tolmein, Oliver (1993): »Tot aber nicht gestorben«, in: ders., Wann ist der Mensch ein Mensch? Ethik auf Abwegen, München/Wien, 97-117.

Tolmein, Oliver (1995): »Hoffen oder ›abschalten‹?«, FR v. 16.12.95, 10.

Ventzky, Gabriele (1995): »Blind an Buddhas Seite«, ZEIT-PUNKTE 2/1995, 32.

Vogt, Sebastian/*Karbaum*, Davia (1991): »Transplantation – geschichtliche Trends und Entwicklungswege«, in: Toellner (Hg.), Organtransplantation, 7-17.

Weber, Doris (1987): »Brutstätte für Ersatzteile«, in: Deutsches Allgemeines Sonntagsblatt v. 13.12.87.

Wehrle, Claudia (1992): »Schweine als Organspender«, bild der wissenschaft 10/1992, 42.

Wellendorf, Elisabeth (1993a): Mit dem Herzen eines anderen leben?: Die seelischen Folgen der Organtransplantation, Zürich.

Wellendorf, Elisabeth (1993b): »Was kann man einem Menschen zumuten, ohne ihn zu zerstören?«, in: Greinert/Wuttke (Hg.), Organtransplantation. Kritische Ansichten ..., 111-121.

Wikler, Daniel (1993): »Brain Death – A Durable Consensus?«, Bioethics, Bd. 7, Nr. 2/3, 239-246.

Windels-Buhr, Doris (1991): »Organspende und Krankenpflege«, in: Greinert/Wuttke (Hg.), Organtransplantation. Kritische Ansichten ..., 76-83.

Wolbert, Werner (1996): »Zur neueren Diskussion über den Gehirntod«, Ethik in der Medizin, Bd. 8, 6-18.

Wolfslast, Gabriele (1989): »Transplantationsrecht im internationalen Vergleich«, Zeitschrift für Transplantationsmedizin 1/1989, 43-46.

Wolfslast, Gabriele/*Smit*, Heiner (1992): »Argumente für die Zustimmungslösung zur Regelung von Organentnahmen«, Ethik in der Medizin, Bd. 4, 191-194.

Wuermeling, Hans-Bernhard/*Scheele*, Johannes (1992): »Das Kind in der toten Mutter. Ethische und rechtliche Überlegungen zum ›Erlanger Fall‹«, FAZ v. 17.10.92, 9.

Wuttke, Gisela (1993a): »Körperkolonie Mensch«, in: Greinert/Wuttke (Hg.), Organtransplantation. Kritische Ansichten ..., 10-42.

Wuttke, Gisela (1993b): »Der kleine Prinz von Erlangen – Eine kritische Reflexion über Gewalt in der Medizin«, in: Bubner (Hg.), Die Grenzen der Medizin, 59-77.

Youngner, Stuart J. et al. (1989): »Brain Death and Organ Retrieval. A Cross-Sectional Survey of Knowledge and Concepts Among Health Professionals«, Journal of the American Medical Association, Bd. 261, Nr. 15, 2205-2210.

Youngner, Stuart J./*Bartlett*, Edward T. (1983): »Human Death and High Technology. The Failure of the Whole-Brain Formulation«, Annals of Internal Medicine 99, 252-258.

Youngner, Stuart J./*Arnold*, Robert M. (1993): »Ethical, Psychosocial, and Public Policy Implications of Procuring Organs From Non-Heart-Beating Cadaver Donors«, in: JAMA, Bd. 269, Nr. 21, 2769-2774.

Zaner, Richard M. (1988): Death: Beyond Whole-Brain Criteria, Dordrecht.

Zaner, Richard M (1989): »Anencephalics as Organ Donors«, Journal of Medicine and Philosophy, Bd. 14, Nr. 1, 61-78.

Ziegler, Jean (1982): Die Lebenden und der Tod, Frankfurt/M./Berlin/Wien, (Orig. 1975).

Zwierlein, Eduard (1993): »Hirntod und Thanatologie«, Wiener Mezinische Wochenschrift, Diskussionsforum Medizinische Ethik 6, XXV-XXVIII.